針灸：歷史與理論

魯桂珍、李約瑟/著・周輝政、洪榮貴/譯

原 序

　　這是一本專門談針灸的書籍，針灸是中國傳統醫學中最最古老又最具特色的技術之一。大約在2500年前甚至3000年前，中國人就已經懂得在人體表面的很多不同點上，用針插入皮下組織或肌肉，來治療各種疾病。到了今天，我們知道針刺可以刺激神經末梢而在中樞神經及自主神經引起回應。它的主要作用是止痛。所以，在現代重大的手術中使用針刺來止痛已不是十分令人訝異的事了。過去的20年中，大約有一百萬個成功的外科手術是在針刺止痛下進行的；它的結果如此成功，以至於西方的醫學家首度覺得有必要正視中國的傳統醫學；當然也導致對針刺治療的重新評估。同時灸法（利用艾絨燃燒的熱量來治療疾病），也得受相當重視。

　　此方面的論文本該屬於《中國的科技與文明》叢書裡的第六冊，但是因為全世界對針灸的興趣，所以單獨出書，而不等到對中國醫學史的全盤討論時，再提出來。這個主題和前幾冊很不相同；前幾冊所討論的都是東西方早已整合的科學，例如：景象天文學、機械工程學、化學等。正因如此，我們沒有必要

急著先把大量且還在迅速增加的當代有關的科學研究文獻做個整理，而企圖用現代的科學觀念來瞭解中國這項古老的醫技。所以談到針灸，我們不僅要敘述其歷史，還要以現代的科學觀點來探討它的基本理論，以期兼取中歐醫學之長，成一個尚在起步之中的整合醫學。換句話說，我們所要提供的，並不是已有好幾種語言譯本的針灸技術的介紹。

必須一提，中國傳統醫學之另一特徵就是合乎理性。在古代醫學書籍中西方有希伯克拉底斯的著作*Hippocratic Corpus*，而中國有《黃帝內經》——《素問》以及《靈樞》與之分庭抗禮，這些中國古籍雖然不若希伯克拉底斯的一般古老，但也不會晚多少年代；其理性的程度與古希臘的醫學思想相比絲毫不見遜色。讀者還可能發現，在某些方面，中國醫學可能更為先進，例如血液循環的觀念（在漢朝就已成為定律，速率比今日所接受的哈維（Harvey）流速只慢60倍）。到了宋朝，中國人注意到人體內部在生理學與病理學的日夜變化節奏；而這方面，現代醫學直至最近才有所發現。又如唐朝發展的測量系統，能夠在體格尺寸大小不同的人身上確定穴道的位置。當然，古代和中古的中國醫學思想家所發展的理論，基本上有其時代限制，以陰陽五行及氣血循環為主，使用許多醫學專有名詞，如：plerosis and asthenia（補瀉）,patefact and subdite（開闔）,agmen and vexilla,calid and algid,humid heat and dry heat（寒熱、暑溼、燥火）等。中國傳統醫學的理論結構雖然是中古時代的，卻很精細而複雜微妙的，把人的身心視為一個整體，它的一大原則是恢復身體的自然和諧與平衡。今天，世人傾向以神經生理學、神經生化學、內分泌學和免疫學的觀點來解釋針灸，而這些都

是古代中國醫生一無所知的學問。因此，我們面對了重大的困難——以現代科學觀點來闡釋古代理論。這可能行不通。然而，傳統中醫卻以這些古代理論來整合他們的臨床經驗，已垂2500年左右。這是個有待解決的矛盾。

這個問題不只在中國大陸，在其它地方也一樣敏感，而在中國大陸因為9億人口亟需醫療服務，情況更為迫切。中國大陸有很好的機會，可以將傳統的中醫師和受過西方醫學訓練的醫師整合在一起。但是，有一段時間，由於需要，他們將醫學教育縮短為3年，並且訓練了許多「赤腳醫生」，以便對偏遠地區提供緊急的醫療服務。不過，雖然這方面成功，弊害亦多，其中之一就是古代師徒相傳，可能一、二十年才熟習工夫，如今就不再有那種潛心的研習了。

另外，西方有關針灸的文獻裡，有一個更嚴重的缺失。這些文字即使依據中國針灸專家的著作翻譯而來，通常亦多以為西方人只需一些圖譜，一些疾病名稱，一盒針，外帶用針指南，就能手到病除。西方的針灸師不像中國的赤腳醫生在大都市的醫院中有很好的專家可以請教。我們相信，在真正的專家手中，不論是針灸治療或是針灸止痛，都有很好的效果，但由一些外行人或訓練不良的人用來，卻有不良的效果。事實上，中國和日本都曾因而禁止針灸。

至於針灸的歷史，從醫緩、扁鵲、淳于意以來，有一段不凡的發展；很多以前只能由語言學的推論得到大略年代的文獻，由於考古學的發現而有了明確的答案，例如，有穴道描述的西元前二世紀馬王堆漢墓帛書最近出土，顯示針灸的發展遠早過《內經》。另外，漢中山王劉勝的墳墓中也發現西元前二世紀的

針灸用針。另外的例子還有西元十一世紀鑄造與真人尺寸大小相同的針灸銅人，以及埋在北京城牆內的石碑。因此可以預期的是更多古代文獻的發現，能使我們更加明瞭針灸的發展。

　　最後，我們必須表達我們的謝意。首先要對中國大陸上許多內外科醫師以及醫學史家過去數年來所提供的交流表示謝意，例如，王濟民博士、陳邦賢博士、張香桐博士，提供我們許多神經生理學的解釋。Dr.Hu Tao-Ching和宋大仁博士特別為我們收集基本資料。所有的過程，包括各個醫院的臨床研究都是由「中國（共）國家科學院」所熱心促成；其次，我們要感謝我們的同仁，例如，忠誠而又細心的女祕書Diana Brodie太太，永不疲倦的資料搜集員Muriel Moyle小姐。Nathan Sivin教授友善地審核原稿。還有無數的醫學界和生理學界的同仁，值得我們感謝，如香港的Peter Lisowski教授和他的同仁，蒙多利亞的Ronald Melzack教授，多倫多的Raymond Evans教授，以及倫敦的Patrick Wall教授。最後是英國針灸醫學會的會長Felix Mann博士和他的會員所提供的資料。如果沒有劍橋大學出版部的同仁以及我們的朋友Peter Burbidge先生（東亞科學史的主席），這本書也不可能出版。我們常常想到貓頭鷹棲息在Pitt Press塔的頂端，所以，我們引用一位名書商的名言：智慧女神的庇護才給予我們智慧（Tute sub aegide Pallas）。

魯桂珍、李約瑟

陳 序

　　針灸是中國古老醫學的重要的一環，在中國已發展了兩千五百年以上，對維護中華民族的生命健康，自有其不可磨滅的功勞。近代西方醫學的快速發展，利用現代科學的思想與器械，在傳入中國以後，已迅速成為醫學的主流，因此使得針灸式微。近二十幾年來，因為針刺麻醉的成功，使得西方醫學界燃起了對針灸的熱潮，這股熱潮又吹回到中國，重新引起國人的興趣。在國科會與衛生署的贊助下，國內的西醫界也開始投入針灸的研究行列，台大醫學院的故林溟鯤教授、故吳俊重教授及傅祖慶教授，中國醫藥學院的哈鴻潛教授，榮民總醫院的鍾傑主任及前空軍總醫院的汪叔游主任等，都是早期響應這股熱潮的「西醫界」人士。吳俊重教授更在民國61年於台大醫學院輔導創立了供學生研習的針灸社，鼓舞了不少醫學院的學生，利用課餘時間，鑽研針灸。本人於71年有幸接任針灸社的指導教授，欣見醫學院各系學生的廣泛興趣，並於73年在同學們的努力下，擴大為台大醫學院傳統醫學社，希望能維繫醫學院學生對中國傳統醫學的研究風氣。本書的譯者，洪榮貴先生及周輝政先生

就是這個學社先後的社長幹部出身。他們在醫學系繁重的課業壓力下，居然能涉獵中醫典籍，而找到了由英國劍橋大學以研究中國科技史出名的魯桂珍（中國人）及李約瑟（英國人）所合著的一本書，將之翻譯成中文，不但可造福他們的學弟們，相信也將成為國人研習針灸重要的參考書籍。

對於研習現代醫學的人，一直企圖以生理學、生化學、內分泌學及免疫學的理論去了解針灸，雖然已可對針灸的原理作部分的闡述，但是究竟未能盡窺全貌。而這些學習近代科學的人，如想涉獵中醫古籍，又覺艱深難懂，力不從心。「禮失求諸野」，這本經過英國學者整理中國古典所寫成的《針灸：歷史與理論》一書，相信可以使此間同好，迅速一探廟堂之勝。

現代醫學，分工既細，鑽研又深，因此進步神速，但是往往「明察秋毫而不見輿薪」，忽略了病人整體。中醫的理論，一直把人的心身視為一個整體。中國醫學較注重的是加強身體的回復力和抵抗力，而西方醫學則著重於消滅病原體。西醫往往是對症的療法，利用各種方法，壓制或撲滅侵入人體的病源，但也同時破壞了人體本身。中國人的思想，則認為生命是身體、心理與靈性的總結合，因此，尋求體能、精神、社會、道德及靈魂的完整才是整體的健康之道。當我們以「科學」的眼光，鄙視陰陽五行、經絡氣血之說時，當我們斤斤計較於頭痛醫頭、腳痛醫腳的現代醫學的「神技」時，當我們只關心電腦斷層片上顯示的白點或黑點時，當我們發現還有那麼多我們束手無策的病與病人時，也許應該回頭來想想，是不是，我們應該效法古代醫者的仁心仁術的意義，對病人整體的關心和愛心，可能是很重要的醫學的一環。也許我們應該更虛心的回頭看看，祖

先所流傳下來的經典，是否有更值得我們追尋發揚的哲理？也
許這就是本書作者與譯者所想要告訴讀者的訊息吧！

　　　　　陳榮基　序於台大醫學院神經科
　　　　　民國七十六年十一月十日

前　　言

　　李約瑟窮其一生之力，致力於中國傳統科技文明的整理，
著有《中國科技與文明》系列巨著，對於中國科學史的貢獻，
史無出其右者。

　　1970年代，適值全世界的針灸熱，一時之間，投身於對針
灸這項中國傳統醫學技術予以重新定位評價和賦予科學新面貌
的科學家不計其數。李氏和魯氏（桂珍）乘著這股針灸熱潮，
遍採歷來各代的針灸巨著，並實際參觀中國大陸上各大醫院結
合中西的針灸臨床成果，綜合各相關的神經生理學實驗，著成
Celestial Lancets: A History & Rationale of Acupuncture & Moxa
一書。十數年後的今日，針灸熱潮稍退，再度回顧這本著作，
不僅考據巨細靡遺、旁徵博引，立論公正，而且用字古典嚴謹，
字字珠璣，誠為針灸史上劃時代的巨著。

　　洪榮貴兄對傳統醫學有一股莫名的狂熱和執著。民國71年，
在陳榮基教授指導之下，我們與十多位同好，經過半年的策劃，
將已中止五年的台大針灸研究社復社，並成為一百多人的大社
團。希望在台大醫學院這個全國頂尖的西醫學院中承傳中國傳

統醫學的一脈香火,並啟發以現代知識重新整理傳統醫學理論
和醫學史的契機。這對當時的我們,無寧是一個過於龐大而不
可及的理想,但也是年輕人對理想一份即知即行的衝動和執著。

　　民國75年,洪兄在高雄海軍總醫院服役,而我則在海軍測
量艦上服役。一日洪兄拿著李氏這本巨著來找我,他那如獲至
寶般狂喜的表情,令我至今難忘。拜讀之下,不禁為李氏在中
國醫學史上的努力所折服,於是和洪兄決定將它譯成中文以讓
更多的國人能分享他這本中國針灸史上劃時代的巨著。我們也
知道這是一件吃力不討好的事,但這也是我們無可推卸的一個
責任。

　　在四年的翻譯過程中遇到許許多多的困難,一是李氏用辭
古典練達,並夾有許多古文,對翻譯實是一大挑戰;第二是李
氏所引用的許多資料在台灣付之闕如,考證不易。幸賴洪醫師
對於傳統醫學深厚的造詣和永不止息的熱忱,才得以一一克服。
四年之間,前後修正改寫不下六次之多,以期將李氏的原意完
整表達,並減少翻譯的錯誤。然而遺漏謬誤之處,還望各位賢
達指正。

　　全書分為(1)導論;(2)經絡系統及其古典理論;(3)針灸系統
的發展;(4)灸法;(5)針刺治療及針刺止痛:生理學的評估;(6)
對其它文化的影響;(7)致命點;(8)結論八大部分,涵蓋廣泛而
且深入。文後附有數千年來中日兩國針灸著作和西方文獻的目
錄,十分重要,所以一併附入譯文。至於文中註解部分,許多
必須參考針灸著作的西文譯本,並有許多著作在台灣無法找到,
反為不便,因而省略,在此致歉。

　　民國78年完成初稿後即交聯經出版公司印行。排版期間，
適逢著作權法通過，幾經接洽劍橋大學出版部門之授權發行。
另外，翻譯期間，多蒙左營海軍總醫院病房護士小姐和羅東博
愛醫院林蘿蘭小姐代為謄寫，並蒙台大醫院陳榮基副院長為之
作序，聯經公司以文化傳承的目的，排除萬難，為我們印行，
在此致謝。八年漫長的日子，始見此書出版，亦可遙想當年李
氏著作原書時工程之浩大。八年之間，我與洪兄由預備軍醫官
至台大醫院受完住院醫師訓練，分別成為婦產科和神經科專科
醫師，可說將人生最精華的時段和此翻譯本互相結合，

為中國傳統醫師盡己一分微薄的心力。

願以此譯本獻給我們最親愛的妻子和家人。

譯者周輝政、洪榮貴

目　次

原　序 ……………………………………………………………………………… i

陳　序 ……………………………………………………………………………… v

前　言 ……………………………………………………………………………… ix

第一章　導論 …………………………………………………………………… 1

第二章　經絡系統及其古典理論 ……………………………………… 15

　　第一節　氣血循環 …………………………………………………… 24

　　第二節　十二正經與奇經八脈 …………………………………… 38

　　第三節　穴道─正穴及經外奇穴 ………………………………… 50

第三章　針灸系統的發展 ………………………………………………… 65

　　第一節　工具的起源和本質 ……………………………………… 65

　　第二節　最古老的文獻 …………………………………………… 72

　　第三節　中國的希伯克拉底法典 ………………………………… 82

　　第四節　漢朝及三國時代的發展 ………………………………… 98

　　第五節　晉朝到宋朝的專門著作 ………………………………… 110

　　第六節　子午流注及運氣學說 …………………………………… 127

　　第七節　傳統的最近階段 ………………………………………… 141

第四章　灸法 …………………………………………………………………… 159

第五章　針刺治療及針刺止痛，生理學的評估 ……………………… 173

第一節 針灸的治療範圍····································183

第二節 頭區，皮肌節，和轉移痛····················193

第三節 皮質類固醇和抗體·····························202

第四節 針刺麻醉和重大手術··························209

第五節 針刺止痛的神經生理··························219

第六節 輸出性抑制······································225

第七節 輸入性抑制······································234

第八節 神經化學因素···································248

第六章 對其它文化的影響····························257

第一節 亞洲文化的接納·······························257

第二節 歐洲及西方國家·······························264

第三節 十九世紀以後··································290

第七章 致命點··301

第八章 結論··317

附　錄··319

第一章
導 論

　　針刺與灸法是中國傳統醫學中最古老最具特色的兩種醫療技術。簡單的說，就是將針依不同的深度插入體表的很多點上；這些點依據一個仍屬中古，但甚為複雜而且精緻的生理學理論，組合成一個高度系統化的經絡網。古老的文獻稱這個技術為鍼石、砭石、或鑱石。雖然古典理論以氣血循環的觀念來解釋針刺所產生的療效，不過，插入體表的針由刺激深層的神經末梢而引發深遠的結果，殆無疑問。至於灸法，主要是依照針刺所選定的特殊點，間接或直接在皮膚上燃燒塑成錐狀的艾絨或是艾條；此法又稱為艾絨灸（灸焫）或艾灸。依照使用熱量的大小，它產生的刺激可能恰似熱敷，或是有如燒灼。依照古來的說法，針刺用於急性病，灸法則適用於慢性病。

　　有趣的是，中國傳統醫學的主要成分起源於不同的地域。《黃帝內經》至少有兩章用來闡明對不同省分或不同地域的病人應該使用不同的治療方式。不同的環境造成不同的地方疾病，因此也需要不同的醫療技術（所謂「異法方宜」）。於是灸焫

來自北方，毒藥來自西方，導引與按蹻來自中土，針刺（砭石）則源自東方，東方的人好發疔癰；其製針的工具來自南方（九針）。至於辟邪（驅魔、法咒、祀神祭祖、祝由），昔人認為自古就普遍流行。古代中國醫學這五種醫療技術在象徵性的原則下，被認為和五種空間方向或五行有關，當然，事實上並非如此簡單。我們知道古代的中國社會由很多地域文化構成，而且深受這些文化影響。周圍的部落族群也帶給中土的漢族許多相異的文化特質，共同組成中華文化。所以針刺帶有東南方印尼水上生活的文化色彩，灸法則有北方擬似通古斯（quasi-Tungusic）遊牧民族的文化色彩，至於藥物則來自西方的四川或是半西藏文化。當然，這種說法的可信度有待更進一步的探討。

　　針灸是中國醫學特有的技術，我們的書裡雖常提到，至目前為止，卻不曾全盤討論。針灸是中國醫術裡最古老的要素之一，可能也是最複雜的一層。針灸本身是一個醫療——以及解除疼痛——的系統，在中華文化區（Chinese culture-area）已經使用了兩千五百年左右，並且經由歷代先人的努力，已有高度發展的學說和經驗。然而對針灸的研究困難重重，一部分是因為歷代的針灸書籍常是慢慢發展而成，並非處處連貫，甚至有些部分現在已經放棄不再採用。最重要的是它的生理及病理系統極為古老，沒有現代醫學這般明確的定義和觀念。而歷代的專家們經由自己的深入研究或行醫心得，強調的層面和手法各有不同；他們有的自行收徒，有的在醫學校親身傳授；有些則將訣竅寫成歌賦，便於後學記誦。1949年以後，開始了一個新的階段，把中國傳統醫學校裡的材料加以有系統的整理，作成講義，對有興趣的人來說十分受用。近數十年來，中國大陸還

發展出一套制度，讓受過西方醫學訓練的醫師到傳統醫學校去研究，反過來，傳統的中醫師，包括針灸師，也去接受現代醫學的薰陶。

目前中國大陸上的傳統中醫師和受西式訓練的醫師彼此之間相當合作。我們在1949年之後曾四度造訪中國大陸，目睹了這個出色的事實；這個現象發生的原因，是導原於本世紀中葉對民族傳統的全面再評估、政治領導者的信念、社會的需求——尤其是鄉村，以及醫界缺乏受過現代訓練的人員。中西兩類醫師共設諮詢，也有會診，病人可以自由選擇中醫（包括針灸）或西醫，有時則由醫師自行替病人選擇。但是，有個穩定的趨勢，就是逐漸將兩方面的精華融會貫通。譬如骨折的處理，傳統醫學在這方面有不少有價值的特色，現在中國大陸治療骨折，採用現代醫學與傳統醫學融合的方式，我們在以下將有說明。我們相信這種融合會愈來愈多，以創造一種真正既現代又普遍的醫學，而不盡屬於現代西方。最明顯的例子就是將針灸用於外科大手術的止痛。以後我們會再討論到針刺麻醉（本書209頁），這的確是傳統中醫與現代西醫的重大結合。

所以，針灸是最先在周朝（公元前一世紀）就發展出來的一種治療法（包括鎮定與止痛），使用非常尖細的針（比常見的皮下注射針更細），根據古代及中古時期，已自成一說的生理學觀念，插入身體各處精確指定的部位。其實，其理論在西元前二世紀就已經相當系統化，而且後來有更進一步的發展。訪問中國大陸（以及日本）一些大都市的針灸臨床中心時，我們曾多次目睹下針的過程，可以說目前在中國大陸這項技術仍然很普遍使用。不僅如此，它也傳播到鄰近同源同種的一些中

華文化所及的國家，三百年來甚至也引起西方世界的興趣與為數不少的臨床實驗。以下，我們將依序介紹經絡系統的古典理論、針灸文獻的起源與發展，以及它對別種文化的影響。然後我們將探討針灸在中國醫學的地位，並且以現代醫學的觀點，試著對針灸提出一些生理學的解釋。

　　針灸在中國醫學的重要性是無庸置疑的。但是它實際客觀的療效，直到最近仍然有相當多的爭議。在東亞，不少受過現代醫學訓練的中國人或西洋人仍然相當懷疑針灸的療效，但是在中國大陸，大部分醫師不管是西醫或中醫，都相信針灸可以治療或者減輕一些病理狀態。在使用現代醫學的統計來分析足夠數目的病歷以前，大概沒有人能真正確定針灸（或者其它中醫學治療方式）的療效。但是，做到這程度的分析，可能要花半世紀以上的時間，因為這個八億人口的國家中，受過正規醫學訓練的醫師如此地少，而對各種內外科醫療技術的需求又如此殷切。在這本針灸歷史裡，我們只好側重某些特定方面從事一些研究。本書偏重哪些方面，容後詳述。首先有兩件事要提出說明：第一，就已發表的統計資料而言，說中國醫學文獻沒有定量的觀念，是不公平的，我們以後就會引用這些資料。第二，在過去的十五年裡，由於中國大陸將針刺止痛（analgesia）成功使用於外科手術，使整個事情有了很大的轉變。此法沒有冗長而磨人的病史可以追踪，也沒有緩解期和復發期，更沒有身心變化的臆測：病人在手術裡不是感到無法忍受的痛苦，就是毫無痛苦。下針以後一小時，甚至更短的時間，就可以知道結果。針刺止痛（通常稱為麻醉，不無道理，但不十分恰當）有此成效，其他國家的醫師和神經生理學家第一次不得不正視

中國醫學。以後，我們會再討論此事，並且以現代神經生理學的知識提出一些可能的解釋。

　　現在談談本書偏重的層面，我們對針灸抱持寧信其有的態度。這可以說起於一種自然的懷疑。我們很難相信，針灸這套理論和實務假使沒有相當的客觀價值，幾百年來竟有千萬病人以它為最後的依恃。要我們這些受過現代訓練的生理學家和生化學家相信這些效果全屬主觀和心理作用，也很勉強。身心因果關係的種種神秘盡獲解決之日，尚在遙遠的未來，到那一天，我們才能確定這些是不是全屬主觀心理作用。但是現在，要說這些只不過是心理價值，固然很難。要說這麼多人使用了這麼久的治療方法，居然沒有生理或病理的理論基礎，似乎更不容易。當然，在西方，靜脈放血以及尿鏡（urinoscopy）也曾風行一時，也幾乎沒有生理或病理學的基礎以支持其風行。但是，它們都不像針灸學如此精細。靜脈放血可能對高血壓以及血液粘度過高有些許效果，而不正常的尿液的外觀可能對診斷有所幫助，但它們對現代醫學沒有多大貢獻。

　　有一流行的看法（尤其是西方人）說，針灸和他們所謂「次要」（fringe）的醫學一樣，療效基本上來自醫師的暗示。我們以後會提出針刺止痛與催眠的不同，但有些人毫不猶豫，把針灸止痛視同催眠。如果用催眠來解釋兩千多年來數以千萬計理性的人的信念，以及今天愈來愈多外科手術病人的信念，確實是濫用名詞。當然我們也不能說針灸的療效完全沒有暗示或催眠的成分，因為凡是人的醫療，都帶有這些成分。但是動物實驗（應該幾乎沒有心理因素）支持了我們的看法：針灸的時候神經系統裡產生生理學及物理化學的變化，而且這方面的實驗

正在增加，以下在適當時機，我們會提到。何況，至少從元朝開始，針灸就用於動物醫學，一直到今天被廣泛用於動物疾病。所以，暗示理論不大能成立。

因此，我們相信針灸的科學理論遲早必能建立。甚至可以說很多事情已逐漸被發掘出來。傳統的理論認為「氣」經由經絡系統以及它的穴道而循環不息，但是從神經生理學的觀念來看，很明顯地，針刺能刺激不同深度的各種神經接受器，神經接受器將輸入性神經衝動往上傳送到脊髓並且進入大腦。它們也可能激發視丘下部（hypothalamus）的反應，進而活化腦下垂體，並且增進腎上腺皮質的可體松製造量。它們也有可能刺激自主神經系統，導致網狀內皮系統加速釋放抗體。從治療的觀點來看，這些效果都十分重要。其它的效應也很容易觀察。另外一種可能是它們壅斷了進入視丘、腦幹或脊髓的輸入性訊號聯絡站（afferent input junctions），使疼痛的衝動不能進入大腦皮質，因而成功地產生了止痛的效果。我們以後會再提到這些理論。這裡必須再提一些與針灸有關的神經生理學現象，例如：哺乳類動物皮膚上的頭區（Head Zones），能將內臟與體表的區域互相聯結起來，以及轉移痛（referred pain）的種種效應。所以，接受針刺的病人感受到的某些感覺，對古典理論的建立也可能有不小的啟示。

針灸的理論背景，以及其他中國傳統的醫療方法，例如中國文化中起源很早的健身術，仍有更多值得一提。我們必須記住，中國醫學和西方醫學相對的價值觀，前者較注重的是加強身體的復原力及抵抗力，後者則著重於消滅病原體。從生理學的觀點來看，可以認為一個是加強反應，一個是減弱刺激量。

現在，無論是西方醫學，或是中國醫學，這兩種觀念早已並存。
另一方面，西方醫學裡面，除了直接打擊病原體的觀念外，也
有 vis medicatrix naturae（自然醫療力量）的觀念，也就是自
從希坡克拉底斯和蓋倫（Galen）以來就深植於西方醫學的，以
抵抗力為主以及加強對抗疾病的力量的一種觀念。另一方面，
我們也可以肯定，中國的醫學雖然以平和治療的觀念為主，仍
有對抗外來致病因子的觀念，例如，外來的邪氣，或是強烈的
毒素，比如昆蟲爬過食物所留下的毒物（這是中國十分古老的
觀念）；所以消滅外來致病因子的觀念也確實存在於中國醫學。
中國人稱它為「去邪」（藥理學的說法為「解毒」）；另外，
vis medicatrix naturae 則相當於中國道教的「養生」，滋養並
強壯生命以對抗疾病。所以，不管針灸的作用機轉如何，它一
定是加強病人的抵抗力（例如增加抗體或可體松的製造），而
不是直接打擊侵入的邪氣或病原體，毒液或毒素；換句話說，
而不是西方現代細菌學發展以來的「滅菌」觀念。西方人常認
為針灸對坐骨神經痛和腰痛的效果極佳（現代西方醫學則不太
有效），中國醫師卻從來沒有把針灸的治療範圍局限於這些疾
病；相反的，他們使用針灸來治療一些現在已經找出病原體的
疾病，例如傷寒、霍亂以及闌尾炎，並且宣布針灸即使無法根
治，至少也可以使這些疾病得到緩解。它的主要作用是類似可
體松以及免疫學的效應。有趣的是這兩種觀念（藥物的抑制作
用，以及身體抵抗力的增強）在中西兩種文化中都有發展；任
何真正完整的世界醫學比較史，都應該闡明這兩種對立的觀念
在東西思想不同時期的盛衰情形。

　　此外還有第三種觀念，也就是起源於中國和古希臘的平衡

觀念（idea of balance or krasis），認為疾病是身體內部某一種力量凌駕它種力量時造成的不平衡或功能失調。自從現代內分泌學發展以來，這種觀念就有了新的生命，但它確實在東西文化剛開始萌芽時就已出現。歐洲的靜脈放血與瀉劑雖然很粗糙，卻是這種觀念的直接產物，他們認為這樣可以除去「有害的體液」（peccant humours）；中國則有一套更精緻的方法來診斷陰陽平衡的失調以及五行的相生相剋，並加以改善；遇到這種狀況，針灸被視為第一個上訴法庭（醫療方式）。雖然陰陽說包含太多哲學色彩，以致我們很難了解古代醫師如何精確觀察這兩種巨大力量的相互作用，但是沒有人能忽略針灸對陰陽系統控制的重要性，我們毫不懷疑這種調解能使人體內部的神經及荷爾蒙更趨於平穩。不論陰陽、氣或五行，都無法產生定量科學。不過，打緊的是結果——針灸對人類的健康確實有益。

我們出乎意料地發現，十七世紀由一個外行人所寫的文字談到了暗示作用及自然的醫療力量，就是席拉洛（Cyrano de Bergerac）在1659年寫的日月國「哲學之旅」。他的觀念來自蘇格拉底的精神（Daemon of Socrates），表現出不受束縛的自由風格。在爭論奇蹟的過程中，席拉洛寫道：

> 「但是我看到超自然的事情發生了——我知道至少有二十個快死的病人奇蹟似地活過來！
>
> 「啊！你可能會說這些人被奇蹟般地救活了，但是你不知道想像的力量可以對抗任何一種疾病，因為某種自然的香膏遍布我們全身，它有對抗各種疾病的特質。我們的想像力，經由痛覺的喚醒，開始尋找並到達需要特別治療的部位對抗毒素，因而治好我們。地球上最能幹的醫師勸病人找個無知

但他〔病人〕認為無所不知的醫生，別找高明但他認為無知
的醫師，道理在此。因為他們知道，我們的想像力如果想恢
復我們的健康，就足以使我們痊癒，不需藉助藥物，而最強
力的藥物如果沒有想像力的幫助，也一無用處。上古時候的
人對醫學一無所知，卻活那麼長久，你們覺得奇怪嗎？那是
因為自然還在作用，他們的體質有韌性，遍布我們全身的香
膏也沒有被醫生所給的藥物消耗掉。一個人只要迫切期望健
康，並且想像自己已經痊癒，就足以恢復健康；蓬勃又緊繃
的想像力就會躍進生命體（Vital Oyl），汲取其中的精髓，
化消極被動為積極主動——瞧，一眨眼，他們又恢復以前一
般的健康了……」

　　關於中樞神經和內分泌機轉在免疫系統和類固醇的保護與
反應裡所具的力量，這段文字真是充滿洞見又鮮活生動。
　　這篇簡短的導論將以某些現代輔助資料的一些文字作為終
結，這些輔助資料雖然無法取代我們即將在歷史文獻概觀中描
述的原始文獻，對研究者卻極有幫助。雖然這些中文書籍很難
以接近，但必須尊重，很多西方的醫學家如能閱讀，會有許多
收穫。我們可以參考中國人出版的講義，例如，上海傳統醫學
院出版的《鍼灸學講義》以及南京傳統醫學學院出版的《針灸
學講義》。近年來的精裝書以朱璉的《新針灸學》，香港出版
的《中國針灸學概要》最為傑出。同時，我們也應聯想到承淡
安在1956年及1931年出版的兩本書，利用真人的照片來顯示經
絡及穴位的解剖位置（如圖1）。無論如何，沒有《黃帝內經》、
《素問》和《靈樞》的基礎，不可能真正了解針灸，這一部漢
朝初年（公元前二世紀到前一世紀）作品的地位，和希坡克拉

圖穴經腸大明陽手

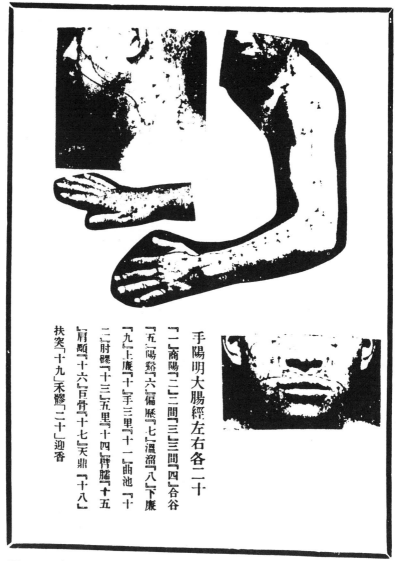

手陽明大腸經左右各二十

『二』商陽『二』二間『三』三間『四』合谷
『五』陽谿『六』偏歷『七』溫溜『八』下廉
『九』上廉『十』手三里『十一』曲池『十
二』肘髎『十三』五里『十四』臂臑『十五
』肩髃『十六』巨骨『十七』天鼎『十八』
扶突『十九』禾髎『二十』迎香

圖1 1931年承淡安書中的圖解，他首先以真實的人體來表現穴道及經絡
　　的體表解剖位置。

底斯的思想一般崇高。所以閱讀《內經講義》可能會有所幫助，它對整個醫學系統作一重點提示。另外我們尚可閱讀用白話文改寫的古書，經由這些書籍，我們可以知道現代的中醫師對古書內涵的了解程度；這方面有周鳳梧，王萬杰以及徐國仟的《黃帝內經素問白話解》，陳璧琉及鄭卓人的《靈樞經白話解》和陳璧琉的《難經白話解》。較小的書籍有彭靜山的《簡易針灸療法》，以及葉肖麟的《耳針療法介紹》，吳藝卿的《七星針療法》，都非常有參考價值。日本學者的著作也不可忽視，如李間祥白的《經絡治療講話》及杉原德行的《中醫學基礎簡釋》，都非常有價值。

　　以西方語文寫成的針灸書籍只能視為次佳品。雖然最近有很多以歐洲語言寫成的書籍，Soulié de Morant的著作仍是無可取代的。他從1901年就先後在北京和南京跟隨楊姓及張姓兩位傑出醫師學習；三十年後，他一回到法國，就努力推行針灸的古典系統。由這個系統衍生出來的著作有Baratoux的《針灸指要》（ *Précis Êlémentaire d' Acupuncture* ），Baratoux與Khoubesserian的《治療與針灸》（ *Thérapeutique et Acupuncture* ），Lavergne與Lavergne的《針灸實指》（ *Précis d'Acupuncture Pratique* ）。自此之後，各方的影響就進入了歐洲。如台灣吳惠平的影響產生了Lavier、Moss及Lawson-Wood及Lawson-Wood等人的著作。越南的Nguyen Van Nha影響了Mann的著作。另外，Tan, Tan和Veith, Rubin，或者Manaka和Urquhart都嘗試翻譯現代中國的治療手冊。日本的研究，如中山忠直的《漢方醫學研究》和Sakurazawa的著作對歐洲也有影響。最近幾年東歐的共產國家和中國大陸有密切的交流，可靠的資料也經由他

們傳到西方，激發不少成果，例如捷克 Heroldová 的針灸專著。匈牙利人 Pálos 則努力想把針灸放入中國醫學的骨幹中成為一個整體，都有某些成就。Beau, Huard和Huang Kuang-Ming也作過同樣的嘗試，具有相當的水準。

想透過今日西方針灸學家的著作來了解針灸，必須有某種程度的保留，原因如下：(1)他們之中只有極少數看得懂中國歷代大量的書籍。(2)他們接受的訓練不見得與中國的現存傳統醫學有直接關連。(3)他們的研究經歷太少，或者不夠學術化。(4)他們對理論的詮釋並不是很適當。(5)他們傾向於把古典中國的疾病看法與西方醫學的疾病作簡單的同化。(6)脈診學在中醫鑑別診治的重要性幾乎被完全忽視。(7)他們的著作受到現代西方醫學病原學及症候學的重大影響，以致不願意學習古典中國醫學的疾病分類及診斷。然而這些著作自有其價值。相較之下，北京國立傳統醫學研究中心於十二年前發表的一份簡短而不具名，但具有權威性的針灸論文，是一份相當重要的文獻。現在針刺止痛已經引起西方世界注意。而且，愈來愈有人嘗試以現代神經生理學和神經生化學解釋針灸的效果，若將針刺的技術應用到這類的實驗研究上，西方文獻的水準將會隨之提高。但是除非能解決以下兩種情形，否則很難達到完滿的結果：(1)西方的針灸學者需要有流暢的中文語文能力。(2)政治上的情況准許西方的針灸學者在中國大陸花費數年直接隨從傳統中醫的代表性人物學習針灸。

我們承認對現在西方流行的醫師手冊有一點擔心，因為，即使是直接出自中國現在流行的手冊，在我們看來，它們的內容都太過簡化。中國的情況則完全不同，因為偏遠地區受過教

導而能靈活運用簡易針灸手法的赤腳醫生，背後有大醫院針灸專家高深的專門知識，他們可以迅速的轉診有困難的病人。並不是每個有現代西方醫學執照的人都可以立即使用傳統中國的治療手藝。例如，脈診，以及一套非常有機性的身心處理方式（organicist psychosomatic approach），都是中國醫學的最基本特色。這些技巧最終都必須依據一套更複雜的理論，雖然這套理論已不合時宜，但也不全無意義。因此，我們在此提出忠告。

徐靈胎（西元1690到1771年）十八世紀末葉也提出這樣的忠告。他所著的《針灸失傳論》寫道：

> 按圖索驥只能大約知道馬的踪跡，無法確知其所在。如果一個人嘗試以這種態度使用針灸來治病，他的治療可能有效，但也往往無效。

自Soulié de Morant以後，本世紀的重點是如何在西方世界推廣針灸的醫療用途。雖然有關中國醫學古典歷史的著作，例如Hübotter，以及王吉民和伍連德的著作，專論針灸的篇幅恰好合宜它們的地位，但是，更為公正的研究，對針灸在傳統中國的使用情形做一客觀考察，則極為稀少。前者之中，Morse的論文占有特殊地位，有許多值得學習之處。

Morse是解剖學家，曾在四川成都的西南聯大任教多年，他嘗試掌握中國醫學技術底下的宇宙哲學思想。他研讀了很多針灸的古書，解釋經絡，列出所有穴道名稱，並加以解釋翻譯，並且請中國工人刻了列出經絡穴道體表解剖圖的四卷圖畫。

第二章
經絡系統及其古典理論

　　以下數頁將描述針灸點及其管道在人體內外的分布。如所周知，人體表面有許多經過明確界定的點，稱為「穴」，大夫拿細如毛髮而長短不一的針在這些點位下針。看看這些點位置被冠以什麼術語，也有助我們了解。

　　在不同的歷史時期，標準名稱有「俞」、「氣符」、「氣穴」及「氣孔」，其中「俞」使用尤久。「俞」這個醫學術語自始即發「輸」音，「俞穴」因此有傳輸之意，如《靈樞》所說，為「神氣」出入之所，不在皮，不在肉，亦不在骨中，故甚為抽象。神氣等於「精氣」。至於「氣穴」，《素問》視為肌肉中之孔洞，能為「邪氣」所侵。「孔穴」為最早的措詞之一，屢見於已失傳的書籍，如今在中國與「穴道」及「刺激點」等語並用。

　　針灸點之詳述，最早見於《黃帝內經》之一部分，即今之《靈樞》。此書最可靠的繫年是公元第一世紀。現今所稱的《靈樞》，可能就是《內經》中漢朝人所說的《鍼經》。由於《素問》為此大作的一部分，而且敘述針灸點甚多，因此可見這

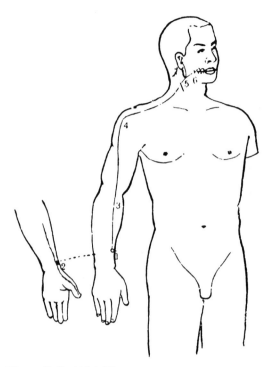

圖 2　「絡」示意圖

套系統在戰國時代已相當完備。《內經》數次提到針灸點有三
百六十五個——比擬於天文學中之「度」與一年之日數；在漢
朝，這也是人體裡的骨骼數目。

　　由此可知天人哲學在針灸理論中的重要地位。但《內經》
指名者其實只有一百六十，由書中的描述所能推出的不超過二
百九十五，因此三百六十五這個「理論數目」可能只是個理想。
到最近六七年，全數維持於六百七十，不過，由於針灸止痛及
針灸治療聾啞與癱瘓的長足進步，有效的下針點增加甚多，尤
其在外耳。同時，有此下針點可能已經不用。類此增減過程，

經絡系統

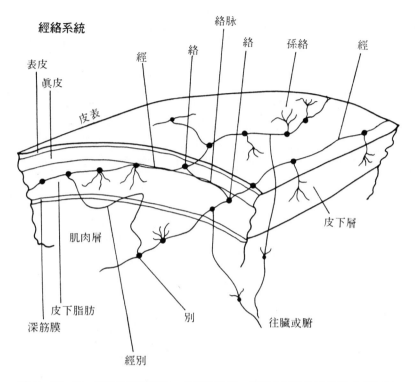

表皮
眞皮
皮表
經
絡
絡脉
絡
孫絡
經
皮下層
肌肉層
皮下脂肪
深筋膜
別
往臟或腑
經別

圖3　經、絡、連接各經的絡脈、枝狀的孫絡、連接各經的分枝「別」所用的
　　絡，以及這些連繫線本身（經別）示意圖。

在歷史上必定經常發生。必須注意，各個下針點在歷代都有其
名稱（見表4）。一如在中國所有古典分類學的情形，同義詞屢
屢出現，經常有賴高明的作者整理。據最近的估計，現在使用
的下針點約有四百五十個，但最常用的不超過四十到五十個。
　　如果這就是關於人體幾百個安全下針點的全貌，這系統就
是經驗性的。其實不然。稱之為「擬經驗的」也不妥，因為其
中的理論十分複雜精緻——雖然不是現代科學所謂的理論。依

照古代天文學的類比，下針點等於天上的星辰，我們會發現下針點並非胡亂散烈，而是安排如星群與星座。它們之間相聯如網狀系統，在現代人看來有如大城市地下鐵路系統的地圖。它們是流通的，是一套管道，輸送著「氣」（陽）到人體各處的組織去，一如「血」（陰）同行於血管。但陰陽並非截然互分，而是對立又互相包含的。主要的管道是「經」，其數有十二，稱為「正經」。各經有至少一「絡」，正經藉此透過「絡脈」與相鄰的正經相連。「經」與「絡」是看不見的，有如在城市底下，在皮下組織裡面而不是在皮膚表面（見圖3）。「絡」則有如各別的交通公司為大眾在相近地點提供的交換點。「絡」也不限於為正經提供聯接的絡，因為還有「孫絡」，從正經分

十二經脉、經別、經筋關係示意表

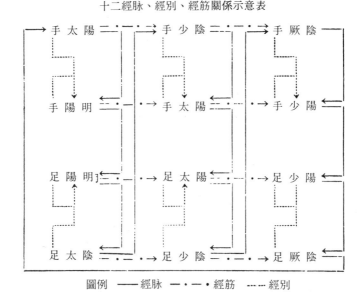

圖例 ──── 經脉 ─・─・ 經筋 ───── 經別

圖4　別經路線

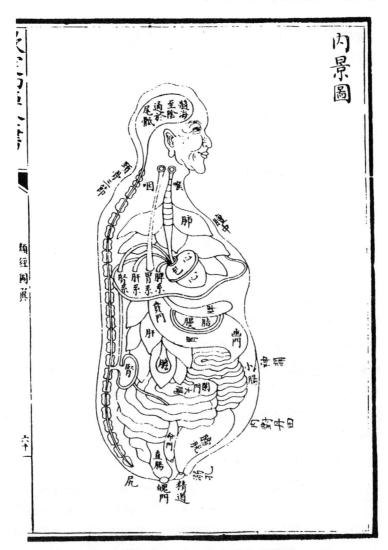

圖5　十二臟腑的傳統畫法，取自張介賓的《類經》。

出去，消失在人體的表面組織裡。

　　這種放射狀「毛細血管」的觀念是古代中國生理學的一大

真實洞見，其根據顯然是對小動脈、小靜脈及神經分枝的觀察。第八世紀的王冰評論《黃帝內經》某章，引用《鍼經》，大致說：

> 經與經脈在人體內，「支」以平面使經相連，是為「絡」。絡又有分枝，是為「孫」。

《針灸大成》（1601）也說：

> 十二正經與十五絡脈之外，尚有橫絡與孫絡，其布列無人真正知曉，雖然分布於人體的這種支脈必定至少有三百。

十二正經通向人體末梢，或由末梢通回。它由長長的「經別」連接，一如運河連接兩條河流。經別的起點稱為「別」。各正經都與十二臟腑之一相連——屬於陽的六腑（「外」），與屬於陰的六臟（「內」）。十二正經的每一經不但「屬」於，並因此連繫於它名稱所來的體內器官；各正經與屬於次一經的體內器官也有直接關連（見表2）。每一陰經首先都與一個陰臟相連，其次與一個陽腑相連。從表2取例說明就是：正經之首，手太陰肺經，通入肺中，但也進而與下一正經名稱所來的大腸相連。只有正經是如此，「奇經」不與內臟器官直接相連。

正經系統與我們今日所知的解剖學如何拉上關係？在談各經的路向、各經的結構及中國解剖學知識的成長時，我們會再看看這問題。現代談針灸的書，無論是中國人或西方人寫的，大多把經系圖覆按在現代解剖圖上來看（我們在圖6與7就是這麼做）。有趣的是，這種作法不始於西方，而始於中國。1906年，王有忠與章秉鉞二人出版《中西匯參醫學圖說》，將現代

解剖學與主要的灸點合併表現。後來的幾乎所有著作都循此例。

　　經絡系統可以此作星辰或鐵路，但是好的比方是水利。打從開始，經絡系統就被擬想成水利工程系統，涉及河流、支流、輔助運河、水庫、湖泊等等。《靈樞》明用此喻。例如，表1中的十二正經，各經被比成中國各大河：肺經有如黃河（河水），大腸經有如長江，膽經有如渭水，等等。其他使用交通、轉運（「輸」）的名稱，處處皆是。有些穴點以「海」為名，有些用「池」。天人互擬的觀念至為明顯。一種在西漢時代已具清晰形貌的周流循環觀念很可能與氣象上的水的循環的認識相結：地上的水氣上升成雲，落下成雨，雨注河中，滿溢而滋養蓄水之處，使河暢輸。

　　典籍文字可證上述說法。《管子》即有一章談水與地，大概寫於公元前四世紀的戰國時代：

　　　　水可以說是地的血與氣，因為它流動並通徹各處，一如經筋與經脈裡（氣與血的）流通。

此中的類此十分清楚，天人相擬也很顯然。這段文字有趣之處是，它很可能比《黃帝內經》晚出一或兩世紀。也就是說，「經筋」與「經脈」系統很可能在體系被寫成文字以前就被相當了解。這一點對《內經》的背景很重要。在另一處，更早，我們看到「脈」一詞的類此用法的另一例，值得一提。秦朝的蒙恬被指逆天及其他罪名，死前（公元前210年）說：「我不打穿地脈，如何能築長城？」因此，「脈」是當時的常用詞。「山脈」一詞至今還保持其地理學上的用法。

　　故疾病被視為起於經脈系統裡的陰陽失調，與生理學上的

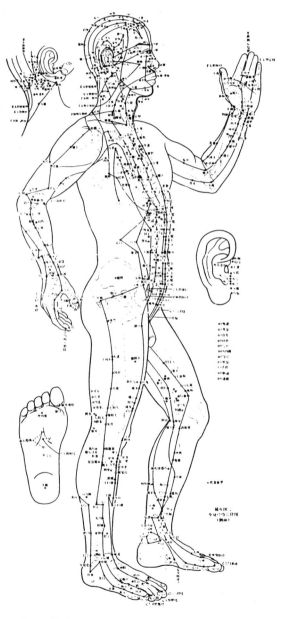

圖6　骨骼關係上的人體穴點為穴道側面位置

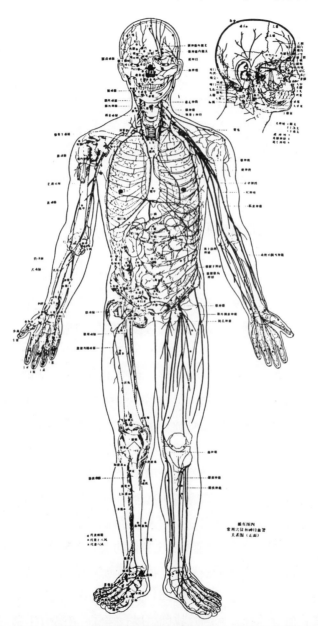

圖7 骨骼、神經系統與臟腑關係上的人體穴點正面位置

古代水利工程意象是完全一致的。水流可能過大「有餘」，或者受阻，或者「不足」。這些毛病可用針灸來恢復正常。但周流循環的觀念也同樣重要。經絡系統的「陽」氣的流動被視為與血、與「脈」裡的陰並行。流速被認為相當快，雖然不像哈維（William Harvey）以來的現代生理學認為的那麼快，但也不像一般所想那麼慢。以下就取典籍文字來說明。

第一節　氣血循環

目前為止我們大多在討論經絡系統、經絡以及它的分支，這些往往被西方學者認為是針灸背後的醫學的全部。但是在古代、中古時代以及傳統的文獻裡，我們經常見到另一種包含更為廣泛的措辭——經脈。經脈可以翻譯成網絡系統。這裡我們根據古典傳統文獻的寫法；但有另一種寫法「脉」，現代的中國文獻裡常將經脈簡化為「脉」字。既然我們有兩種正確的表示方法，我們建議採用不同而更有效的慣例。「脈」這個字有很多含意。首先想到的涵義是脈搏，相當正確，但是這一個字也表示血管，含有血液的管道，甚至延伸代表心臟。正常情況下「脈」和「脉」可以完全互用，但是用「脈」字表示脈搏，限制「脉」字於血液的管道（加上它們的俞穴），將十分方便；我們將一直持續這種用法。因此我們將動脈內血液的脈搏，依典型的用辭「脈象」，但是提到「血液在血管內流動」時，我們寫成「血行於脉」。因此我們將以「經脈」來表示「經絡和

脈搏（tracts and the pulse）」，而「經脉」則表示「經絡和血管（和現代解剖學血管及微血管的意思差不多）」。但是「經脉」最廣泛的含意乃泛指「經絡網狀系統」，我們將用到這個定義。稍微討論過這兩個觀念後，首先我們要進一步探討「經脉」與「經絡」的關係。

　　經脉所代表的意義幾乎和經絡相同，一部分原因是古代中國醫師必須比現代中國醫學史的學生記憶更多的東西，一部分原因是古代的醫生不像現在的科學、生理學及生物學一般用辭嚴謹。另外我們要記住「脉」也用於經與經之間的聯繫管道，「絡脉」，它們樹枝狀的微子分支以「絡」為名，孫絡。以後我們會提到陽氣循經而行，而陰氣則由血攜帶，循血管而行。所以脉在陽面，絡則在陰面，表皮上含血的小血管稱為血絡。因此命名上就有一些重複，但大體而言，經和絡是陽和氣的管道，脉則是陰和血的管道。經絡這個慣用的簡稱對不熟悉古典中國醫學文獻的人無疑會造成相當大的困擾，因為脉並未包括在經絡的內容裡，而且基礎理論上的類似性也很含糊。當然實用的針刺主要是沿著經絡的穴道下針，但是它卻建立在一個包括經絡以外其它管道的更廣泛的理論上。它也牽涉到脈學診斷（脈象），以及根據表裡現象的原則對體內器官之間內在關聯的研究（臟象）。

　　將治療性針刺引進西方世界時，經脈是很重要卻常被忽視的一個概念。「經脈和脈象」有很密切的關係，因為精細的觀察二十八種脈象之後，才可以提供我們一個線索指出那一條經絡需要針刺。雖然脈象只不過是心臟跳動傳導出來的波動，但它被認為可以反應身體各部位的疾病，尤其是內臟的疾病。在

某一頁到二頁的篇幅中我們將由原始文獻學習到陰陽的緊密關係——因此詳細檢查陰在血中的情形後，應該能夠了解到陽在經絡中出了什麼問題。早在戰國時代及漢朝早期就對這種聯繫關係有所爭論。也只有研究脈象才能了解如何在經絡上運針。（如圖8）。

我們再來討論另一個主題，經脉。當然這可以翻譯為「經絡和血管」，這包括我們現在所知的巨觀血管系統，但也包括能讓血液通過的最精細和最微小的孔洞。很有趣的是微血管的觀念似乎從未對古代的中國生理思想學家造成任何困難，而在十七世紀的西方，微血管發現的延遲是接受哈維血液循環觀念的一大障礙；可能在中國醫學裡也有一套相似的管路和孔道系統，足供近乎無限量的氣體（氣）循環之用，而這也激發了血液可滲透過組織流回心臟的觀念。事實上氣和血唧動循環的想法對於中國人的觀念十分重要，是一種早被明確建立的循環模式。首先我們必須了解陰與血在血管中運行，而陽與氣則在經絡中循環。陰和陽都有兩種來源，一部分遺傳自雙親（先天之氣），一部分來自吃入的營養（後天的補充）。因此陰有部分是來自雙親的永久血氣，部分則是經常更新的營氣（或者脈氣），也可以說是血管內的營養的陰性物質。很明顯的古代中國醫學生理學家，從不知道胺基酸或是單醣，也從未思索過類似德國生化學家Bausteine在十二世紀初所提出的內在營養的概念。相對的，陽氣部分是永久的精氣，遺傳自父母親，而另一部分則來自可更新的衛氣，也可以稱之為血管外保衛性的陽性成分。這絕對不違背現代的知識，因為營養分子當然得在某些地方離開血管，經由淋巴液以及細胞間液抵達細胞的細胞質。有了這

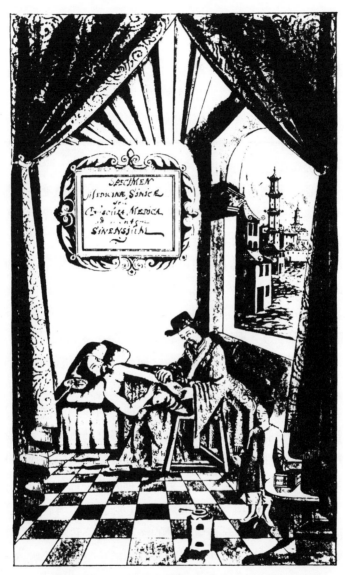

圖 8 Andreas Cleyer 1682年所著的*Specimen Medicinae Sinicae*,
中國的醫學資料、草稿的卷頭插畫。圖中中國的醫生正在
為病人把脈,而他的小孩站在旁邊提著一個裝滿針、艾絨
和藥物的箱子。地上有個火爐是為了他們準備器材用的,
這個圖畫告訴我們脈象與針刺的密切關係。

些觀念，我們才能完全了解以下的幾段引言。以我們的語言來說，古代的中國醫生認為在健康的正常情況下，氣的循環供應身體的每一部分補償新陳代謝損失及影響身體修復所需要的必要成分；如果氣的自由流動受到干擾，就會發生疾病，但針灸可將之恢復到正常的狀況。正如《靈樞》上所說：

一個人要活得健康或是發生疾病？人體的力量能否控制疾病？患者能否痊癒？是初學針灸、還是已精通針灸？這一切全看是否完全了解經脈十二經絡網絡系統而定。對粗心的醫生或初學者而言這一切似乎很簡單；只有一個偉大的醫生才知道真正困難的所在。在另外的篇章又很清楚地提到這個系統：經脈的功能在於促進血氣正常的運行，以便來自食物的營氣能夠滋潤陰陽（臟腑），營養肌肉，肌鍵和骨骼，並且潤滑關節。

《素問》定義「夫脈者，血之府也」。自《靈樞》以來也認為「營行於脈內，衛行於脈外」。同時營、衛這兩種氣被認為彼此密切關聯。血氣和經氣雖然名稱不同，但《靈樞》上歧伯曾說過，它們異名同類。兩者皆「水穀之精氣也」。《難經集註》也說「血的流動靠氣維持，氣的移動必須依賴血液，互相依賴移動循行（血流據氣，氣動依血，相憑而行）」。

現在該提到循環。《靈樞》說：「脈就如水溝和護堤（形成循環的通道），控制營氣流動的路徑使它不致漏出（脈者雍遏營氣令無所避）。」明朝吳懋先註解道「營氣行於脈內，晝夜環轉，無所違逆」。這只是歷史上確定不可能衍生自威廉哈維1628年的著名論文的許多範例之一而已。再說，也不必引用明朝的文獻，比這更早七世紀的《素問》一書中歧伯曾說「經脈，流行不止，環周不休」。很明顯的在西元前二世紀時，血

和氣的循環已是一種標準的學說，和西方世界一直無法肯定動脈裝著空氣，或是血液如同潮汐漲退的想法，大為不同。

《難經》以及它的註解上面可以找到更詳細的循環觀念：營（榮）氣行於脈內，衛氣行於脈外，營氣周而復始的循環，永無休止。在五十次循環後這兩種氣又會合，稱為「大會」，陰陽兩氣相貫而行如環、無端。因此我們可以明白營衛兩氣是彼此互相跟隨的。

余氏的註解認為每天日夜十二個對時共有五十次循環。《靈樞》上也提到，它相當於太陽繞過二十八星宿或13,500次呼吸的時間。粗略的估計出一次循環所經過的主要經絡及血管的長度大約是162尺，所以五十次循環總共的距離為8,100尺（810丈），故每次呼吸血和氣大約推進六寸。至於「大會」，一般認為發生在「寸口」的地方，也就是腕部摸的脈象的三個地方之一。西元前一世紀到西元十六世紀之間這些數據如何深入人心，可以由《循經考穴編》這一類書籍看出，這些書籍將這些全部精確地轉載下來。此書完成於1575年，再度說明了哈維的發現不可能對古典中國的傳統有絲毫的影響。

在這個系統中心臟又扮演著什麼角色呢？總結一句話就是心主脈，也就是心臟控制著血管。《素問》上說：「心臟主宰控制血液的循環及循環的路徑。」王冰註解道：「心臟控制血管，統攝營氣，使它們推進的速度與呼吸一致。」張景岳更加以發揮，道：「心臟統治血液的循環以及它所呈現的脈象。心屬火，因此能將血液送至全身各部位。」在《素問》上也說：「血管內如果沒有心臟鼓動的聲音，就會罹患痿症（氣喘）。」王冰註解道：「假如風箱不工作（鼓），血液就無法流動。」

至此，我們可以得到一個概念，那就是幾個世紀以來心臟一直被認為是某種幫浦，藉著它的收縮把血液推進到各個管道，因此我們可以發現在哈維之前就至少有一個鼓風箱（forge-bellows）的清晰類比。張景岳也於《類經》說「心脈不只是血氣而已，其猶氣血之橐籥也。」張景岳生於1563年，並且他在 De Motu Cordis（震動的個體）四年之前就提出他這個醫學生理學的主張，所以要說歐洲的思想曾影響到他是很令人難以相信的，況且在那時候哈維的發現也還要一段很長的時間才被普遍的接受。此外他在著作裡數次提到這個觀念，所以這觀念可能早在1593年即已成型。我們也可在同時代發現其他比哈維還早的概念，比如阮泰元在利瑪竇（Matteo Ricci）世界地圖第四版的序言中有一段有趣的敘述：「我有個模糊的觀念，泥土是固定的，空氣是流動的，水則隨著空氣循環，正如人身血氣周流之無止息。」在明清時代（相對於更早的唐、宋）還能發現中國的科學思想領先於歐洲是不太尋常，這似乎是一個絕佳的例子。我們之所以不厭其詳的討論循環理論，只因為它是針灸學不可缺少的理論。

尚有一個問題存在，既然古代、中古時代以及傳統的中國思想認定有兩個循環體系而非一個，那麼哪個器官負責氣的推動呢？最直接的答案就是肺臟。這個答案有時候很淺顯易懂，而有時候卻很牽強。例如，歧伯就說過：「心就像（國家的）皇帝，是一切權威及光明的泉源；肺有如首相，主宰一切治節。」又說：「心主血，肺主氣。」但是張景岳說：「血管內的陰氣流入經絡，經絡內的陽氣則回到肺臟。事實上百（經）脈皆屬於肺臟。」這是古典的理論，宋朝張繼宗註解《素問》肯定所

有的氣，在每一個循環之後，皆返回於肺臟相會。以現在的眼光來看，雖然《內經》的作者對於氧氣和二氧化碳一無所知，這個理論也不是很荒謬，因為肺臟和心臟一樣，也是循環的一部分，而且它也確保血流內氧氣的交換。這個古代的生理學系統與現代觀念偏離的地方在於它有二個平行的循環系統，一個可由解剖學證實，一個則無法證實，然而，所有的醫學書籍，不管是古代的或中古時代的，都清楚的認定肺臟排出廢氣，並且吸收大氣中的氣（天氣）；正如我們所見，他們也認為血液循環及呼吸循環有很密切的關係。

提到這麼多構成針灸應用基礎的中國式循環觀念之後，不免要拿它與哈維所提出以及後來陸續發展而成的現代循環觀念作比較。我們在生理學的篇章中會有更詳細的描述，這裡我們只就四方面來討論：(1)是循環的速度和定量研究。(2)心臟幫浦的觀念。(3)是大宇宙觀的角色。(4)中西雙方可能的影響和交流。

我們可以很容易算出在古典的中國估算一天24小時有50次完全循環，每一次血流循環花費28.8分鐘。以現代知識的眼光來看一次循環只需30秒鐘，所以這個數據大約慢上60倍。但是哈維從未算出循環的速度，那是最近的研究成果。在*De Motu Cordis*一書裡他提出他的理論認為心臟不可能一下子打出那麼多的血，除非血液經由看不見的管道返回心臟，他寫道：

> 循環即使不在半小時內完成，也會在一小時，或者一天之內完成；因為心臟的作用而使流經心臟的血液遠比身體消化所能供應的，或是比同時留在靜脈內的液體都還要多。

正如**Peller**所強調，我們可將哈維的定量觀念和在他之前的

學論畫一界限；雖然哈維的觀點有賴其後的科學方法證實，但是他的重點在於只用少許測量的定量推論，而且他仍是個不折不扣的亞里斯多德派（實證主義），對於廣泛大宇宙－小宇宙模式的類推有極大的貢獻。

我們值得在這種暫停一下以比較《內經》的作者們以及哈維所能掌握的資料。在古代的中國，他們能依靠著滴漏的幫助輕易的將心臟與時間連在一起，他們甚至使用同樣的工具以時間單位計算出一呼一吸的呼吸頻率。他們很早就量出大血管的粗略長度，所以也能估計整個循環路徑的長度。最後，他們一定相當熟悉血液從一條被切開的動脈頻率式噴出的情形，而且因為他們以哲學及宇宙觀的基礎來接受循環的觀念，所以也必定假設在正常的身體中血液會循某種方式回到靜脈及心臟裡。當然他們並不像文藝復興時代的方式一樣，能夠提供給後代一些實際上的證據，而只是簡單的陳述了他們對於循環時間的大略結論，並成為一般醫學定律中的部分內容罷了。哈維則有兩件發現是值得注意的，首先是他發現了防止血液逆流的靜脈瓣膜，這是中國歷代解剖學家從未發現的；第二是定量了心臟送出去的血液量，使得人們了解在活體內血液必然經由某種管道流回心臟。令人無法相信的是歐洲在循環觀念被認知與接受以前竟然花了這麼長的時間。

其次我們要談到心臟像個幫浦，或正如張景岳1624年所謂的鼓籥。Pagel指出，在哈維的著作裡對這種比喻的參考資料非常少。最早的是著名的描述：「就像水車的兩片大葉一樣，把水高高捲起。」但這並不是MS of the Lumleian Lectures（1616）的原文，一般認為這句話可能在1628年以後才被插進這篇文章。

其次是哈維在1640年所寫的〈解剖的觀察〉（Anatomical Observation）。他寫道：「心臟的跳動就是血液的幫浦，舒張的時候收回血液，收縮的時候送出血液。」第三個資料則出現於給Joh. Riolanus的第二封信，時間晚至1649年。Basalla和Webster努力的要確定哈維心中所想的幫浦模型，它可能就像十七世紀所常用的救火機（fire-engine），像個可收縮的圓筒並且具有波浪狀的皮邊。但是在尚無進一步證據之前仍然可以說第一個把心臟視為幫浦的是中國人。

　　幫浦的觀念是機械論的觀點，但是一般同意，在Walter Pagel持續解說之後，哈維如果沒有其「黑暗面」（dark side），一個融合了新柏拉圖主義（Neo-platonism），煉金術以及文藝復興時期原始科學思想家自然奧妙典型的宇宙觀念的綜合體，也無法加以說明。哈維是亞里斯多德的忠實信徒，因此他繼承了曾經啟發Giordano Bruno的卓越循環觀念，並且認真的接受了大小宇宙的觀念。自然界中存在有各種循環現象如天空中太陽、月亮、行星和恆星的循行都繞著某個中心（地球或太陽）旋轉，月下的世界（地球）有氣象上水分的循環，此外地上的國度臣民圍繞著君王。哈維的著作廣為人知，例如：

　　這種運動可以稱為循環，正如亞里斯多德所說的風和雨競爭上界的循環運動；潮濕的地球，經過太陽的熱力，水分就蒸發；上昇的水氣凝結成雨，形成雨水降到地上，再度滋潤濕地球。

　　次頁他又說：

　　心臟是生命的泉源，人體（小宇宙）的太陽，太陽之于宇宙正如心臟之于人體。藉著心臟的功能和搏動，血液才能運行，

保持完全並且提供營養，不致腐敗和凝結；這是它高貴的神性，發出它的功能、營養、珍愛、振奮了全身，它是生命的基礎，一切行動的泉源。

在書的後面他又說：

就像帝國皇帝一般，他的雙手代表著至高無上的權威，而且掌握著一切，心臟是動物身體一切力量發出和倚靠的來源和基礎。

假如我們將以上的文字與前述明清時代中國醫學家的著作相比較，將會發現兩者有許多類似點。兩者之間主要的不同在於中國作者的背後有一個至少可以追溯到西元前二世紀的氣血循環的堅固傳統，Pagel曾經研究最早的循環觀念，起源自柏拉圖，但是他的描述卻從未像中國文獻那麼的肯定與明白。然而明朝末年，接近十六世紀末年，歐洲在哈維的證據以前也有更早的循環觀念；例如，Giordano Bruno在1590年就用許多文字加以描述；他將血液視為「氣體」及「精神」的實體媒介——使我們聯想到中國人說血液是營氣的輸送者，如果我們不明白「精神」在西方蓋倫學說中的重要性。Bruno 又提到血液和體液的循環，他認為和氣象學上水分的循環相似；在他同一年代的其它著作裡甚至比哈維更早把心臟比喻作大宇宙的太陽。

最後，Pagel認為Bruno是Andrea Cesalpino及哈維之間重要的一環。Cesalpino在1571年是首先提出 circulatio（循環）這個字眼的解剖學家，他也多少正確的提到肺循環的觀念。但是仍然有比他更早的著作，最著名的是1559年的Realdo Colombo及

1546年的Michael Servetus。意外的是早在1288年大馬士革醫生
Ibn al-Qurashial-Nafis就有這種觀念了。自從1924年al-Tatawi
發現了這個有關的阿拉伯文獻後，就對這個阿拉伯人的觀念是
否曾經被傳遞給十六世紀的哈維有所爭議。目前的資料不僅指
出確有這種傳遞，甚至不只循環的觀念本身，連支持這觀念的
爭議都被傳遞了。al-Nafis對大體循環的認知尚不只如此，他甚
至說主動脈是最大的血管並且負責輸送動物的精氣到身體各器
官。不只是這段陳述本身甚至他所使用的字眼「氣（動物的精
氣，animal spirit）」都使我們不得不懷疑IbnVal-Nafis及他同
時代的阿拉伯人也受到中國醫學生理學的影響。我們無法從他
現存的譯本中找到這種資料，但是在更早一世紀的Ibn Sinā卻受
到不少影響，尤其是在他的著作*Qanun fi' al-Ttbb*中的脈象學。
另外，當我們研究煉丹術思想及操作的西傳時，我們也發現很
多顯示從中國傳到阿拉伯世界的證據。這裡我們必須離開這個
問題，繼續回到針灸和它理論背景的說明。

　　在這之前，讓我們來看看，十七世紀後半世紀在歐洲逐漸
興起的一個疑問，他們懷疑中國人是否真的遠在哈維之前就已
經瞭解血液的循環。它是由一些看過耶穌會傳教士或其它管道
翻譯的《內經》譯本的作者們所提出的，當然，假如那時某些
研究中國對歐洲的影響的專家們能收集到所有的文獻資料的話，
那將是很有趣的作品。這裡我們提出兩三個代表性的例子。

　　第一個例子是1685年 Isaac　Vossius 的著作《中國科學文
集》(*De Artibus et Scientiis Sinarum*)我們的著作也常採用
他的資料。他說，中國人早在4000年前就已知道血液周流全身
的事實。這種傳說最初來自威尼斯的商人及耶穌教的神父，現

在，這些重要的著作者都有譯本了。而後就他記憶所及，**Andrea Cesalpino**是西方第一個記載這種說法的人，而**Paolo Sarpi**則加以證實，然後一個英國人將它寫成一本書，但沒有人支持他；最後哈維將它們顯現出來。但是以上這些人都不知道中國人早就有這種血液運行的說法。

十六世紀末的最後幾個月，**Thomas Baker**，劍橋大學**St John**非正式編制研究員，寫下他的《學然後知不足》（*Reflections upon Learning, wherein is shewn the Insufficiency thereof......*）等書。此書特別強調理性科學的不足，事實上人類在啟示教（基督教、猶太教等）的關切中瞭解到這一點。在有關醫學的篇章裡**Baker**嘗試著顯示出生物學及生理學如何地投機和不肯定，以及人們對草藥醫生，煉丹家，以及中國人如何地不贊同。

> 已有人遠至中國去尋找（聖人）；已經有人報告那裡人民的技巧如此奇妙，即使煉丹師也無法假造。血液循環的觀念對我們來說是新的發現，但在中國，根據Vossius的說法，4000年前就已發現；他們的脈診技巧幾乎難以想像，但是他們卻是如此熟練。在中國的阿拉伯人都說，他們自古就借用中國人生理學的知識。即使是使節，最熟知中國人的優秀和偉大的人，也很驚訝於他們的脈診技巧，並且告訴我們中國人對醫學的觀察已經進行了4000年，即使在秦始皇焚毀所有的書籍時，唯獨醫學書籍例外地被保存了下來。

隨之他又輕視中國人使用他們這項發現的方式，並下結論說「最大的進步可能在家裡找到」，這種說法又在不同學派之

間引起爭論。

最後，西班牙的教會人道主義者Benito Geronimo Feyjooy
Montenegro在稍後幾年出版的*Teatro Critico Universal*一書中說
中國人「大洪水時代四世紀以前的黃帝時期」即已知道血液循
環，並且仔細觀察脈象以診斷疾病。從此以後便有很多類似的
看法，但有著不同程度的類似。我們希望上面的這些文字所帶
來的答案是「Yes, but not exactly（是，但非完全正確）」。

上面所有的推斷當然都是間接的，因此我們應以Willem ten
Rhijne為榮，一個荷蘭東印度公司的醫生，他在Vossius著作的
同一年，1685年，將針灸帶給西方人，雖然他是從日本得知此
項技術。他在所著《針灸學要略》（*Mantissa Schematica de
Acupunctura*）中說：

> 中國醫生（日本醫師學得這套健康系統的發源者）對解剖
> 學一無所知，他們卻單獨或成群的花幾世紀時間仔細學習
> 和教導血液的循環，比歐洲醫師更努力。他們整個醫學系
> 統的基礎都建立在這個觀念上，有如阿波羅的聖旨對
> Delphi。
>
> 　他們不用美麗的言詞或暗喻來解釋他們醫術的慣例
> （並不是毫無分別地適用於每個人），也不用受爭議或是
> 巧妙的展話來掩飾它，而是以工程力學的發明來説明理論
> 的比喻。因此中國的教師以水利工程的機器來示範血液循
> 環的觀念給擁有醫師頭銜的學生看；如果沒有機器，就用
> 詳盡的圖畫代替，──仍對古代的權威賦以極高的尊敬。
> 假如要根據他們的方法來治病，就要熟習中國人對各種脈
> 象所設下的教訓與法則。

　　這點相當有趣。它使我們想起明清兩代的醫師使用兩個活塞的風箱或是由方形調節瓣串聯的幫浦（square-pallet chain-pumps）來示範心臟的作用，並切下竹筒來代表主要血管的長度。當然，ten Rhijne曾大略地想像過裝滿水的銅人，塗以黃蠟，用來測驗學生選擇針刺點的精確度。無論如何我們對中國醫學教學示範匆匆的一瞥是很迷人的。

第二節　十二正經與奇經八脈

　　既然經絡和內臟一樣被截然畫分為陰陽兩類，在做更進一步的討論之前，我們必須要對哺乳類（包括人類）身體的術語作一介紹（如圖9）。頭部、近端、側面為陽；尾部、遠端和中間的部位則為陰。後端或是背面（背）為陽，而前端或是腹面（腹）為陰。自然，軀幹的內容物為陰及內，身體的外表則為陽及外；正如我們所知，內臟被分為五腑，屬陽，五臟屬陰。這些與五行相配，但在早期六氣的學說成為醫學思想的主流。因此所有的醫學文獻上就有二種火的說法，君火（火），以及相火。因此，心臟之外還加上「心包絡」成為六臟；因為同樣的原因，小腸之外還加一個「三焦」到五腑之中。例如，《素問》說：

　　說到人的陰和陽，外表為陽，內在為陰。談到身體，則體背為

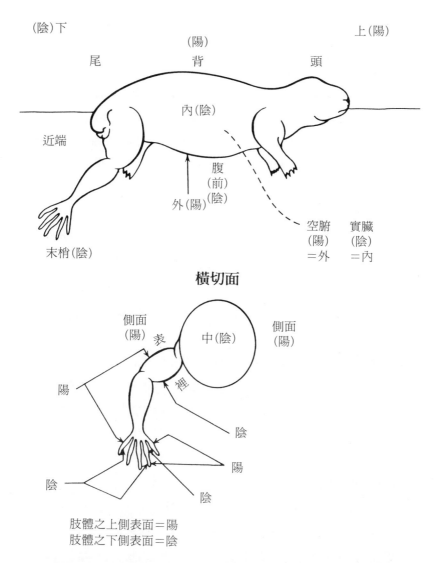

橫切面

肢體之上側表面＝陽
肢體之下側表面＝陰

圖 9 中國人對哺乳類動物身體各部位（如上、下、內、外）的陰陽關係。

陽，胸腹為陰。更進一步，談到內臟時，則肝臟、心脾、肺、腎為陰，腑（膽、胃、大小腸、膀胱）為陽。心包為陰、三焦為陽。因此，我們必須了解「陰（陽）中之陰」以及「陽（陰）中之陽」的涵義。為何這樣？（舉例來說），冬天生腎臟病為陰中之陰，夏天生心病為陽中之陽；但是（我們也發現），春天生肝病為陰中之陽，秋天生肺病為陽中之陰。當在四季之中以針灸治病時，我們必須記住要用相關穴道來治療四季不節之疾病。

較早期的《素問》也說：「四時之氣不節，則五臟就會受病。」至於陰中之陽，陽中之陰在道教的煉丹術中是很重要的觀念。

很多空間名詞對中國人而言是很熟悉的，雖然有時候會搞混了。1877年七月第一位駐大英國協大使拜訪倫敦保羅大教堂時，話題轉到中國上流社會女性的隱密時，郭松濤說大自然本就是陽在外，陰在內，他並堅持頭是陽可以暴露在外，而下體是陰所以不可暴露。然而他卻誤說胸部是陽，而背部是陰，所以前者可以裸露，後者不能裸露。他的英國朋友都相當困惑，郭卻寫道：「依照洋人的脾氣，當我們可以找到理由與他們爭辯時，我們的思緒愈清楚，他們就愈尊重我們。否則他們就自以為是，愈加驕縱。」

有些解剖學意味的名稱也被引用到針灸治療最基本的名詞，三陰和三陽。也就是太陰、太陽、少陰、少陽、厥陰、陽明，前四個名詞，被認為是四季之節氣。雖然這些名詞給人的強烈印象是代表著量及強度的量表，但是他們的用法基本上是根據內臟的空間位置而定的。我們很快就可以明白，這六個名詞是

用來代表十二經絡，這些經絡依序分別起始和終止於手腳上；
當然內臟和這些經絡有關。

我們繼續應用前述的陰陽觀念討論身體的各部位，在《素
問》中，假設一個人面向南方，所以他的前面是向陽、光明的，
也就是陽。因此腎在小腹的最底下，和少陰經（R）有關，它的
上面（它們的陽面）膀胱和太陽經（UV）聯合，因此這稱為陰
中有陽。同樣的，腰部以上的上腹也屬於陽，而在它底下，脾
臟和陰經（LP）聯合，脾臟的前面的胃（所以對脾臟而言屬陽）
和陽明經（V）聯合。這也是陰中之陽，因為這個器官位於身體
的內部和下部。每一對經絡都有表裡的關係，太陽、陽明屬於
表，而少陰、太陰屬於裡。這個系統雖然有點主觀，但這個相
關的連合可能起源於古人用來將他們大量的臨床觀察加以系統
化。而且也不是只有一個系統，我們可以發現十二經絡的名字
和三陰三陽在《傷寒論》（熱病處理理論）以及繼承這些熱病
治療傳統的文獻中，用法極為不同。

十二經絡最古老的描述來自《黃帝內經》的《靈樞》篇。
依解剖學的方式，他們確認穴道，並加以命名，並將體表上所
有的穴道分組。就像從滿天的星星中確認出星座一樣。正如中
國的星象學與西洋的星象學毫無共同點一樣，中國的經絡系統
也是自創一格的。當然這並不表示這些經絡毫無意義，事實上
我們可以發現這些經絡系統似乎就是某些相等的生理活動的線
路。我們可以瞭解這個在西元前一世紀所建立的生理星座圖一
定先經過好幾個世紀的準備工夫；西元三世紀末整個系統才建
立完備。這些經絡與內臟的關聯早已建立，有六條經絡始於或
終於手部，另外六條經絡始於或終於腳部；每一組又各有三條

陰經及三條陽經。三條始於手部的經絡（陽經），我們稱為離手性（ cheirogenic），三條終於手部的經絡（陰經）則稱為親手性（ cheirotelic）。起於足部的經絡（陰經）稱為離足性（ podogenic），終於足部的經絡則稱為親足性（ podotelic）他們另一個起點以及終點也不相同。離手性的經絡終於頭部，親手性的經絡起源於胸部，離足性的經絡終於腹部，親足性的經絡則起源於頭部。

　　讓我們看看經絡的第一個圖表（表1），表一中所有的經絡都排成一循環次序。

　　我們可能需要解釋一下。每一條經絡的名字及譯名之後，有一個國際承認的簡寫，然後有一段註解，之後是一個字母將內臟區分為腑或臟。我們能夠一眼就看出某條經絡屬陰或屬陽。古人對泌尿生殖器並非很瞭解，所以我們把第八條的「腎經」翻譯成reno-seminal泌尿生殖系，可以將它們想成「腎」，以便在我們《中國的科學與文明》第五冊道家煉丹術中找到相同譯名。就我們目前所了解，十二內臟中，有兩個器官為現代生理學所無法承認，那就是心包絡（並非現代解剖學的心包膜）及三焦。我們不需要在此更詳加討論，只需記得它們為古老的「元」數醫學分類所必須，就如哲學系統中所有的事情都要合乎「五」或是五的倍數。循環的次序是從肺經開始，終於肝經，然後周而復始。可以在《黃帝內經‧靈樞》篇中發現這個說法。

　　從此以後它繼續成為醫學上不變的定律經過了好幾個世紀，一直在傳統醫學理論中保存十分良好，直到今日。

　　從表一還可以看出第1，4，5，8，9，12是陰經；與臟相通，並各有一條絡與腑相通。他們的途徑大部分在四肢的內側及胸

表1　十二正經與八奇經

經　名		國際通用的簡稱	此經相連之體內器官	腑(陽)或臟(陰)
1 Shou Thai-Yin Fei Ching 手太陰肺經	Cheirotelic pulmonic Thai-Yin tract	P	lungs (*pulmones*)	T
2 Shou Yang-Ming Ta-Chhang Ching 手陽明大腸經	Cheirogenic crasso-intestinal Yang-Ming tract	IG	large intestine (*int. crassum or grandum*	F
3 Tsu Yang-Ming Wei Ching 足陽明胃經	Podotelic gastric Yang-Ming tract	V	*stomach(ventriculus)*	F
4 Tsu Thai-Yin Phi Ching 足太陰脾經	Podogenic lieno-pancreatic Thai-Yin tract	LP	spleen (*lien*), (and pancreas)	T
5 Shou Shao-Yin Hsin Ching 足少陰心經	Cheirotelic cardiac Shao-Yin tract	C	heatr (*cor*)	T
6 Shou Thai-Yang Hsiao-Chhang Ching 手太陽小腸經	Cheirogenic tenu-intestinal Thai-Yang tract	IT	small intestine (*int. tenue*)	F
7 Tsu Thai-Yang Phang-Kuang Ching 足太陽膀胱經	Podotelic vesical Thai-Yang tract	VU	bladder (*vesica urinauia*)	F
8 Tsu Shao-Yin Shen Ching 足少陰腎經	Podogenic reno-seminal Shao-Yin tract	R	kidneys (*renes*), 'reins'	T
9 Shou Chüeh-Yin Hsin-Pao-Lo Ching 手厥陰心包絡經	Cheirotelic pericardial Chüeh-Yin tract	HC	pericardial (*habitatio cordis*)	T
10 Shou Shao-Yang San-Chiao Ching 手少陽三焦經	Cheirogenic tricoctive Shao-Yang tract	SC	the three coctive regions	F
11 Tsu Shao-Yang Tan Ching 足少陽膽經	Podotelic felleic Shao-Yang tract	VF	gall-bladder (*vesica fellea*)	F
12 Tsu chüeh-Yin Kan Ching 足厥陰肝經	Podogenic hepatic Chüch-Yin tract	H	liver (*hepar*)	T
1 Tu Mo 督脈	Dorsal median tract (Regulative Yang auxiliary tract)	TM	no such connection	
2 Jen Mo 任脈	Ventral median tract (Regulative Yin auxiliary tract)	JM	no such connection	
3 Chhung Mo 衝脈	Tract-uniting quickening auxiliary tract	–	no such connection	
4 Tai Mo 帶脈	Tract-uniting cinctural auxiliary tract	–	no such connection	
5 Yang Chhiao Mo 陽蹻脈	Inter-connecting upstanding Yang auxiliary tract	–	no such connection	
6 Yin Chhiao Mo 陰蹻脈	Inter-connecting upstanding Yin auxiliary tract	–	no such connection	
7 Yang Wei Mo 陽維脈	Ligative Yang auxiliary tract	–	no such connection	
8 Yin Wei Mo 陰維脈	Ligative Yin auxiliary tract	–	no such connection	
Phi Ta Lo 脾大絡	the Great Acu-junction of the spleen	LP₂₁	spleen (*lien*)	

表2　12經脈氣的循環

陰	裡	時辰	臟	腑	時辰	表	陽
太陰	親手性 離足性	寅 己	肺 脾	大腸 胃	卯 辰	離手性 親足性	陽明
少陰	親手性 離足性	午 酉	心 腎	小腸 膀胱	未 申	離手性 親足性	太陽
厥陰	親手性 離手性	戌 丑	心 肝	三焦 膽	亥 子	離手性 親足性	少陽

腹。同樣的第2，3，6，7，10，11是陽經；與腑相通，每一條經絡也各有一條絡與臟相通。這些陽經的途徑大部分在四肢的外側，頭背及面部。

　　另外可藉表2來闡釋循環理論。在表2中我們將經絡與內臟分成陰陽兩類，陰在左邊陽在右邊。因此又有內、外、表、裡之分，裡表示在體內發生由外表無法看到的現象，而表則表示醫生可從外表看到的症狀。另外，從表2我們也可看到經絡手腳終始的對稱關係。

　　經絡和內臟有時又和十二地支連在一起。雖然十二地支另有許多含意，比如月分，日夜十二對時，以及羅盤的方位。文獻上這些關係又稱為納，表示接受及聯繫。有一些西方學者認為循環只是經過每一條經絡，為時十二對時的循環而已。但是依古代的醫學定律而言，氣血在一天要循環全身五十次，這中間必定有些誤解。所以正確的說法應該是在一天當中的某一對時有一條經絡的氣最為強盛（如圖10）。

　　習慣上，經絡另有一種排列方法，以經絡的終始點將它們以每三條分成一群，並同時表示出他們表裡關係。這種圖表示出這個系統明顯的對稱性。但是另有一種更為有趣的排列方法，

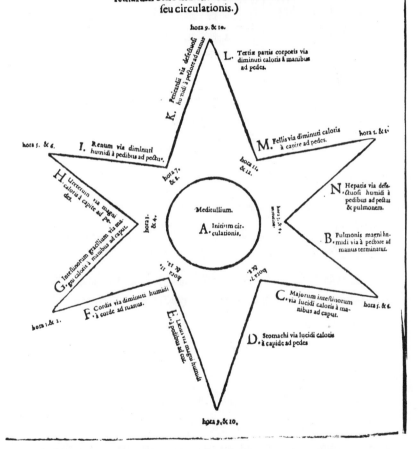

Circuitus ſanguinis & Spirituum devchentium humidum radi-
cale & calorem primigenium per venas & vias duodecim membrorum ſpatio viginti
quatuor horarum, quo tempore quinquagies circumvolvuntur, ſecundum cœlo-
rum per quinquaginta domos converſionem. (Literarum maju-
ſcularum ordo indicat ordinem circuitus
ſeu circulationis.)

圖10　Andreas Cleyer的圖，顯示12經脈在12對時循環中的優勢情形。

表3 經絡中氣血的相對比率

						血	氣
表	太陽	6 小腸經	(IT) cg	7 膀胱經	(VU) pt	+++++	+
	少陽	10 三焦經	(SC) cg	11 膽 經	(VF) pt	+	+++++
	陽明	2 大腸經	(IG) cg	3 胃 經	(V) pt	+++++	+++++
裡	太陰	1 肺 經	(P) ct	4 脾 經	(LP) pg	+	+++++
	厥陰	9 心包經	(HC) ct	12 肝 經	(H) pg	+++++	+
	少陰	5 心 經	(C) ct	8 腎 經	(R) pg	+++++	+

註：經絡名稱前面的數字表示經絡在循環中的次序，後面是它的
國際代號(見表1)，以及它的循心是親手性(cg)，離足性(pt)，
離手性(ct)，或是親足性(pg)。+++++表示「多」，+表示「
少」。

它表示了經絡學說中每一條經絡血氣相對比例的原始定量觀念。

這個系統又稱為「人之常數」，並且明白的顯示出每一條
經絡的氣血比率並非一定，這個結論可能來自於解剖上觀察到
某些經絡較其他經絡與可觸摸到的大血管更為相近地平行循行。
陽明經的例外地位（多氣也多血）被認為是因為氣血皆「發源」
於胃。疾病會造成標準比例不平衡，人之常數的知識對於治療
極為重要。

現在讓我們再看看表1的下半部。上面是剛剛討論過的十二
正經，下半部則列出奇經八脈。他們最特別的地方是雖然它們
也是穴位的聯線，但是他們並不像十二正經一樣的與內臟相通，
所以他們並未被包括在表裡關係中。督脈和任脈分別位於背部
及腹部的正中線（圖11，12），所以督脈屬陽而任脈屬陰，這

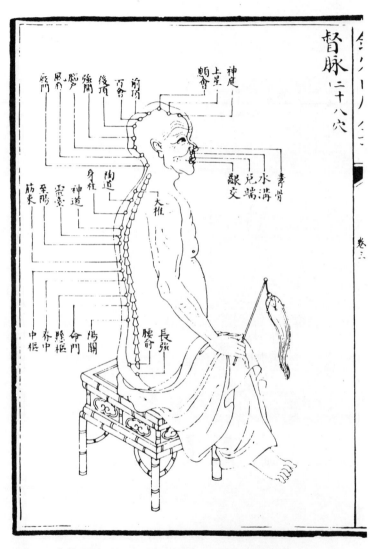

圖11　奇經八脈之任脈。取自張景岳（介賓）《類經》。

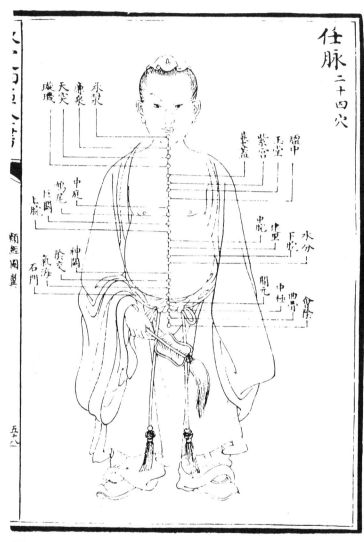

圖12　奇經八脈之督脈。來源與圖11相同。

二條經脈被認為是調節成平均十二正經的經氣洩洪道。二條帶脈位於下腰部腸骨粗隆之上，與正中線或直角相交，所以稱為「belt-tracts（帶脈）」。二條衝脈則沿任脈二側平行而下。這裡我們必須強調的是，十二正經都是成雙在身體兩側各呈對稱，但奇經八脈未必有對稱關係。因為任督二脈各只有一條，帶脈，衝脈則各有二條，其它四條（陽蹻，陽蹻，陰維，陰維）也是成雙。因為有兩條經脈並非成雙對稱，所以，全部共有38條經脈（12+6=18×2=36+2）。就像奇經八脈一樣，內臟也有奇恆之腑，不在十二臟腑之內。這些奇恆之腑（因此屬陽）有腦、髓、骨、脈（包括淋巴）、膽、女子胞等。這些奇恆之腑的特色是它們主宰著精氣，精力和健康的生命之氣，它們被認為能夠暫時儲存著有益身體的精氣，然後將精氣傳給經絡及內臟；但它們不排泄任何東西到外界，與一般的「腑」不同。這可能就是奇經八脈，除了任督二脈之外，特別是帶、衝二脈，長久以來被廣泛用於婦科治療的原因吧！

　　奇經八脈的重要性不一；每一位針灸醫生使用的頻率也各自不同。首先，只有督任二脈有他們自己有命名的穴道；其他的六條與十二正經頻頻交會，所以它們的穴道其實就是十二正經上已有特定名稱的穴道。比如，帶脈在臨床上唯一採用的三個穴道，其實就在足少陽膽經上（VF26，27，28；帶脈，五樞，維道），在下行至下肢的途中相會。任督二脈的特殊地位在於它們與十二正經合稱為「十四經（絡）」。另外陽蹻脈被認為是足太陽膀胱經的別脈或是分支。陰蹻脈則是足少陰腎經的別脈。無論如何這六條奇經不被視為氣循環的主幹。

　　最後，要完成整個系統，有一條絡特別重要。我們常說脾

之大絡——也就是大包（LP21）。事實上它與十四經絡同樣重要，所以又併稱為「十五絡脈」（見圖28）。

除了以上所討論的特質之外，古代中國醫學家更辨認出一種顯然具有神經——肌肉特性的內在聯繫系統，十二經筋。正如在古代希臘風格的解剖學中，肌肉、肌腱，以及神經並沒有明顯的畫分，所以筋這個字包含了以上所有含意。十二經筋雖與十二正經同名，但是它們循行於較表淺的組織內；而且它們都起源於四肢的末端，向上走，終於頭部及臉部。不像正經，它們與內臟毫無關聯；並且它們必須用特殊的方法進行針刺，例如燔針、火針，也不是在特定的穴位下針，而是在肌肉或其他感到疼痛的地方下針。

除了上面所提到的經絡及穴道外，尚有許多「經外奇穴」不在任何經絡之上。承淡安所列的二十一個重要經外奇穴中的三個，特別畫有微細血管構造，另外有兩個也用於針刺，其餘則是用於灸的穴位。另外尚有所謂的「阿是穴」，也就是指壓時特別痛的地方；《靈樞》即有記載，但在西元六世紀孫思邈才首次加以定名。除了上述這些穴道之外，近代臨床，不論是中國或是歐洲，近年來都使用了更多的穴道，尤其是在手上及外耳耳翼。

第三節　穴道—正穴及經外奇穴

現在我們來檢查一下列於表4中所有經絡的穴道。其實看了

表四之後，沒有人不會對那些含意深遠、多典故並且詩意的穴道名字有著深刻的印象，這些名稱已經沿用了好幾個世紀。中國文字有很多同義詞可用來代表四肢，軀幹及頭部，所以由穴道的名字就可以明瞭穴道的位置及功能。表四穴道的順序可能稍與其他人所列的順序不同，但我們採用的是陳存仁先生所創為國際所接受的次序。

前面曾指出一些同穴異名，但將會遇到更多這種現象，尤其在古代及中古的書籍，因此前文所提的同穴異名表便十分重要。稍後，我們也將見到確定古人所提到的穴道是多不容易的好例子——這些困難往往是可以克服的。

將表4的穴道的數目加起來，總數為360個，一眼就可以明顯的看出每條經絡的穴道的數目並不相同，最龐大的是膀胱經有67個，心包經及心經的穴道最少各有9個。比較陽面及陰面的穴道數目，可明顯的看出來，陽面的穴道數目比陰面多，其比率甚至超過三分之二比三分之一，陽面有245個穴道，陰面則只有115個穴道。如果去掉正中線的51個穴道（督脈27個，任脈24個），就只剩309個（218+91），再將它乘以2得到618。加上中線的51個以後，就可得到669個穴道。現在我們應該再參照表15，表15綜合了歷代穴道數目的增加情形。

現在讓我們來探討某些具有某種特殊性質的穴道。首先是十五個「絡脈穴」，絡與正經的交會點。這個觀念的古典起源是《靈樞》，相當古老。在表5中，列於右邊是表經，右邊是裡經（和表2相同），以及每一條經的交會點（見93頁）。

這些交會點更將人體組合成為一個循環體，這六個表裡的配對又稱為「六合」。至於任、督及脾之絡脈則分於腹部，背

表4　經脈上的穴道

I 手太陰肺經 P		III 足陽明胃經 V			
1 Chung-fu	中府	20 Ying-hsiang	迎香	33 Yin-shih	陰市
2 Yun-mên	雲門			34 Liang-chhiu	梁邱
3 Thien-fu	天府			35 Tu-pi	犢鼻
4 Hsia-pai	俠白	1 Thou-wei^c	頭維	36 San-li^e	三里
5 Chhih-tsê	尺澤	2 Hsia-kuan	下關	37 Shang-chü-hsü	上巨虛
6 Khung-tsui	孔最	3 Chia-chhê^d	頰車	38 Thiao-khou	條口
7 Lieh-chhüeh	列缺	4 Chheng-chhi	承泣	39 Hsia-chü-hsü	下巨虛
8 Ching-chhü	經渠	5 Ssu-pai	四白	40 Fêng-lung	豐隆
9 Thai-yuan	太淵	6 Chü-liao	巨髎	41 Chieh-chhi	解谿
10 Yü-chi	魚際	7 Ti-tshang	地倉	42 Chhung-yang	衝陽
11 Shao-shang	少商	8 Ta-ying	大迎	43 Hsien-ku	陷谷
		9 Jen-ying	人迎	44 Nei-thing	內庭
II 手陽明大腸經 IG		10 Shui-thu	水突	45 Li-tui	厲兌
		11 Chhi-shê	氣舍		
1 Shang-yang	商陽	12 Chhueh-phên	缺盆	IV 足太陰脾經 LP	
2 Erh-chien	二間	13 Chhi-hu	氣戶		
3 San-chien	三間	14 Khu-fang	庫房	1 Yin-pai	隱白
4 Ho-ku	合谷	15 Wu-i	屋翳	2 Ta-tu	大部
5 Yang-chhi	陽谿	16 Ying-chhuang	膺窗	3 Thai-pai	太白
6 Phien-li	偏歷	17 Ju-chung	乳中	4 Kung-sun	公孫
7 Wên-liu	溫溜	18 Ju-kên	乳根	5 Shang-chhiu	商邱
8 Hsia-lien	下廉	19 Pu-jung	不容	6 San-yin-chiao	三陰交
9 Shang-lien	上廉	20 Chheng-man	承滿	7 Lou-ku	漏谷
10 San-li^a	三里	21 Liang-men	梁門	8 Ti-chi	地機
11 Chhü-chhih	曲池	22 Kuan-men	關門	9 Yin-ling-chhüan	陰陵泉
12 Chou-liao	肘髎	23 Thai-i	太乙	10 Hsüeh-hai	血海
13 Wu-li^b	五里	24 Hua-jo-men	滑肉門	11 Chi-mên	箕門
14 Pei-nao	臂臑	25 Thien-shu	天樞	12 Chhung-mên	衝門
15 Chien-yung	肩髃	26 Wai-ling	外陵	13 Fu-shê	府舍
16 Chü-ku	巨骨	27 Ta-chu	大巨	14 Fu-chieh	腹結
17 Thien-ting	天鼎	28 Shui-tao	水道	15 Ta-hêng	大橫
18 Fu-thu	扶突	29 Kuei-lai	歸來	16 Fu-ai	腹哀
19 Ho-liao	禾髎	30 Chhi-chhung	氣衝	17 Shih-tou	食竇
		31 Phi-kuan	脾關	18 Thien-chhi^f	天谿
		32 Fu-thu	伏突	19 Hsiung-hsiang	胸鄉
				20 Chou-jung	周榮

a Alt. Shou-san-li 手三里 to distinguish from V36.

b Alt. Shou-wu-li 手五里 to distinguish from H10.

c In some enumeratoins, e.g. Anon.^I(107), V4 is taken as V1, and V1, 2, 3 become V8,7,6.

d On this name cf. SCC, Vol. 4, pt. 2, pp. 86, 347.

e Alt. Tsu-san-li 足三里 to distinguish from IG10.

f Now often written with Rad. no. 85, so pronounceable chhi or hsi.

21 Ta-pao[a]	大包	VII足太陽膀胱經		34 Hsia-liao	下髎	
V手少陰心經		VU		35 Hui-yang	會陽	
				36 Fu-fên[c]	附分	
C		1 Ching-ming	睛明	37 Pho-hu	魄戶	
1 Chi-chhüan	極泉	2 Tshuan-chu	攢竹	38 Kao-huang[d]	膏肓	
2 Chhing-ling	青靈	3 Mei-chhung	眉衝	39 Shen-thang	神堂	
3 Shao-hai	少海	4 Chhü-chhai	曲差	40 I-hsi	譩譆	
4 Ling-tao	靈道	5 Wu-chhu	五處	41 Ko-kuan	膈關	
5 Thung-li	通里	6 Chhêng-kuang	承光	42 Hun-mên	魂門	
6 Yin-chhi	陰郄	7 Thung-thien	通天	43 Yang-kang	陽綱	
7 Shen-mên	神門	8 Lo-chhio	絡卻	44 I-shê	意舍	
8 Shao-fu	少府	9 Yü-chen	玉枕	45 Wei-tshang	胃倉	
9 Shao-chhung	少衝	10 Thien-chu	天柱	46 Huang-mên	肓門	
		11 Ta-chu	大杼	47 Chih-shih	志室	
VI手太陽小腸經		12 Fêng-mên	風門	48 Pao-huang	胞肓	
IT		13 Fei-shu	肺俞	49 Chih-pien	秩邊	
		14 Chüeh-yin-shu	厥陰俞	50 Chhêng-fu	承扶	
1 Shao-tsê	少澤	15 Hsin-shu	心俞	51 Yin-mên	殷門	
2 Chhien-ku	前谷	16 Tu-shu	督俞	52 Fou-chhi	浮郄	
3 Hou-chhi[b]	後谿	17 Ko-shu	膈俞	53 Wei-yang	委陽	
4 Wan-ku	腕骨	18 Kan-shu	肝俞	54 Wei-chung	委中	
5 Yang-ku	陽谷	19 Tan-shu	膽俞	55 Chhêng-chin	承筋	
6 Yang-lao	養老	20 Phi-shu	脾俞	56 Ho-yang	合陽	
7 Chih-cheng	支正	21 Wei-shu	胃俞	57 Chhêng-shan	承山	
8 Hsiao-hai	小海	22 San-chiao-shu	三焦俞	58 Fei-yang	飛揚	
9 Chien-chên	肩貞	23 Shen-shu	腎俞	59 Fu-yang	付陽	
10 Nao-shu	臑俞	24 Chhi-hai-shu	氣海俞	60 Khun-lun	崑崙	
11 Thien-tsung	天宗	25 Ta-chhang-shu	大腸俞	61 Phu-shen	僕參	
12 Ping-fêng	秉風	26 Kuan-yuan-shu	關元俞	62 shen-mo	申脈	
13 Chhü-yuan	曲垣	27 Hsiao-chhang-shu	小腸俞	63 Chin-men[e]	金門	
14 Chien-wai-shu	肩外俞	28 Phang-kuang-shu	膀胱俞	64 Ching-ku	京骨	
15 Chien-chung-shu	肩中俞	29 Chung-lü-shu	中膂俞	65 Shu-ku	束骨	
16 Thien-chuang	天窗	30 Pai-huan-shu	白環俞	66 Thung-ku[a]	通谷	
17 Thien-jung	天容	31 Shang-liao	上髎	67 Chih-yin	至陰	
18 Chhüan-liao	顴髎	32 Tzhu-liao	次髎			
19 Thing-kung	聽宮	33 Chung-liao	中髎			

a Chhen Tshun-Jen(3) omits this acu-point, but it is a very important one, the unique Phi-ta-lo脾大絡(cf. Anon. (107), p. (107)

b Now often written with Rad. no. 85, so pronounceable *chhi* or *hsi*.

c some enumerations, as in Anon. (107), have a different order between this point and VU 56. The chief difference is that VU 50-54 are brought upwards to precede the rest.

d Syn. Kao-huang shu膏肓俞. Cf. p. 178 below. dist, from R 16.

e Alt. Tsu-chin-mên足金門, to distinguish from accidental confusion with VF 25.

VIII 足少陰腎經		IX 手厥陰心包經		16 Thien-yu	天牖
Γ		HC		17 I-fêng	翳風
				18 Chhi-mo	瘈脈
1 Yung-chhüan	湧泉	1 Thien-chhih	天池	19 Lu-hsi	顱息
2 Jan-ku	然谷	2 Thien-chhuan	天泉	20 Chio-sun	角孫
3 Thai-chhi	太谿	3 Chhü-tsê	曲澤	21 Ssu-chu-khung[d]	綠竹空
4 Ta-chung	大鐘	4 Chhi-mên	郄門	22 Ho-liao	和膠
5 Shui-chhüan	水泉	5 Chien-shih	間使	23 Erh-mên	耳門
6 Chao-hai	照海	6 Nei-kuag	內關		
7 Fu-liu	復溜	7 Ta-ling	大陵	XI 足少陽膽經	
8 Chiao-hsin	交信	8 Lao-kung	勞宮	VF	
9 Chu-pin	築賓	9 Chung-chhung	中衝		
10 Yin-ku	陰谷			1 Thung-tzu-liao	瞳子膠
11 Hêng-ku	橫骨	X 手少陽三焦經		2 Thing-hui	聽會
12 Ta-ho	大赫	SC		3 Kho-chu-jen[e]	客主人
13 Chhi-hsüeh	氣穴			4 Han-yen	頷厭
14 Ssu-man	四滿	1 Kuan-chhung	關衝	5 Hsüan-lu	懸顱
15 Ch'ng-chu	中注	2 I-mên	液門	6 Hsüan-li	懸釐
16 Huang-shu	肓俞	3 Chung-chu	中渚	7 Chhü-ping	曲鬢
17 Shang-chhü	商曲	4 Yang-chhih	陽池	8 Shuai-ku[f]	率谷
18 Shih-kuan	石關	5 Wai-kuan	外關	9 Pên-shen[f]	本神
19 Yin-tu	陰都	6 Chih-kou	支溝	10 Yang-pai	陽白
20 Thung-ku[b]	通谷	7 Hui-tsung	會宗	11 Lin-chhi[g]	臨泣
21 Tu-mên	幽門	8 San-yang-lo	三陽絡	12 Mu-chuang	目窗
22 Pu-lang	步廊	9 Ssu-tu	四瀆	13 Chhiao-yin[h]	竅陰
23 Shen-fêng	神封	10 Thien-ching	天井	14 Chhêng-ling	承靈
24 Ling-haü	靈墟	11 Chhing-lêng-yuan	清冷淵	15 Thien-chhung	天衝
25 Shen-tsang	神藏	12 Hsiao-lo	消濼	16 Fou-pai	浮白
26 Yü-chung	彧中	13 Nao-gui	臑會	17 Wan-ku	完骨
27 Shu-fu	俞府	14 Chien-chiao[c]	肩髎	18 Chêng-ying	正營
		15 Thien-liao	天膠	19 Nao-khung	腦空

a This is over the gastrocnemius muscle so it is not easily confused with the other of the same name, R20, on the abdomen just below the sternum. But it is sometimes called Tsu Thung-ku 足通谷.

b See previous note, on VU66.

c Or Chien-liao 肩髎

d Anon. (107) interchanges the numbering of SC 21 and 23.

e Syn. Shang-kuan 上關.

f The numbering between VF 9 and 18 differs in Anon. (107).

g Alt. Thou-lin-chhi 頭臨泣 to distinguish from VF41.

h Alt. Thou-chhiao-yin 頭竅陰 to distinguish from VF44.

20 Fêng-chhih	風池	5 Li-kou	蠡溝	22 Shang-hsing	上星
21 Chien-ching	肩井	6 Chung-tu[b]	中都	23 Shen-thing	神庭
22 Yuan-i	淵液	7 Hsi-kuan	膝關	24 Su-liao	素髎
23 Chê-chin	輒筋	8 Chhü-chhüan	曲泉	25 Shui-kou[f]	水溝
24 Jih-yüeh	日月	9 Yin-pao	陰包	26 Tui-tuan	兌端
25 Ching-mên[a]	京門	10 Wu-li[c]	五里	27 Yin-chiao	齦交
26 Tai-mo	帶脈	11 Yin-lien	陰廉		
27 Wu-shu	五樞	12 Chi-mo	急脈	**XIV (=2) 任脈**	
28 Wei-tao	維道	13 Chang-mên	章門		
29 Chü-liao	居髎	14 Chhi-mên	期門	**JM**	
30 Huan-thiao	環跳				
31 Fêng-shih	風市	**XIII (=1) 督脈**		1 Hui-yin	會陰
32 Chung-tu	中瀆			2 Chhü-ku	曲骨
33 Yang-kuan	陽關	**TM**		3 Chung-chi	中極
34 Yang-ling-chhüan	陽陵泉	1 Chhang-chhiang	長強	4 Kuan-yuan	關元
35 Yang-chiao	陽交	2 Yao-shu	腰俞	5 Shih-mên[g]	石門
36 Wai-chhiu	外邱	3 Yang-kuan[d]	陽關	6 Chhi-hai	氣海
37 Kuang-ming	光明	4 Ming-mên	命門	7 Yin-chiao[h]	陰交
38 Yang-fu	陽輔	5 Hsüan-shu	懸樞	8 Shen-chhüeh	神闕
39 Hsüan-chung	懸鍾	6 Chi-chung[e]	脊中	9 Shui-fên	水分
40 Chhiu-hsü	邱墟	7 Chin-so	筋縮	10 Hsiz-kuan	下脘
41 Tsu-lin-chhi	足臨泣	8 Chih-yang	至陽	11 Chien-li	建里
42 Ti-wu-hui	地五會	9 Ling-thai	靈臺	12 Chung-kuan	中脘
43 Hsia-chhi	俠谿	10 Shen-tao	神道	13 Shang-kuan	上脘
44 Tsu-chhiao-yin	足竅陰	11 Shen-chu	身柱	14 Chü-chhüeh	巨闕
		12 Thao-tao	陶道	15 Chiu-wei	鳩尾
XII 足厥陰肝經		13 Ta-chhui	大椎	16 Chung-thing	中庭
		14 Ya-mên	瘂門	17 Shan-chung	膻中
H		15 Fêng-fu	風府	18 Yü-thang	玉堂
1 Ta-tun	大敦	16 Nao-hu	腦戶	19 Tzu-kung[i]	紫宮
2 Hsing-chien	行間	17 Chhiang-chien	強間	20 Hua-kai	華蓋
3 Thai-chhung	太衝	18 Hou-ting	後頂	21 Hsüan-chi	璇璣
4 Chung-fêng	中封	19 Pai-hui	百會	22 Thien-thu	天突
		20 Chhien-ting	前頂	23 Lien-chhüan	廉泉
		21 Hsing-hui	顖會	24 Chhêng-chiang	承漿

a Alt. Yao-ching-mên 腰京門 to distinguish from accidental confusion with VU63.
b Alt. Tsu-chung-tu 足中都 to distinguish from inadvertent confusion with P1, R15 or SC3.
c Alt. Ku-wu-li 股五里 to distinguish from IG13.
d Alt. Yao-yang-kuan 腰陽關 to distinguish from VF33.
e In some enumerations, e.g. Anon. (107) ; Chhêng Tan-An (1), this is followed by an acu-point named Chung-shu 中樞 as TM7, after which the order continues until TM28.
f Alt. Jen-chung 人中.
g Syn. Tan-thien 丹田.
h Alt. Fu-yin-chiao 腹陰交 to distinguish from the synonym of TM27.
i Alt. Hsiung-tzu-kung 胸紫宮 to distinguish from other uses of this expression; the central polar region of the heavens (cf. SCC, Vol. 3, p. 259), the imperial palace at the capital (Vol. 4, pt. 3, p. 75), and Taoist heavens and temples (Vol. 5, pt. 2, p.262).

表5　15個絡脈穴

	裡　　經			表　　經		
手部	少陰	C_5	通里	太陽	IT_7	支正
	厥陰	HC_6	內關	少陽	SC_5	外關
	太陰	P_7	列缺	陽明	IG_6	偏歷
足部	少陰	R_4	大鐘	太陽	VU_{58}	飛揚
	厥陰	H_5	蠡溝	少陽	VF_{37}	光明
	太陰	LP_4	公孫	陽明	V_{40}	豐隆
督脈TM_1長強						
任脈JM_{15}鳩尾						
脾之大絡Lp_{21}大包						

部及側面，更增強了氣的循環效率。這15個絡脈穴主要用於同時出現表裡症狀的情況，表示陰陽臟腑同時受到疾病的影響。

此外尚有「八會穴」及很多交會穴，會穴代表臟氣，腑氣、循環的氣、血氣、脈氣、筋氣、骨氣、髓氣——換句話說，也就是身體各器官的氣——所集中的地方。我們將之歸納於表6。

表6　八會穴

會　　穴		
臟　會	H_{13}	章　門
腑　會	JM_{12}	中　脘
氣　會	JM_{17}	膻　中
血　會	VU_{17}	膈　俞
筋　會	VF_{34}	陽陵泉
脈　會	P_9	太　淵
骨　會	VU_{11}	大　杼
髓　會	VF_{39}	懸　鐘

　　因此一般認為針刺這些會穴時，它的作用在於將氣聚集於這些部位的身體器官上而不是作用於感到產生疼痛或者不適的解剖部位上，這個觀念相當深奧。《難經》認為陰虛發熱時須使用這些穴道治療。

　　交會穴，正如其名，表示經絡交會的地方。全身共有101個交會穴，其中有些還是2條以上經絡的交會點，因此針刺這些交會穴可同時治療多條經絡的疾病。交會穴遍布全身，但是在頭部，臉部及軀幹部為數最多。表7列出正經主要的交會點。

表7　正經主要的交會穴

1	手太陰	P_{ct}	P_1	中　府	LP_{pg}	足太陰	4
5	手少陰	C_{ct}		心	R_{pg}	足少陰	8
9	手厥陰	HC_{ct}	HC_1	天　池	H_{pg}	足厥陰	12
6	手太陽	IT_{cg}	VU_1	晴　明	VU_{pt}	足太陽	7
10	手少陽	SC_{cg}	VF_1	瞳子膠	VF_{pt}	足少陽	11
2	手陽明	IG_{cg}	IG_{20}	迎　香	V_{pt}	足陽明	3

最右邊和最左邊的數字表示經絡在循環中的次序：大寫表示經絡的代號。中間一行表示交會穴。ct離手性，cg親手性，pg親足性，pt離足性。

　　此外，六條陽經都與督脈交會於大椎，而足部的三條陰經則交會於任脈的中極和關元二穴。手上的三條陰經，只能經過和任脈的交會點，例如中府，和三條足部陰經和任脈的交會點，互相聯絡。因此藉著這些交會穴身體的氣能夠橫向交通，有助於氣的全身循環。

　　奇經八脈的交會穴更是不同。他們的基本功能是聯繫奇經八脈本身與十二正經中的八條，見於表8。

　　這些交會穴也是絡的一種，但是有趣的是有四條正經不包括在內：也就是大腸經，胃經，心經及肝經。交會穴中有四個也屬於絡脈穴：二個是俞穴，二個為其他，隨後會加以解釋，在進一步討論之前，我們可以再度看到表裡的關係，因為除非經由與正經的聯繫我們無法看到奇經的功能失調。至於這八個交會穴的功能，我們應該記住奇經並不直接到達內臟；因此代表奇經八脈發生異常的狀況，可以經由針刺表 8 所列的八個會穴治療。

表8　奇經八脈的交會穴

正　　　經	奇　　　經	交　　會　　穴	
手厥陰HC	陰維脈	HC6	內　關
足太陰LP	衝　脈	LP4	公　孫
手太陰IT	督　脈	IT3	後　谿
足太陽VU	陽　蹻	VU62	申　脈
手少陽SC	陽　維	SC5	外　關
足少陽VF	帶　脈	VF41	足臨泣
手太陰P	任　脈	P7	列　缺
足太陰R	陰　蹻	R6	照　海

　　「俞穴」，可以直譯為「轉運點」（transmission points），正如我們所見，適用於全身的穴道。至於五輸穴（五俞穴），則代表了每一條經絡位於膝、肘以下五個穴道的特殊組合，它們表示氣流漸增或漸減的次序。這種情況可以用口語加以比喻，

有如火車從運輸線的一端發動後逐漸加速，到達另一端的終點時再度減速——雖然這裡所考慮的是氣流的強度而不是速度，也可以說是安培而不是伏特。隨著量表的增加依序為井、滎、輸、經、合，雖然無法翻譯得很好，勉強可以翻譯成：「welling, fontane, flooding, fluent，以及confluent」。每一俞穴都有一個五行元素與之配合，而且到達肘部或膝蓋時氣的流量已達到頂點。因此可將它們稱為「強度臨界點」(potency-level points)」。

表9　五輸穴

陰　　經	井(木)	滎(火)	輸(土)	經(金)	合(水)
手太陰	11少商	10魚際	9太淵	8經渠	5尺澤
手厥陰	9中衝	8勞宮	7大陵	5間使	3曲澤
手少陰	9少衝	8少府	7神門	4靈道	3少海
足太陰	1隱白	2大都	3太白	5商邱	9陰陵泉
足厥陰	1大敦	2行間	3太衝	4中封	8曲泉
足少陰	1湧泉	2然谷	3太溪	7復溜	10陰谷
陽　　經	井(金)	滎(水)	輸(木)	經(火)	合(土)
手陽明	1商陽	2二間	3三間	5陽谿	11曲池
手少陽	1關衝	2液門	3中渚	6支溝	10天井
手太陽	1少澤	2前谷	3後谿	5陽谷	8少海
足陽明	45厲克	44內庭	43陷谷	41解谿	36三里
足少陽	44足竅陰	43俠谿	41足臨泣	38陽輔	34陽陵泉
足太陽	67至陰	66通谷	65束骨	60昆崙	54委中

表9有幾點是要注意的。首先陽經和陰經的五俞穴的五行配屬並不一樣。其次五俞穴國際代號的次序可能遞增或遞減，端視經脈的經始而定，也就是視經脈終於四肢或始於四肢而定。

第三、所有的十二正經都有五俞穴，奇經八脈則沒有。有趣的
是，表9所列的五輸穴中沒有一個穴道的名字裡有一個「俞」字；
但是俞字曾出現於表4，而且更常見的膀胱經中編號13到30的穴
道VU13～30都以俞命名，以及腎經則有盲俞及俞府兩穴。這18
個膀胱經穴道中的12個構成表11的背俞穴，但是其餘俞穴的起
源仍不肯定。

從治療的觀點而言，井穴用於治療焦慮狀態，滎穴用於熱
病，俞穴用於風濕，肌肉以及關節疼痛，經穴用於咳嗽及氣管
炎，合穴則用於消化系統及腑（陽）的疾病。在使用這些穴道
時，我們必須記住陰經和陽經之間五輸穴與五行之配屬既然不
同，它們與內臟的關聯以及它們的症狀當然也十分不同。

另有一組穴道，原穴，意思是特殊數量或活性的原始之氣
（原氣），也就是受到外在或環境影響之前，遺傳自父母的氣——
先天之氣，聚集的點。一般認為原氣由三個生命熱源區（丹田）
所發出，尤其是位於腹部的一點，我們暫時將原穴翻譯成
「primordial chhi collector points」。正經的每一條經絡都有一
個原穴，如表10。

表10　原穴

肺　經	太淵P_9	胃　經	衝陽V_{42}
心包經	大陵HC_7	三焦經	陽池SC_4
心　經	神門C_7	腎　經	太溪R_3
肝　經	太衝H_3	大腸經	合谷IG_4
膽　經	邱墟VF_{40}	小腸經	腕骨IT_4
脾　經	太白LP_3	膀胱經	京骨VU_{64}

　　我們注意到六條陰經的原穴和表9的俞穴相同，而六條陽經
的原穴則和俞穴不同。這種情況發生在三條離手性的經絡和三
條向足性的經絡。

　　另外一種「轉運穴」為背俞穴：它們位於膀胱經上，沿正
中線（督脈）兩旁1又½寸由下往上走（表11）；這些背俞穴被
認為是貯藏或者富含各個器官經氣的地方；共有十二個背俞穴
以配合胸部及腹部重要的器官；此外尚有六個背俞穴不是以重
要器官命名的如督俞、膈俞、氣海俞、關元俞、中膂俞及自環
俞等。最近又在膈俞和肝俞之間，發現一個新穴位，胰俞。至
於腎臟則有腰俞代表之，以構成完整的背俞穴。當任何內臟功
能失調時，則以壓痛，腫脹，冷熱的不尋常感覺或發癢等現象
反應在這些點上因此能據以診斷並使用針刺治療。

表11　背俞穴

器　官	穴　道	相對的脊椎節數
肺臟 P	肺　俞	第3 胸椎
心包 HC	厥陰俞	第4 胸椎
心臟 C	心　俞	第5 胸椎
肝臟 H	肝　俞	第9 胸椎
膽 VF	膽　俞	第10胸椎
脾臟 LP	脾　俞	第11胸椎
胃 V	胃　俞	第12胸椎
三焦 SC	三焦俞	第1 腰椎
腎臟 R	腎　俞	第2 腰椎
大腸 IG	大腸俞	第4 腰椎
小腸 IT	小腸俞	第1 薦椎
膀胱 VU	膀胱俞	第2 薦椎

　　此外有一組「轉運穴」位於胸腹部，稱為「募穴」。其中

有六個因為兩側對稱，所以是偶數；其餘六個則位於正中線，因此是單數。列於表12。同樣的，內臟功能的失調也會表現在這些點上，也可以用針刺來加以治療。

表12 募穴

內　　　臟	雙　　　數	內　　　臟	單　　　數
肺	中府P1	心包	膻中JM17
肝	期門H14	心	巨闕JM14
膽	日月VF24	胃	中脘JM12
脾	章門H13	三焦	石門JM5
腎	京門VF25	小腸	關元JM4
大腸	天樞V25	膀胱	中極JM3

　　不管是募穴和背俞穴，若以我們現今對胸腹內臟、肋膜和腹膜內部的傷害或功能失調在附近淺部位表現的眼光來看是相當有趣的，只要翻閱應用生理學的文獻，就可發現內臟的輸入性神經纖維在大腦內時有很廣泛放射性的影響，而不只是單純地向大腦報告而已。比如，當壓迫肋膜的體壁層會在刺激的地方引起定位相當確定的劇烈疼痛，橫膈膜中央部位的肋膜受到任何干擾則會在頸後由第三、第四後頸神經根所支配的頸部引起劇烈的轉移痛（refered pain）。相反的，刺激橫膈膜邊緣的肋膜，會在第六到第十二對胸神經所支配的體壁，不論前後，也就是下胸、腰，甚至腹部引起轉移痛。並且在所有情況下，疼痛都會伴隨著壓痛現象或肌肉僵直。反射性運動作用有時候也會出現局部的疼痛敏感（hyperalgesia），也就是一種在正常情況下只會引起稍微不適的針刺卻會引起極度疼痛反應的狀況；

針灸醫師常會注意到這種情況。同樣的，心肌缺氧的疼痛在胸骨上，不在心臟，腎絞痛表現在後腰（loin）及陰囊，不在腰部（lumbar region）；其它的內臟，不論是實心或中空的內膜，也有這種情形。雖然很多內臟的病理變化不會引起任何疼痛但其它的狀況則會引起疼痛，甚至轉移到身體遠處的部位，因此古代的，尤其是背俞穴及募穴，可以用現代生理學知識的觀點

表13　郄穴

手太陰	P6	孔最
手厥陰	HC4	郄門
手少陰	C6	陰
手陽明	IG7	溫溜
手少陽	SC7	會宗
手太陽	IT6	養老
足陽明	V34	梁邱
足少陽	VF36	外邱
足太陽	VU63	足金門
足太陰	LP8	地機
足厥陰	H6	足中部
足少陰	R5	水泉
陽蹻脈	VU59	腑陽
陽維脈	VF35	陽交
陰蹻脈	R8	交信
足維脈	R9	築賓

來加以闡釋。事實上，利用外在的病徵來認知內在功能失調的一般原則，充分地反映在古代的表裡診斷系統之中。

最後我們要提到的是郄穴。郄是隙縫或孔道的意思，郄穴

的功能被認為是經氣聚集的中心。在這裡特別聚積了大量經氣，所以這些穴道在臨床上十分重要尤其是用來治療相關經絡疾病的急性病例。十二正經有一個郄穴，而奇經八脈有四條具有郄穴；衝脈、帶脈及郄穴二脈則沒有郄穴（表13）。

這些穴道在過去，甚至現在，用於治療相關的各經絡的急性狀況。例如，急性腹痛，可以針刺養老穴，咽喉炎，陣發性咳嗽，氣喘和扁桃腺炎則用孔最。

現在該討論的只剩「禁穴」了。過去的數個世紀古代中國的針灸師十分誇大針灸的危險性，但他們所看到的針灸最糟糕的一面，往往是由無知的郎中所造成的；但是除了會傷害到大神經及大血管所造成的明顯傷害以外，往往還需要更多的技術及謹慎的態度，特別是下針超過半寸以上時。西元七世紀時，已經建立了禁穴的標準名單。雖然現代技術已經減少了禁穴的數目，但仍然有某些部位不宜下針——比如，乳中正好在乳頭正中央。另外有三個例子，神庭，在前額正頂端，缺盆，在鎖骨上方，瘈脈，在耳根後方，這些穴道上只能進行表淺的針刺。稍後我們會再回到這些穴道和生理學解釋作一關聯，因為很多針灸上的禁穴在其它的領域上有某些有趣的貢獻，比如，宋朝末年《洗冤錄》，對所有文化而言都是法醫學的始祖，指示打擊身體的某些部位特別危險，並以穴道的方式詳加記載。相同的敏感點也為空手搏擊（如空手道）所熟知，此外，印度人控制大象的技巧大部分是禁穴；空手道也有一些危險點，而在印度，馴象師利用尖銳的竹杖刺在象身的特殊部位用以馴服大象。

我們會在適當的時機再詳加討論。

第三章
針灸系統的發展

在完成對針灸生理系統的解釋前，讓我們先來看看好幾世紀以來有關它的幾本偉大的著作，而這些著作也還是針灸發展史的里程碑。我們的重點在《黃帝內經‧素問》篇（西元前二世紀），它對針灸已有相當多的探討，而《黃帝內經‧靈樞》篇（西元前一世紀）則有更多的記載。我們將先研究漢朝以前的好幾個世紀的成型時期，也就是針灸的希坡克拉底斯年代，然後再研究其後的發展，但是在此之前，最好先研究針刺所用的針其製作材料的發展史。

第一節　工具的起源和本質

現存最早的針灸史料，可以追溯到周朝的中期，大約是西元前600年左右；這個年代比中國開始使用鋼鐵的時代約早一、

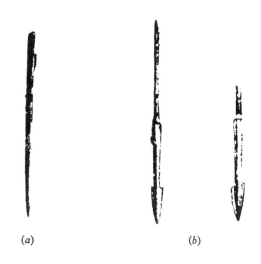

(a)   (b)

圖13　a.周朝末年黃銅所製成的針。
　　　　b.周朝末年黃銅所製成的箭頭針。

兩百年。但是針也可以使用黃銅或是銅（如圖13），錫製成，
況且商朝早就出現精緻的金器和銀器。我們並沒有任何商朝的
針灸文獻，假設那個時代已經有了針，也必定是使用某些亞洲
民族遍地可得的易碎物質，例如：各種植物的刺、竹片（具有
韌性）、角針或骨針。新石器時代的祖先使用石頭作工具，所
以我們會很驚訝的發現稍後的中國歷史一致認為針刺用的針最
早也是由石頭所製成。

　　前文曾提到過「砭」，許慎在《說文》（西元121年）中定
義「砭」為「以石刺病也」。但是有關石針最早的記載，出現
在《山海經》。《山海經》的內容包括一些由西元前十一世紀
到西元二世紀的神話和傳說，大部分發生於西元前五世紀，雖
然沒有確實的地理描述，這些有趣的記載可以幫助我們瞭解古

人的思想和技術。《山海經》記載：「高氏之山，其上多玉，其下多箴石」，對鳥麗之山亦有同樣的記載，山頂更有黃金和翡翠。一般都認為石針是用於針刺，郭璞（西元三世紀）認為它們被磨尖用來治癰腫，清朝的汪紱也說古人用砭治病。

《黃帝內經》中有許多記載在後世形成傳統的概念。舉例來說：歧伯曰：「內臟的疾病應用強而有力的藥物治療，鑱石鍼和艾草則用來治療外傷。」類似的論點在其他篇章也可看到，而且通常稱為砭石。一般的印象是石針並不能深深刺入人體組織內，這也是很合理的。

在秦朝以前，有些非醫學界的人士就懷疑針不可能由石頭所作成，西元三世紀的葛洪就曾表示有人對他說：「即使是公輸般和墨翟也不可能由石頭製出針來，神仙也不可能無中生有，天地不可能作出不可能的事。」

這段文字出現在一次對道家永生不滅可能性的爭論過程。《抱朴子》並沒有正面答覆，但是他顯然認為天地間充滿著許多奇怪的事物，無法以常識一概而論。

我們很難想像古代的中國人到底用那一種礦石製出針灸所用的針，最有可能的是黑曜石或火山玻璃，但是中國沒有活火山，而且中國的藥物發展史上也沒有這類物質的記載；中國出產燧石，燧石製成的刀片十分銳利，但是它夠尖利嗎？某些雲石可能夠銳利，某些石綿（如青石綿）的纖維長達三吋，也有可能；但是雲石很難做成尖刺，石綿又柔軟易彎。我們可能想到某些針狀結晶，它們卻又太脆弱了。玉又硬又靭，在中國人心中又占有特殊地位，所以用玉製針的可能性無法加以排除。另外也有人提到人工玻璃，但是漢朝以前除了念珠，瓷片和墓

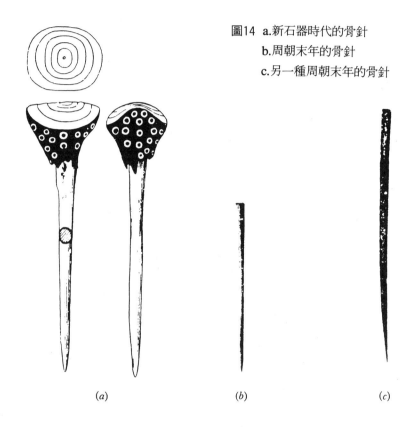

圖14　a.新石器時代的骨針
　　　　b.周朝末年的骨針
　　　　c.另一種周朝末年的骨針

(a)　　　　　　　　　　(b)　　　　　　　　　　(c)

石之外，似乎沒有人知道人工玻璃。這個問題目前尚無定論，有待更進一步的探討。

　　以上有兩個觀念值得進一步探討。郭璞認為針是治癰腫用的，所以不論用什麼材料作成，它的作用都是用來刺開腫瘍加以引流。《山海經》以「竹」字頭的「箴」代表「針」，暗示削尖的竹片在醫學或其他方面可能有極大的用途。新石器時代和戰國時代墳墓（如鄭州附近的二里剛）的陪葬品常可發現骨針（圖14）。骨針雖然無法磨成像線般地細，兩頭也相當尖銳。

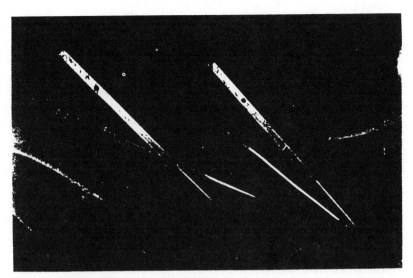

圖15　滿城劉勝墳墓出土的金針

如果沒有像線一般細的金屬針在對組織傷害最少的情況下產生
刺激，針刺的技術是不可能達到最佳效果的。

　　我們手上最古老的針刺史料是周朝中期的文獻。這時早已
能提煉青銅、黃銅、黃金，以及白銀，並製成精美的器具；這
些金屬都可能被用為製針的原料。雖然任何一個古代文明都不
曾使用拉絲板（draw-plate），也沒有任何證據顯示古中國曾經
有過這種工具，金屬絲條卻可能早被鍛鍊出來。最近在滿城漢
王劉勝的墳墓出土了四支金針，可能曾用於針刺（圖15）。它
們大約有三寸長，其中三支的橫切面是圓的，另一支則為三角
形，方形切面的末端都有一個圓洞。它們的製作雖然不是很精
細，但這類貴重金屬至少有不生銹、不腐蝕的好處。

　　由於鋼的強度和延展性，它必定能取代其他的金屬。所以

討論針的歷史，也必定會牽涉到另一個更複雜的問題——中國鋼鐵技術發展史。針灸最早的史料出現在西元前六、七世紀，鐵的記載則出現在西元前五世紀，因此可以確定古代曾使用鐵以外的物質來製針。鐵出現在中國歷史上的時間很晚（比小亞細亞希泰族晚七百年），但是中國人知道了鐵這種金屬之後，很快就能加以鍛鑄，和歐洲人（直到十四世紀才有生鐵）比較之下，這是極了不起的成就。中國人似乎也沒有只生產熟鐵的鍊鐵爐，但是他們有一套粗糙的方法，使用炭同時製出生鐵和熟鐵。假如中國人在戰國時期就已發現這項技術，那麼他們早就能製造熟鐵了；否則就必須在氧化爐中藉由某些混合步驟才能得到熟鐵。因為他們有較多的生鐵，所以經常由脫碳法（由生鐵去除碳）來製造鋼，一套更精細的手法（如果更進一步就能製造熟鐵），而不是經由滲透法（將碳加入熟鐵）。西元四世紀時，一位天才的中國金屬學家，發明了共煉法，將熟鐵塊置於熔化的生鐵中，藉著滲透將碳的含量平衡而製成了鋼鐵，其後再經過鍊製而成為含碳量最低的鋼鐵。

西元前512年晉國的趙鞅鑄造了一個鼎，上刻有范宣子法典，同時代的干將則為吳王闔廬打造了一把名劍。周朝的月令曾提到金屬和鐵，而後者似乎還是相當神奇陌生的東西，那時大約是西元前第五世紀。西元前第四世紀的《管子》一書提到鐵稅時曾說：「女人需要針和刀片，農夫需要犁鋤，車匠需要斧頭和鑿子。」在很多的中國博物館中，我們可以看到那時代以生鐵鑄造的工具及鑄造的模型，而在漢朝不只出土的鐵具更多，並且有一些關於熔化爐興起的生動描述。

照常理而言，有關鋼的知識不會落在生鐵之後，所以我們

不會驚訝有關鋼的第一個資料也是來自西元前五世紀，這資料來自書經的禹頁篇。大禹說涼州有鐵有鏤。第二個重要的資料是在《荀子》（西元前250年）書上說：「河南南陽製造的槍尖，由巨鐵所製，其銳利有如蜂刺。」從其後的一些文獻當中，我們可以推論在鋼的製造方法，比如淬火，鍛鍊及碳含量高低的調配上剛軟之和已經有了很大的進展。此外在秦漢時期有更多鋼鐵製成的長劍，一般來說雖然仍會腐蝕，但是它們的長度仍然比黃銅製品要長，這是鐵的一種特性。另外很多資料顯示在西元前二世紀中國已經有了完整發展的鋼鐵工業。

因此我們相信可以下結論說：在《黃帝內經》的年代針灸醫師已經有了熟鐵及柔鋼製成的針了，而這以後也成了慣例。

但是針必定是由鍛鍊而成，而不是由拉絲板（draw-plate）所製成，有一個很特殊的古典動詞「鈉」，意思是把鐵鍛鍊或削尖，在西方「拉絲」是中古時代晚期的發明，最早的描述是在西元1130年，Theophilus Presbyter所作的《奇異集》*De Diversis Artibus*之中。西元十四世紀的中期水力已經被用於拉長鐵絲，在十五世紀這已經是一個普遍的工業技術。因此我們自然可在明朝宋應星所著的《天工開物》（西元1137）一書看到一幅拉長鐵絲的圖畫，在此之前卻沒有類似的發現，宋應星說：「拉長、切割好的針，在經過修補及磨光後，放進一個用微火加熱的水泥爐裡，然後淬火、鍛鍊成不同等級的鋼針。」這是很重要的，因為把軟的熟鐵片拉長總比拉長含碳高的鋼鐵來的容易。

可能是由於它的含碳量較低而為馬銜鐵贏得製造針灸用針的始祖之美名，馬銜鐵的特性是含碳量低的鋼、纖維化、堅韌及可鍛性高，這些特性是脆弱的生鐵或軟熟鐵所沒有的。在明

朝的高武所著的《針灸聚英裡》（西元1537）他跟其他的理論家一樣，以古人的風格來解釋馬啣鐵：「根據本草學，馬啣銜鐵是無毒性的，日華子說鋌是製針的好材料，而一般認為針灸所用的針皆是由此所製造。」高武自己認為《本草》所說的軟鐵乃指熟鐵而言，而它是有微毒的，但是經過馬啣馬銜之後就可去除毒性。根據易經上說馬在十二時辰中屬午，相當於火，而火剋金，自然可減輕其毒性，所以馬啣銜鐵是製造針的好材料，古人所謂的金針乃是指它的珍貴，並非說針是由金子所製成。金當然是各種金屬的總稱包括銅、鐵、金、銀等。

我們不敢確定在高武的時代是採用拉長或是鍛煉的方法，雖然很有可能是拉長的，另外他們還必須經過很多其他的步驟，就如高武本人或其他的作者所說的，比如在各種化學品中加熱或煮沸，滲炭或淬火等等，都是為了達到適當的硬度和銳利。

關於中國的製針術有待進一步的研究，現在讓我們看一看西元十世紀陶穀的《清異錄》，他說：「醫學家會告訴你各種針的優缺點，正如儒家會告訴你各種毛筆的優缺點一樣。」

最昂貴的一種針叫作金頭黃鋼小品，針身由黃鋼打造而頭由金子打造而成，稍後我們會再討論《內經》所謂的九種形狀的針以及西元前二世紀醫生所使用的工具。

第二節　最古老的文獻

最早的針灸文獻可能出自《左傳》，《左傳》是註解《春

秋》的一本書。《春秋》記載了西元前八世紀到西元前五世紀
封建時代的大事。有一段記載提到發生在西元前580年的一件事：

> 晉國王子病重，請求秦國派一位醫師。秦王子派醫緩到
> 晉國。醫緩到晉國之前，晉王子夢見兩個小鬼在他體內談論
> 他的病情，一個小鬼說：「醫緩醫術高明，可能會傷害我們，
> 我們如何躲避呢？」另一位小鬼回答：「我們躲到肓之上膏
> 之下，醫緩又能奈何？」
>
> 醫緩檢查過晉王子後說：「病已深入膏肓之間，非但刺
> 不著，藥也無法到達，我也無能為力了。」晉王子不禁讚嘆：
> 「多高明的醫師啊！」醫緩因此受到極大的禮遇然後才返回
> 秦國。

　　雖然有人欣賞公正甚於利益，但並不是每個病人都喜歡這
種過於坦白的誠實；無論如何，這個故事告訴我們這種理性和
科學的精神推動了早期的醫學。這段文字雖然沒有提到「針」，
卻提到穿刺的觀念，並與藥物相提並論，因此所有的註解者都
認為所指的是針刺。

　　我們並不準備作太多語源學的探討，卻不得不研究一下「醫」
字。醫泛指醫師和醫藥，左上半代表一筒箭，右上半是槍矛。
一般認為這些削尖的武器代表病人的疼痛或是病魔射出的武器，
甚至有認為這些弓箭是巫師在祭典上對抗邪魔的工具；但是沒
有一個解釋是真正有權威的。從另一個角度來看，這些削尖的
武器不也可能代表針刺所用的針的起源？最初，醫的下半部是
個「巫」字，但在漢朝以前就改成「酉」字，意思是成熟，發

酵，或是酒；這正代表古代的語源學家同意以酒萃取藥物的重要性。

《左傳》另有一個故事發生在上述故事以後的幾十年，雖然這段文字仍有疑點，對針刺的描述卻更為清楚。故事提到魯國季孫，孟孫和臧孫三位高級官員的家族，背景是妻妾長幼兒子繼承權的爭議。簡而言之，臧孫幫季孫解決了繼承的問題，所以季孫很喜歡臧孫，孟孫則十分痛恨臧孫。西元前549年孟孫去世，臧孫卻趕去參加喪禮。臧孫的馬車夫十分疑惑：「每個人都知道你們不和，你為什麼還去參加喪禮？」臧孫回答：

> 季孫喜歡我是因為我的疾病（反覆發熱）使臉部紅潤顯得十分英俊。孟孫討厭我是因為我常用藥石（針）來治療這個疾病。石針能使我存活，發熱卻能使毒素在我體內蔓延，所以最好的疢疾也比不上最差的石針。現在孟孫死了，我也不長久了。

同年的冬天，臧孫果然逃到楚國。

這故事尚有一個有趣的餘音，西元六世紀（約為隋朝初年）人們探討針刺的起源時，再度提到這個故事，並保存了一段漢朝的註解。王僧儒在自傳中提到全元起注解《內經·素問》和《靈樞》時曾向他請教砭石的問題。王僧儒回答：《山海經》、《說文》、《爾雅》，以及《左傳》都曾提到砭石。然後他引用服虔的一段註解：這裡所謂的「石」指的是「石頭製成的針」。前朝結束後製針的好石材已不可得，於是人們以鐵代石。服虔在世的年代約在西元165年到185年之間，相當於漢朝末年。依

據他的說法及其他的證據可見鐵針出現在漢朝初年或是秦朝。

　　另外一份古文獻《史記》的〈扁鵲傳〉明確的指出扁鵲所用的穴道。扁鵲是周朝的名聲，生卒年月不詳。有一次扁鵲經過虢國時被邀入皇宮治療尸厥（昏迷）中的太子。診視過病情以後：

　　扁鵲命弟子子陽厲鹹砥石，並在三陽王會穴下針。不久，王子就甦醒過來並坐了起來……。

　　故事中有兩件事引人注意：第一是發生的年代，第二是穴位的認定。扁鵲的生卒年代一直難以確定，一般認為他是西元前六世紀左右的人，大約與孔子同時，也有人認為他生存於西元前四世紀左右。這個文獻的年代是西元前一百年左右，扁鵲治療虢國太子的時間必定更早。另外一方面有些虢國的年代似乎更早：其中最有名的是西元前654年虢為晉所滅，留下一個裡面有許多馬車的古墳，這個古墳於1958年在黃河三門峽附近的三林陵出土。東虢的年代較早，西虢則建都於魏河之濱，年代較晚。如果故事中的虢國王子指的是西虢，則扁鵲的年代應在西元前六世紀左右。扁鵲和虢王子的神話可能是後人附會的，但扁鵲的年代應該不會晚於西元前四世紀，這一個年代應該已經有了穴位的命名。現在將話題轉到穴位確認的問題上。

　　最大的困難在於我們對穴位命名起源的時間所知不多，所以無法對這些古老的文獻給予適切的解釋。但是還有某些事情能加以探討（見表4）。最直接的解釋三陽表示三條陽經，五會為五個交會點（經絡交會點，或是五個穴位）。現代的學者認

表14　扁鵲所指穴道可能如下

陰／陽	穴　　道	CCTC用語	NCSW用語	解剖位置
陽	人迎	＝五會	百會	頸部胸鎖乳突肌邊緣，近大血管
陰	天池	＝天會		乳腺之上，乳房外側
陰	神闕	＝氣會	氣會	腹壁求極近肚臍
陰	地機	＝脾會		脛骨內側，比目魚肌之上
陽	臑會	＝臑髎	臑會	上臂後方，靠三角肌下緣處
陽	百會	＝五會＝三陽 ＝三陽五會	百會	頭頂顳部矢狀縫之上
陽	聽會	＝聽河＝後關	聽會	耳廓前緣前方，耳珠尖凸的高度
陰	膻中	胸中	胸會	胸骨之上，第8、9、10對肋骨連接處
陽	三陽絡			前臂外緣，外展肌之上尺骨旁，手伸肌支持帶上

為三陽的說法極為正確，因為經絡的確分為陽經和陰經。五會的解釋則是西元八世紀時張守節盡其所能收集的《內經》版本中，整理了一系列「會」字所下的結論。如果我們熟悉穴位的名稱以及《針灸大成》的同穴異名表的話，可能會想到三陽和五會可能只是穴道的名字而已。既然穴道的名稱可能是三個字或是四個字，那麼扁鵲所謂的三陽五會所指的可能只是一個穴道，也就是位於頭頂正中央的百會穴。但是也有可能在幾個世紀以後三陽五會和百會才成為同義詞。另外，也可能三陽和五會都是百會穴的同義詞。另外一種說法認為三陽和五會代表兩個不同的穴道，三陽即是百會，五會就是人迎穴。也就是說扁鵲在頭頂和兩側的胸鎖乳突肌下針。第三種說法認為三陽即是今日的三陽絡，位於手臂伸側肌肉，長久以來被認為是個禁穴，至今仍認為宜灸不宜針，但是傳統上卻用它來使昏迷的患者復甦，五會則可能是百會穴或人迎穴。第四種說法則認為三陽是

百會或三陽絡，五會則代表五個穴道，如表14。對於扁鵲當時
的用穴，有上述的四種解釋。

這段文字的解釋一直令研究古中國醫學史的學者困擾。因
此我在這裡列出我們所引用的資料。

Bridgman：針刺三條陽脈的表面和五個交會點
Hübotter：針刺三條陽經的交會點
Barde：針刺以吸取三條陽經五個交會點的氣
Nguyen Tran -Huan：針刺三陽穴和五會穴

可見學者們傾向於將三陽視為三條陽經的說法。我們並不
反對這個說法，有時它似乎也只用來代表兩條陽明經，我們並
不特別認為扁鵲所用的是那些穴道。

我們不厭其煩地探討這個問題乃是因為司馬遷在《史記》
中記載了一、兩個周朝晚期、戰國時代、以及秦朝所使用的穴
道名稱，這些年代的時間比《內經》的編纂更早。如果不先了
解中古時代醫學家對扁鵲用穴的解釋，就很難接受以上種種說
法。西元1315年的《竇太師先生流注指要賦》記載竇傑認為扁
鵲用的是外會穴；承淡安和宋達仁也採用這個解釋。不巧的是
現今並沒有「外會」這個穴位，另一個相似的說法見於嚴振識
所作的《循經考穴編》（西元1580年），認為三陽五會是單一
穴道，外會可能是百會的別名，代表身體三陽之氣交會的地方。
所以，扁鵲所用的可能只是百會一個穴道，這些正是一些現代
學者共同的結論。Nguyen Tran-Huan雖然不知道中國學者的傳
統解釋傾向於三陽五會代表一個穴道，他的解釋卻最接近我們
的結論。

　　探討過這麼多歷史文獻之後，我們可能會問為何針刺能使昏迷的患者甦醒。古代的醫書有很多這種病案的記載，近代的實驗對其機轉有了新的看法。Chhen和Erdmann利用電極測量老鼠腦部的氧氣分壓，發現針刺人中穴能使大腦額葉血管立刻舒張，微血管血流增加，造成氧氣分壓的上升。更進一步的研究可以使我們對導致這種作用的神經學機轉更為瞭解。

　　司馬遷的著作中尚有一段有趣的記載關於扁鵲和虢國王子的尸厥。這是扁鵲和一位喜歡各種技藝（喜方者）的中庶子之間的一段對話。扁鵲到達宮廷大門時詢問王子昏死的時間，別人告訴他王子已昏死了很久，但未入殮。

　　　　扁鵲說：「我是齊國的秦越人，今日有幸一睹貴國宮殿的宏偉，並表示對貴國國君的敬意；我聽說王子已昏死——但我自信能使他復甦。」
　　　　中庶子大聲責備他：「你能使王子復活？你一定在吹牛。我聽說古代有位名醫俞附，治病不用湯藥，不用醴灑（酒的粹取物），不用鑱石，不用蹻引（僵硬關節的復健），不用案玩（按摩），也不用毒熨（在有毒的傷口上貼熱藥膏）。檢查過病人以後他就明白疾病的原因和五脈反應在穴道上的變化。然後他就切開皮膚，分割肌肉，整理血管，甚至處理大腦和神經，也能夠檢查橫膈膜，清洗腸胃，滋潤五臟——他的技巧如此精細，幾乎能使患者復原如斯。假如先生你的醫術如此高明，王子自能復甦。否則三歲小兒也不會相信你的鬼話。」

　　扁鵲的回答包括了很多中國醫學的特色，但那不是我們討論的焦點，當然他獲得了國王的尊敬，以及完成了神奇的治療；但這段文字最吸引人的地方在那裡呢？當然這是半傳奇性的故事，因為司馬遷不可能知道距他五百多年前發生的一段對話；但是這故事本身也確實顯示了司馬遷那時期的醫學觀念，並且提供了一些最早有關針灸很有價值的概念。粗看之下，我們可能會以為這只不過是一段最早或史前的中國外科醫學的文字，事實上我們有必要從這一觀點重新審察這一段文字，因為古中國的外科及解剖學，一向被研究醫學史者所忽略，更進一步來說，關於俞附的醫技並沒有包括針灸，但是說到俞附診斷的技巧，輸穴則是他主要的診斷依據（參考表4、9、11），因此擺在我們眼前的有二個可能，其一是個別的穴道可能早在它們被組合成經絡之前早就已經被發現及確認了。其二是內臟的多種功能失調能以各種方式反映在體表，因此有時可藉觸摸來作為診斷的依據。根據這些資料我們對早期醫學的發展史能有更進一步的認識。

　　那一種穴道對俞附如此重要呢？張守節從《難經》中列出了很多原穴，除了「兌骨」一穴現在改成「神門穴」以外，其它的穴道都與現在所謂的原穴一樣（表10）。張守節的看法無疑的是源自《靈樞》上所說：「假如明白原穴，並且仔細觀察它們，就可知道五臟的毛病。」

　　似乎該停止對扁鵲的討論了，但是最近在山東省丘阜的孔廟發現了一些跟扁鵲有關的石刻浮雕，我們在圖16提出其中三幅，在每一幅雕像中都有一隻人頭鳥，它一隻手拿著一根長長的東西，而另一隻手則握著跪在地上的人的手腕，跪著的人身

後還有一些人，似乎是在排隊等候，據發現者劉東元的看法，這三幅雕像代表了針灸和脈診，人頭鳥表示扁鵲（因為扁鵲的名字就有鳥的意思），握著病人手腕的手是在脈診，而高舉的手則意味著針刺。

我們很難知道這些浮雕的真正意義，但是這些浮雕確實是來自扁鵲的故鄉，山東省微山縣的兩城山。有些文獻將石針與鳥嘴牽聯在一起，例如《廣雅》（西元230年）上說「石針又叫『砭』（嘴）」，郭璞註解道「砭（嘴）意指尖銳的東西，例如鳥嘴也叫砭」，但是我們很難發現文獻來解開人頭鳥的謎題，或它與醫藥的關係。漢朝的浮雕裡，人頭鳥並不罕見，他們以兩種形式出現：一種是在墓碑或棺柩的表面上，混在一些奇異的事物裡面，和有翅膀的神祇一起打獵，或披著細毛步行並回頭看；其二是身上帶有日月，展翅飛越天空，看起來人頭鳥似乎有三種意義存在，他們之中是否有一個象徵著扁鵲呢？

古埃及的巴鳥代表著人死後的靈魂，古希臘文化裡海上女妖也是人頭鳥身；但在古印度文化裡有一個更切題的事物──gandharvas，從吠陀教的時代就有的人頭鳥的傳說，雖然後來它代表美妙音樂的創造者，但其起初及傳統上的意義則代表著好醫師；它們的圖像出現得相當晚，大約在西元一世紀，換句話說，幾乎與山東的浮雕同一時期或稍微晚一點，那麼劉東元的解釋可能是對的，而在漢朝中國的大醫師扁鵲的神話與gandharva的觀念可能有一點關聯，雖然早期的中國與印度文化的交流常被過分高估，但是扁鵲之名卻極可能來自gandharva的神話，這有待進一步的研究。

探討秦漢時期的《內經》的時代之前（西元前二世紀），

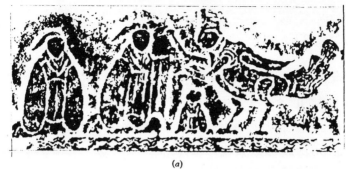

(a)

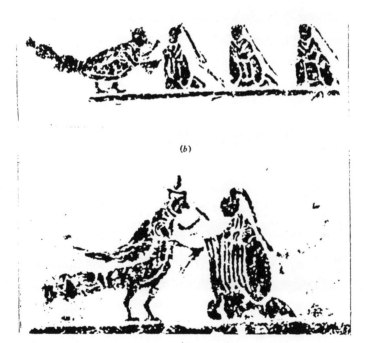

(b)

(c)

圖16　三幅漢朝末期的浮雕，出土於微山縣，恰是扁鵲的出生地，
　　　現存於山東省丘阜。依劉東原的解釋：
　　　(a)人頭鳥正為跪著的人把脈並正準備施行針刺，一個小孩
　　　　在旁觀看，另一個病人則排在後面。
　　　(b)另物一幅圖，圖中病人排成一列。
　　　(c)人頭鳥（醫生）為病人把脈，再度顯示針刺與脈象學的
　　　　密切關係。

我們先討論一段有關灸法的文獻。它出現於《莊子》的〈盜跖〉篇（我們已不止一次引用這篇文字），在這篇文字裡，孔子與盜跖爭論五權及私有財產的來源失敗後，不得不說：「我實在不該和那廝爭論，就像一個人如果沒病，就不該用艾絨灸他自己。」雖然西元前四世紀的莊子會不會寫下這段文字尚有疑問，但這段記載不會晚於西元前二世紀，因為司馬遷曾提到它，西元前三世紀（正當秦國盛世之時）應當是可接受的年代，無疑的，以艾絨來治病的起源至少居可回溯至周朝中朝。

第三節　中國的希伯克拉底法典

　　從任何角度來看，《內經》都是針灸文獻中的泰山北斗。一般認為《黃帝內經》包含有二個部分，《素問》和《靈樞》。另外有一種重要的校訂本，將兩部分的資料重新混合排列，並曾有一段時間被認為是原始的編排次序。這是西元610年左右隋朝名家楊上善所編的《太素》。我們必須簡單回溯《靈樞》和《素問》的歷史，因為它對針灸學有著非凡的意義。

　　皇甫謐在他所著的《針灸甲乙經》中提到（西元282年）劉歆所著的《七略》（完成於西元15年左右）。《黃帝內經》列為18篇，其中《素問》九篇，《針經》九篇，由這兩部分合構成《內經》一書。以後的文獻也一直說《內經》有兩帙。但是《針經》的名字並沒有能延續到唐朝，根據官方所作的書目記載《九靈經》是《內經》的第二部分；並由一位名為靈寶的醫

師加以註解，現已失傳。西元762年左右，王冰才又提出「靈樞」
一名。知道這歷史的背景之後，我們能將「靈樞」解釋為「不
可思議的有效工具」。「樞」字可以解釋為控制的意思，在某
一時期，「靈」含有九件事物的含意，這本書幾乎全在探討針刺。

　　《針經》這個古老的名稱沿用了一段相當長的時間，現在
我們來看一個北宋末年的故事。江少虞告訴我們北宋濟宗時，
韓國的大使曾進貢了一些古書，其中之一就是《黃帝針經》。
戰火曾摧毀了很多中國的古書，所以這本書的重現備受重視，
西元1093年皇帝御命重刻此書使它廣為流傳。西元1155年史崧
為《靈樞經》作序時寫道：

> 不幸的是，這本書失傳太久了，以至於幾乎沒有人能夠研讀。
> 醫師研讀醫書當然對醫術有所助益，但是一個醫師如果不研
> 讀《靈樞經》，醫術就不能登峰造極。如果一個醫師不研讀
> 《靈樞經》，並且不跟隨一個好老師學習，那麼他對病人的
> 傷害可能大於用刀刺傷病人。所以古人有云：為人子而不讀
> 醫書尤為不孝也……。對我而言，我家世代留存《靈樞經》
> 九篇八十一節，現在我把它整理為二十四篇，並且在每段文
> 字後加以註解，以便每人都能研讀，並且用以保生。

　　西元1267年，王應麟著作《玉海》一書時，《靈樞經》已
經沒有失傳的危險了，他也接受後代學者的意見，認為《針經
》是《靈樞經》古代的別名。當然任何一個稍具懷疑精神的宋
元學者都不會真的認為《內經》是否真為商朝以前的黃帝所作。
　　至於《內經》的成書日期，專家們認為《素問》成書於西

元前二世紀，《靈樞》成書於西元前一世紀，只少數的學者顛倒這次序。另一些人則認為《靈樞》是漢朝末年（西元一世紀到西元二世紀）的作品。某些證據也顯示出不管《素問》成書於那個年代都會比第一本本草學的書籍——《神農本草經》的年代來得早。梁啟超早就堅持《內經》是漢朝的作品；他指出《內經》有一些用辭很像秦朝的語法，思考的方式也類似《呂氏春秋》（西元前293年）。書中黃帝與歧伯、雷公、少俞和伯高的假設式對話型態，使人憶起《莊子》的對話形式，例如：黃帝和廣成子的對話，以及西元前三世紀到四世紀時很多其它假設的對話。這些事實都使人聯想到《內經》是否為西元前三世紀的作品，雖然我們相信有一些文字確是那時期的產物，但是毫無疑問的，《內經》綜合了周朝和秦代的臨床經驗。另一方面《內經》的哲學部分，陰陽五行在病理及生理學範疇中所扮演的主要角色，都表示這些理論不可能比鄒衍（西元前320年左右）的時代還早。甚至比一些臨床資料和早期的針刺臨床經驗要來得晚。

唐朝靈寶所註解的《靈樞》並非是《內經》的第一個註解本，隋朝的全元起就曾經註解過《素問》，卻不幸失傳了。我們現存最早的註解本是西元762年王冰的作品，無疑的，王冰重新編排了章節的次序，一般相信他也添加了一些新文獻。

如果一個人不懂得針刺（通常稱為「刺」）可以應用於許多疾病的治療，那麼他就很難讀完《素問》，特別是《靈樞》。在那時代，針刺比藥物更為重要，一直到漢朝張仲景提出病證的觀念，藥物才和針刺相提並論為治病的兩大工具，讓我們看看《內經》中一段關於針刺的文字。

黃帝說：「我想知道一些針刺的道理」。歧伯答道：「這個技術最要的道理就是集中精神，觀察九脈，明白了五臟的虛實，然後就可以握針在手。假如你沒有摸到死脈或聽到不祥的聲音，那就表示表裡一致。不能只靠表面的症狀，更要洞察經氣的來龍去脈；然後你才能夠對病患施予針刺。

病人（的情況）不外虛實兩種情況；在五種虛的情況下不要輕易下針，在五種實的情況下不可遲疑不決。得氣之後，要迅速拔針。捻針須平均而規則，安靜而謹慎地注意病人得氣時的微妙變化；這些變化如此微妙，若不詳細觀察就無法得知。得氣的感覺像一群鳥（a flock of birds）或浪上的微風——快的令人容易錯失，醫生必須像個弓弩手，要把握時機放矢，不能錯失瞬間的機會。

黃帝繼續問道：「虛的情況該怎麼辦？實的情況又該如何？」歧伯答道：「虛則補之，實則瀉之，得氣時小心不要遺漏。針的深淺端視選擇的穴道；得氣後要立刻出針，施行針刺有如漫步懸崖，手臂要強而有力——有如搏虎——心要別無旁鶩。」

《素問》、《靈樞》裡有多篇關於針刺的章節。有些是關於經絡的終始以及它所循行經過的組織的描述，現在看來仍是充滿智慧的，另外還描述了漢朝針灸師所用的九種針，有些則與依照脈象來診斷疾病的經絡生理有關。只要看看《素問》章節的標題就可以知道針刺所占的分量——例如：鍼解、氣穴、刺熱或刺瘧。如果將針刺和灸法都包括在內，則說《素問》70％～80％的篇幅用於針灸治療的討論一點也不為過。循環的理論

（我們已經提過）與脈象息息相關，而脈象被分為三陰與三陽恰如經絡的分類。因為他們認為血（陽）循行於血管（脈）之內，氣（陰）則循行於看不見的路徑，稱之為徑脈。經絡自然必須與血脈相聯繫，因為內臟常是受病的根源；當它們受病時常會表現在脈象上，並且經過診斷之後可以經由針刺經絡加以導正。令人驚訝的一件事就是：自從漢朝以來，經絡循行的解剖學路線一直沒有太大的修正，雖然穴道的名字有所改變，十二經脈的終始點經過兩千年來卻沒有絲毫的變動。有些時候，它們的分類也是很奇怪的，例如把身體分成上、中、下三部分，恰如把宇宙分成天、地、人。

　　《內經》的文字實在過於艱深，不只是對用功的西方學生，對受過高等教育的中國人亦是如此，因此經由一些多年埋首於歷代有關《內經》註解的學者將之翻譯為現代語文，就極為重要。翻譯古代及中古時代的中國醫學以上的著作時，所遭遇的最大困難是即使最普通的字語也至少有二種以上的涵義，一種是廣義的，另一種則是狹義的。舉例來說，「毒藥」這個名詞對一個不嚴謹的讀者來說只是表示這藥物有毒，這也是一般西方的翻譯者習以為常的，但是它真正的涵義是：這藥物在治療上有一兩種強而有力的主要效用。而「無毒」這個字眼只是表示這藥物對健康只有一些輕微的助益。所以，「熱病」廣義是指各種傷寒的熱病，但狹義而言只是五種傷寒熱病中的一種。針灸學也存在這種疑惑，例如：「俞」代表所有的穴道，但也用於某一群特殊治療性質的穴道五俞穴，或指其中更小的一群背俞穴。更甚者，太陽和太陽等名詞在張仲景的《傷寒論》是表示熱病的發病過程和針灸學六經的意義大不相同。

　　現在來探討《內經》某些章節以解剖學的方式對經絡走向所作的描述。在這些章節中，我們會遭遇一些特殊的術語先加以注意，基本上它們只是一些平常的字眼卻被用來作為術語。因此，「起」代表經絡的起始點。「絡」表示經絡與其表裡經的橫向聯繫。「屬」則用以表示經絡與同名的內臟的關係。「支」表示任何分支。經絡與它的分支相結合時就稱為「合」。「還」表示經絡循原路折回，「環」表示環繞的意思。「卻」代表經絡轉向後又折回。當經絡的走向是自然順著陰陽的特性時稱為「循」。治頭尾向或遠近或遠近軸（proximo-distal axes）向上循行稱為「上」；相反的方向則為「下」，水平面的走向稱為「橫」。身體表面上穴道發生作用的深淺不一，所以經絡升到表淺的位置時稱為「出」，進入較深的位置則為「入」。任何想要翻譯古中國醫書的人必須懂的這些術語。

　　現在讓我們來看看《內經》中記述有經絡解剖性描述的章節。有三條正經出現在下列的譯文之中，我們應該特別注意穴道的名字。他們以正常的循環次序出現，首先是肺經，見圖17：

　　　肺手太陰之脈，起于中焦，下絡大腸，還循胃上，上膈屬肺，
　　　從肺系橫出腋下，下循臑內，行少陰心主之前，下肘中，循
　　　臂內上骨下廉，入寸口，上魚，循魚際，出大指之端；其支
　　　者，從腕後直出次指；內廉出其端。

　　以下的文字是有關這條經絡的疾病。從以上的描述我們可以知道就像其他的經絡一樣，肺經與相對的內臟之間有著一道看不見的連線，就像地下鐵一樣，只有部分長度穿出地面得到；

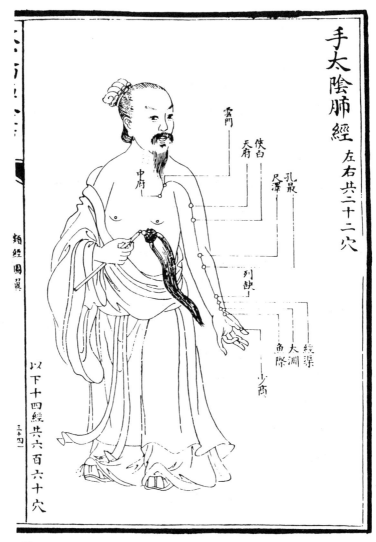

圖17　《類經》裡的手太陰肺經圖，右上方註明左右是二十二個
　　　穴道。
　　　張景岳《類經》（1624）所繪手太陰肺經圖。右上註明左
　　　右共二十二穴。

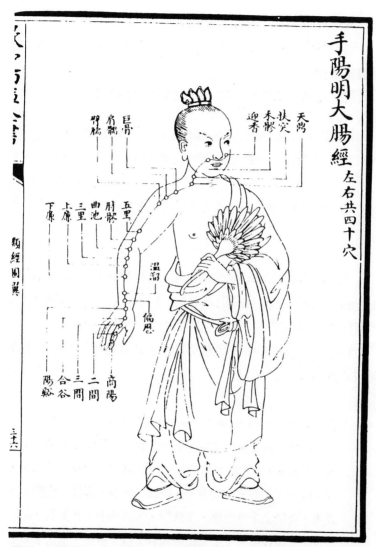

圖18　《類經》所繪手陽明太腸經圖。右上註明左右共四〇穴。

而只有當經絡穿出體表時，會產生一系列的穴道。

這一篇中，這條經脈的名字特別值得注意，至今我們仍沿用這個名稱。

現在是第二條正經，和大腸相連（圖18）：

> 大腸手陽明之脈，起於大指次指之端，循指上廉，出合谷兩骨之間，上入兩筋之中，循臂上廉，入肘外廉，上臑外前廉，上肩，出髃骨之前廉，上出於柱骨之會上，下入缺盆，絡肺，下膈，屬大腸。其支者，從缺盆上頸，貫頰，入下齒中，還出挾口，交人中，左之右，右之左，上挾鼻孔。

然後作者又討論大腸經的疾病。這裡我們看到了兩個值得注意的穴道名稱，其他的則為解剖名詞所掩蓋，參考圖6、7我們可以知道這些經絡一直到現在都未曾改變。

現在是第三條經絡，足陽明胃經，其描述和其它經絡極為類似（圖19）。

> 胃足陽明之脈，起於鼻之交頞中，旁納太陽之脈，下循鼻外，入上齒中，還出挾口環脣，下交承漿，卻循頤後下廉，出大迎，循頰車，上耳前，過客主人，循髮際，至額顱；其支者，從大迎前下人迎，循喉嚨，入缺盆，下膈，屬胃，絡脾；其直者，從缺盆下乳內廉，下挾臍，入氣街中；其支者，起於胃口，下循腹裡，下至氣街中而合，以下髀關，抵伏兔，下膝臏中，下循脛外廉，下足跗，入中指內間；其支者，下廉三寸而別下入中指外間；其支者，別跗上，入大指間出其端。

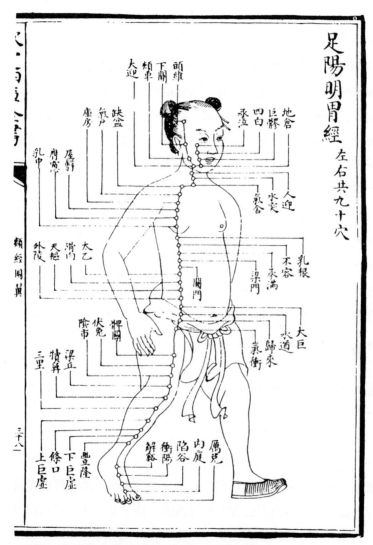

圖19 《類經》所繪足陽明胃經圖。兩側經絡合計九十穴。

　　到目前為止，我們至少在這些古老的文獻中看到了八個沿用至今的穴道名稱。一般而言，任何人讀過這些鮮明的描述後，都會承認這些中國人體生物學的原始創作具有相當程度的解剖學知識。這些文獻比我們過去所知道的更為豐富，我們更可以在其它的地方中看到中國各朝代以來也都是如此。西方對中國解剖學的印象往往來自一些圖譜，這些圖譜遠落後於這些文獻所展現出來的知識。最後這些描述的意義在於它們清楚的敘述了經絡的始終，更說明了氣的循環不止。

　　仔細看完了漢朝解剖學的描述後，我們可以說古中國的醫師們對於經絡的循行、來去、深淺、分支、結合以及經過何種器官以及和體表那些部位聯結，都有很精確的觀念。前面我們曾討論過一打以上具有確實意義的解剖學術語，而且還可添加許多，但是最大的不足是缺少豐富的辭彙。例如前後、腹背、遠近、頭尾這些名詞，對〈靈樞〉的作者可能極有用處。但我們卻可以看到在早期他們從未發展出這套名詞。然而，很多穴道的名字是富含想像力的，敘述性的，而且明確的，並且大部分沿用至今。以胃經而言，它有45個穴道名字，左右對稱就有90個穴道，我們可以想像對於西元前一世紀時的醫師而言，這些穴道在體表的排列是多麼複雜。令人驚訝是這些經絡在解剖學上完全看不到，雖然它們被認為是生命氣循行的隙縫或是管道，卻不像血管有淋巴管具有實質的管路；並且，最終它們可能僅祇代表一個由相當的生理作用所組合成的線狀系統而已。

　　無疑的所有正經在《內經・靈樞》篇都有詳細的描述。然而對於特殊的疾病，只是使用大略的解剖位置而非精確的個別穴道，名稱來指示針刺並且往往只是指出針刺於某特定經絡而

非穴道本身。所以可能有人會很好奇的想知道穴道的數目及名
稱在歷史上的變革情形，我們可以列表說明。

表15　穴道數目變革表

	十二正經	任督二脈	穴道名稱總數	穴道總數(包括兩側)	理論上的數目
秦漢《內經》 西元前一世紀至 前二世紀	135	25	160	295	365
後漢、三國及晉 《明堂治要》約在西元 二世紀 《針灸甲乙經》西元282年	300	49	349	649	-
唐朝 《千金翼方》西元670年	-	-	-	649	-
宋、元 《銅人經》西元1026年 《十四經發揮》西元1341年	303	51	354	657	-
宋、明 《資生經》西元1220年 《針灸大成》西元1601年	308	51	359	667	-
現代所接受	309	52	361	670	-

　　為了瞭解表15，有必要對所採用的文獻及著作做簡短的說明。
　　在表15我們從《內經》開始，不需再多作說明，接著是西
元282年皇甫謐的《針灸甲乙經》。正如所知，皇甫謐對《素問
》和《靈樞》加以整理，也在序文中提到一本久已失傳的《明
堂孔穴鍼灸治要》所以這裡也將《明堂治要》列入以表示延續
性，到了宋朝具有小孔以標明穴位的銅人大為盛行，所以我們

可以發現一些以銅人為標題的書——其中最有名的是王惟一
所著的《銅人腧穴針灸圖經》。與其併列的是元代最偉大的醫
學作家之一滑壽所著的《十四經發揮》。穴道的數目至此已經
達到穩定狀態，所以我們才會在下一行把西元十三世紀王執中
所作的《針灸資生經》與十六世紀楊繼州的《針灸大成》並列。

最後才是現代一般所接受的穴道的數目。

我們可以從這裡看出現在所使用的穴道名稱大約有44%可以
在《內經 · 素問》和《靈樞》中找到，如果再加上《內經》
上只有提示未加以命名的穴道，數目高達 70% 到 80%，如果我
們檢視皇甫謐，以及後漢和三國時代的前輩所記載的名稱則更
可高達96%。因此，我們可以說這整個系統在西元三百年葛洪的
年代就已近乎完成了。另外我們尚要考慮《內經》所說，理論
上應有365個穴道，以符合一年的總日數及一個圓周的度數。然
而，即使將兩側的穴道都加以計算，《內經》中穴位的總數目
也不過只有295。漢朝以後就很少再強調這個理論上總數，這種
觀念只是象徵性的存在。

最後，就是同義詞的問題，這是每一個文化中伴隨著系統
分類的成長所帶來的特有重複。就像李時珍在十六世紀九〇年
代初期為了《本草綱目》的出版曾列出一份植物及動物重複命
名的表，多年以後楊繼州也曾列出穴道名稱的同義辭。結果如下：

	穴道數目	多出的穴位名稱的數目
一穴二名	88	88
一穴三名	26	52
一穴四名	8	24
一穴五名	2	8
一穴六名	2	10
		共182

　　將這個總數加入十七世紀初期所接受的359個名稱，會得到541，相當大的數字，但是這個數字是錯誤的，因為並不是每個重複的名稱都和主要系列的名稱完全不同，其中有些令人迷惑的重複，我們並不準備詳細分析。但是大概來說，幾世紀以來總共用過大約500個穴道名稱。

　　這個結論尚有一個重要的但書，因為表15所謂「現代所接受的」已非現實的實際狀況了。過去十二年當中，發現了很多新而重要的穴道，一部分原因和針刺止痛的迅速發展有關，一部分則是因為耳針領域的突飛猛進。至少有100個新穴道，73個在耳朵，33個手部。

　　現在我們可以轉到另一個主題——《內經》所描述的針的型態。這個內容在所有的古老文獻中——《素問》、《靈樞》、《太素》——，以及其後的著作中都曾多次討論。我們將總結成表16以便和取材自《針灸大成》的圖20作一比較，有趣的是它們之中只有三種留存至今，而且它們看來實在很粗糙，甚至比現在用的皮下注射針要來得粗。也可以將這個圖與圖15上於劉勝墳墓所發現的金針互相比較。正如我們所注意，「九」這個數字可能可以解釋《靈樞》在隋唐之時的名稱。當然「九」是古代中國的宇宙觀及自然哲學觀裡的神奇數字之一，梅爾氏曾列出至少三十一種以九為整數的分類方法。並沒有必要在此討論附會到九針的種種象徵性意義。可以將這份古代的記錄拿來和圖21A作一比較，圖21A是現在針灸醫師用針的裝備。

　　有一個問題可能會在以後遇到，但現在亦無法避免，順此一提，那就是針刺發展的早期這種技術本身造成人為感染的可能性。在古書中有許多跡象指出因為使用未消毒的針造成無意

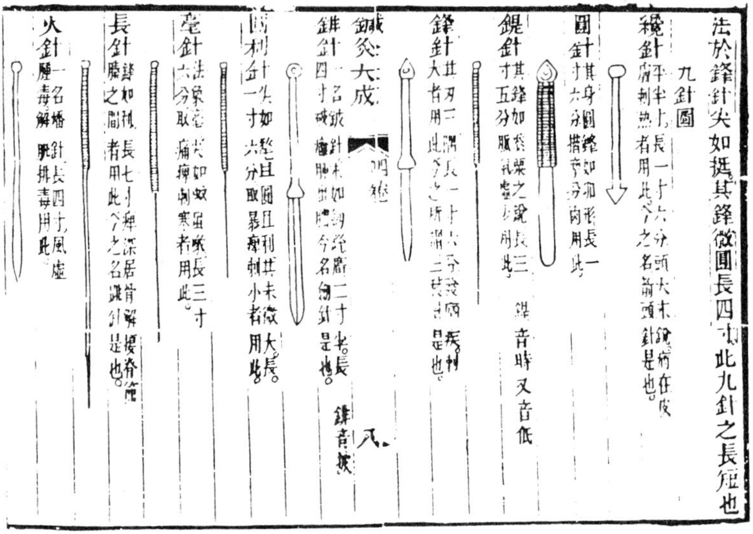

圖20　《針灸大成》的九種針。

的接種，但是他們經常歸咎於用錯了針，用針的時間及地方不當，或是診斷錯誤。在後代的文獻中有很多「煮鍼」的記載，但這只是在製造的過程中將它們與各種藥物或化學物質一齊加熱，有時水煮，有時候乾烘，成為鍊針過程的一部分。針刺之前尚有一些技術具有消毒的效果，例如火針，是將針頭在芝麻油燈下加熱至火紅並且趁熱使用，除了針刺外尚有燒灼的效果。另外一種消毒的形式是溫針，將針放入一塊乾白芷中，在另一端燃燒；當然或多或少具有一點消毒效果，但不是很好。最後一種是煖鍼，針放在醫師的身體（或是口中）以保持溫暖，有時在使用前將針浸在煮沸或高溫的水中，這些技術都出現在相當晚期的著作中，所以回溯它們的年代，也是件有趣的事情。

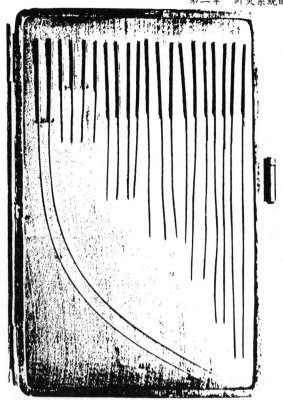

圖21 A 現代中國針灸師所用的針。

表16 《內經》所描述針的九種形態

名　　　稱		長度	應　　　用
1鑱針	箭頭形	1.6吋	皮膚病和水腫狀態
2圓針	圓頭探針	1.6吋	按摩
3鍉針	細尖針，銳利如粟粒尖	3.5吋	用於瀉法
4鋒針	三面尖	1.6吋	三面都鋒利，用於慢性病
5鈹針(鈹)	似劍尖或矛尖	2.5吋	刺癰腫以引流腫瘍
6圓利針	圓而利	1.6吋	尾端稍大，用於風濕病
7毫針	毛般細針	3.6吋	似蚊啄，用於風濕關節痛
8長針	粗而鈍	7.0吋	用於深刺肌肉或間質組織
9火(大)針	燒灼過的針	4.0吋	用於關節附近水腫的組織

第四節　漢朝及三國時代的發展

　　目前是我們詳細討論《黃帝內經》有關針灸的內容的時候
了。但是，你可能會說，我們並沒有確鑿的證據證明《內經》，
正如我們所知，是西元前二世紀左右的作品。就某一點而言這
當然是正確的，這正是為何由確定是那個時代的歷史文獻中去
尋找出確實的證據是一件特別有趣的事。很幸運的，我們手邊
就有這種資料，在別的地方已經提過好幾次了，正好十分符合
這項條件，那就是西齊淳于意的詳細傳記。這個傳記是由司馬
遷在有關淳于意二十五個以上的臨床故事中仔細地節錄出來，
並且有他對八個特殊問題的回答，這些問題是大約西元前154年
皇帝下令他解釋自己醫學臨床的原理。淳于意，至今仍代表著
中國古代醫師，最具體，最清楚的形象。他生於西元前216年的
齊國某地，師從陽慶以及其他人，行醫的對象包括平民，貴族
甚至皇室家族。因此，可能因為這些人在法庭的影響力，公元
前167年，他被控醫療過失而必須面對審判，敗訴後他必須為此
負責。十三年後又發生了一次類似的意外，這次審判對許多世
紀以後的醫學史家來說十分幸運，並在司馬遷的著作中告訴了
我們：淳于意仍然活著，而且尚在行醫，他死於公元前150年到
145年之間。大部分臨床病例的描述都可以用現代醫學的眼光來
解釋，即使不能，也能用其他方法加以解釋。因此我們擁有一
個可以深入觀察西元前二世紀時一個中國醫生的思想、知識以
及臨床經驗的精緻禮物，這也正是我們所相信《內經》的成書

年代。

　　有理由相信在淳于意所擁有的書籍中（這些書名曾因為他
對拜訪者說過而留存至今），可能有部分是《內經》較早的版
本或是部分，不過冠以不同的名字。這個就是《脈書上下經》。
甚至，他似乎是由他老師那兒接到這本書。因為他在首頁說陽
慶叫他丟掉「方書」，而研讀他給的《黃帝扁鵲脈書》手抄本。
在這裡我們注意到書名冠以黃帝似乎不只是巧合而已，既然淳
于意跟隨陽慶的時間在西元前二世紀的初年，我們甚至可以說
《內經》（或是部分）屬於西元前三世紀的作品。更有甚者，
淳于意為另外一本特別談論針灸的書所取的書名（可能是獨立
的一本書，也可能是一本不知名文獻的一部分）《奇咳術》。
《奇咳術》這個書名很難翻譯，幾百年來一直令人困惑的著作，
但是西元737年張守節卻清楚地指出它所代表的是奇經八脈，他
並且從《難經》，一本西元一世紀的古書中引出一段奇咳術的
文字來。假如他的說法可信，那麼淳于意的著作或論文中就有
一部分是針灸的分支，有關奇經穴道的應用。

　　對淳于意著作的討論已經足夠；讓我們來討論他的一些病
例，以及他回答別人問話的精彩內容。病例三是循齊國一個大
廈管理員的病例。別的醫生都認為他患了「蹙」病，主張在人
中下針，但淳于意力排眾議，認為他患了「湧疝」，並且以一
副湯藥將之治療。以現代醫學的眼光來看他的問題可能是膀胱
結石伴有無尿以及嚴重的便秘，可能部分原因是血吸蟲感染。
在這個病例裡，淳于意堅持用湯藥而反對針灸，但他的同行正
準備用針灸呢！針灸的誤用反覆出現過數次。六號病例的曹山
跗，齊人，似乎是個癲癇患者，正患有阿米巴性的肝膿瘍；淳

于意預測他會在八天內死亡，果真如此。在這之前他曾接受齊太醫的診視，太醫先灸足少陽膽經，再給予強力的瀉藥以及更進一步，灸足少陰腎經。淳于意說這種療法損傷了肝臟，深深地破壞了它的強度，病人元氣大損而高燒不退。病例十是誤用膽經的另一個例證，一個叫「出於」的婦人是齊國宰相的妻妾，由於結石或血吸蟲引起急性膀胱炎。所有的醫生都認為病原在肺，主張針刺足少陽膽經，淳于意認為病原在膀胱灸足厥陰肝經，並使用湯劑而救活了這個婦人。我們再次得到證明，在西元前二世紀時，針和灸已是隨手可用；醫生唯一的問題在於該不該使用以及在那裡使用。值得注意的是淳于意的決定大部分視病人的脈象而定，他也常為病人把脈。

有時候他作了診斷後會毫不猶豫的使用針刺。濟北縣令的老乳媽感到她的腳紅腫並且不適（病例十一）。淳于意在她的兩隻腳掌各下了三針，並且加以壓迫以防止流血；她立刻覺得病痛大減。淳于意以為這次發作是酗酒的結果。這個病人可能是個慢性酒精中毒後的痛風病例，但這個病例在幾個方面特別有趣。首先我們可以確定淳于意一定使用了湧泉穴。現代針灸學又在它附近發現了三個別的穴道，一個在它前面，二個在它後面，全在蹠腱肌（plantar aponeurosis）及屈趾短肌（flexor digitorum brevis）的中心部位；其中之一足心穴是以現存文獻命名的。既然湧泉穴是腳掌惟一的正穴，淳于意必定使用了經外奇穴——就如在他之後以迄於今天的用穴。其次他（在拔針之後立刻用手指按壓）防止流血的方法，是補法的一種。第三，這個文獻指出他的治療只是減輕病人的疼痛以及症狀，而不是我們所認為的根治；這正是針刺自古以來兩大功能之一。

　　淳于意在其他很多病例中都使用針灸。病例十三中齊國的大司馬患了蛀牙，他沿著左邊的兩條經絡加以灸燒，再以苦參讓他漱口，他的牙痛就解除了。這裡的困難在於確定他所使用的經絡，書上記載的是太陽明經絡，但我們認為他兼用手陽明大腸經及足陽明胃經因為兩者都有於牙痛和拔牙的穴道，前者的合谷穴以及後者的頰車穴；另一個類似的病例（病例十六）是子川王子（可能是劉賢）患了頭部及肩部的神經痛，文獻清楚地記載淳于意在兩側足陽明胃經的三個穴道上下針，使他完全康復。

　　再花一些文字來討論西元前154年間，淳于意與他的朋友之間的問答。在問題2他被問到為什麼疾病的原因並不完全和癒後一致，他答道每個病例有不同的狀況，不論是飲食習慣或是心理狀況，甚至有些人服用不適當的藥物，或在不適當的時間及部位使用針灸；因此沒有任何癒後完全可靠，有些人甚至死於非命。在問題4他被詢問到文王的久病，從敘述上來看，似乎是黏液水腫（myxoedema）或腦下垂體腫瘤導致肥胖及生殖器幼稚化。淳于意本身並沒有被傳入宮中治病，但他說（在未明白內分泌的時期而言相當直率）文王應該一直沒有接受過內科治療，事實上在那個時代人們也無能為力。之後，他聽說醫生灸了文王幾個穴道，但那只是使事情變得更糟。他們不應該使用針灸。淳于意下結論說那只會消耗病人的真氣，最後他被問及有幾個得意門生（問題7），他答道有5個。例如，濟北王曾派他的御醫，王禹，跟隨淳于意學習。

　　〔他說〕我教他經脈高下，奇經八脈的作用的原理以及奇絡

結，當然我必須解釋每條經絡穴道的位置。我也告訴他氣當
上下出入，邪（正）順逆，以宜鑱石的道理。我也更進一步
的說明。如何決定在何處使用針灸的正確方法（定砭灸處）。
總共花了一年以上的時間。

再沒有別的文獻比這些文字能更生動的表示出《黃帝內經
》正在成形的年代裡針灸治療的優越性了。既然這些西齊的資
料在西元前90年就已完成，那麼毫無疑問的，這個系統的大綱
在西元前二世紀就已實際完成，而這當然也意味，正如前述，
這個系統的起源應更遠在幾世紀以前。

最近在泰王（Lord of Tai）皇子（死於西元前168年，年約
30）的墳墓出土了一批醫學文獻的手抄本，寫在絲帛上，確實
帶給我們令人興奮及意想不到的發現。這些手卷很像秦代的銅
刻，不像漢代的產物，所以它至少應該是西元前三世紀的作品，
某些語言學家的考據認為它的年代可能更早，可能在戰國時代
（西元前四世紀），也可能比扁鵲的時代更早。

這些手卷（圖21 B）本身沒有標題，但有一些手抄本古文
學家給它們以下的名稱：

(1)足臂十一脈灸經

(2)陰陽十一脈灸經

(3)五十二病方

其他的著作包括帶有道教味道有關攝食和體操（附有圖譜）
的短文。當然這些標題都不曾出現在《前漢書》的書目，但是
醫學史學家傾向於認定前二類資料正是兩本失傳的書籍，《程
天祚灸經》和《曹氏灸經》。

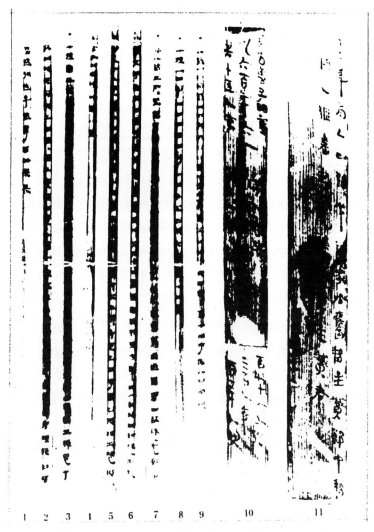

1 2 3 4 5 6 7 8 9   10   11

圖21 B 長沙馬王堆三號墳出土的醫學手卷 ，那是泰王皇子的墓，
埋葬於西元前168年，由右邊的木簡可證實這年代。王子的
母親死於西元前166年，屍體由於道教化學術的保存，經過
2000年而不腐壞。

雖然大部分的文稿寫在絲帛上，但有一些則刻於竹簡，顯
示於圖左邊，它們的風格及內容與內經相似，但較古老。
因此它們代表《內經》成書前前2-3世紀的中國醫學。

　　整體而言，這些手稿所表現出來的醫學思想顯然比《內經》更為古遠。經絡的數目只有十一條，不是十二條，並且雖然它們都起源於心臟，卻沒有一個循環不絕的系統觀念。它們沒有疾病的病源理論，也幾乎沒有提到五行。對於灸法的特別強調再次顯示灸法可能比針刺更為古老，但是說這些手稿完全沒有提到針刺也不正確。當然，金屬針尚未出現，但在《五十二病方》一書，雖然大部分以用藥為主，卻有兩個地方明確地提到砭石而不提灸法。總而言之，這些手稿提供了一個以前未為人知而且比《內經》編輯年代早二、三個世紀的中國醫學思想的全貌。因此關於淳于意的記載，不但豐富而且深遠，也為中國的醫學史添了新的一頁。

　　再談到另一個文獻，雖然年代稍晚，但卻值得一提，《鹽鐵論》。這本書是對於漢朝政府國有主義的政策的一次大辯論。發生於西元前81年，桓寬在這件事發生後或是其後的十二年內將之逐字記錄。政府的部會首長以及高級官員遭遇了儒家學者的強烈反對，這些學者回顧封建制度的古法並且反對政府制度日益官僚化，但兩方面都強烈地反對商業勢力。爭辯的過程中以及討論生產和分配的平衡時，儒家學者引進了一個醫學上的比喻，徒然使政府官僚回過頭用來反對他們，這段文字的語法對我們來說是相當有趣的。這段文字如下：

　　儒家學者的發言人說：「即使扁鵲也要把脈後才能知道病人的病源。假如陽氣太盛則必須將之壓抑，使陰陽協調。假如陰氣太盛，也要減少陰氣使它和陽氣調和，然後氣血調和，邪氣無法留在人體之內。但是庸醫並不曉得脈理之賾，也不

曉得血氣之別，隨意下針的結果，對病情不但沒有助益，反而損傷肌肉。現在（政府）想要扣除過富的以濟助貧窮的——然而情形卻是富者愈富，貧者愈貧。嚴刑峻法本是為了消除暴虐減少犯罪——然而邪惡依然如舊。可能這些方法有違扁鵲使用針砭的原理，所以百姓尚未感受到它們的益處？

　　但是政府官員辯解這些都有個解釋。首先他提出經過戰國時代的割劇以後的再統一帶來了極大的好處，中國再度擁有大量的資源。假如財稅部門的官員都跟懷古的儒家學者所讚嘆的優美古代方式一樣，重新下鄉務農，那麼鎮守四方的軍隊將得不到軍餉。對於一個大國來說大而有效的組織體系是不可或缺的，而古老的農村理想是行不通的。

　　　自然界只給予人類微薄的財富；（問題在於如何分配）。這並不只是砭石來諧調或者平衡盈缺或是濟助貧窮的問題而已；不是！部長閣下，以他執掌穀鹽的能力，主持政府國庫的運作，他為了大眾的利益，以他的針灸刺激停滯的血氣，打通百脈。結果貨暢其流，國家的收入跟著增加……這有些像扁鵲的醫術一樣，而人民也因為鹽鐵的國有化而蒙受其利益。

　　為了解整個事件的背景，我們必須知道儒家學者一向主張農村式的自給自足，反對交通的改善以及領土戰爭的疆域拓展，但這不是重點；這裡引起我們注意的是兩邊人馬所引用的醫學譬喻。它不只顯示在西元前一世紀針灸已經非常普遍，而且告訴我們除去血氣的循環障礙是臨床技巧的基本方法之一。

　　《鹽鐵論》另有一段文字提到針灸，學者爭論（行政、司

法）官員的理想功能在於防止罪犯發生，而不在於發生之後處罰罪犯。

> 儒家的學者說：「法律可以懲罰一個人，但不能使它誠實；可以處死一個人卻不能使他變好。良醫令人欽佩的地方在於如何審消息而退邪氣，不在於如何以鍼石刺入皮肉；良吏最有價值的地方在於邪惡蔓延之前就加以鏟除，防止人們為惡，而不在於把罪犯關入牢獄以及處罰或處決他們。」

由此再度看出針灸在當時是多麼普遍的一種醫術。

現在離開漢朝初期的成型期，我們必須討論到漢朝後期末兩個世紀：三國分裂時代以及晉朝的年代。這是我們第一本專門而且完全討論針灸的專書出現的時代。雖然《難經》不是其中之一，但我們必須由它開始。正如標題，《難經》是中國文獻中最簡明扼要的一本書，而且它的內容必定被擴充成「《黃帝內經》八十一個疑難問題的解答手冊」。傳統上將它歸於秦越人所作，但是因為某些理由他顯然不是指扁鵲，雖然秦越人源於扁鵲的綽號；可能在那個時代「秦越人」所代表的是對任何偉大醫生的尊稱，有點像「我們這個時代的希玻克拉底斯」一樣。它應該比《靈樞》（《針經》）晚，並且有些資料顯示它比《傷寒論》的時代早。《傷寒論》成書於後漢末年，也就是西元200年左右，所以它極可能完成於西元一到二世紀之間，尤其是西元一世紀較為可能。在三世紀時，吳國太醫令呂廣重新編排並為之註解；他說，《難經》「討論內臟的結構與彼此的關係，脈象的觀察以及它們與針灸的關係」。全書都採用這

個技巧，69難到81難主要探討針法，許多關於補瀉的方法，23難到29難主要探討經絡的循環系統，62難到68難則討論俞穴。它雖然沒有提出新的觀念，卻帶給我們很多理論和實際操作的細節。

　　西元一世紀有很多著名的針灸醫生。例如，郭玉，他在西元89年以後很快成為漢和帝的御醫；他就是那位隔著布簾為內室的病人檢查就能診斷出那是男性脈搏的老手。他沒有留下著作，但是一些有名的技術名詞卻是由他所留傳下來；他對針灸的論述，也能夠由漢朝史料有關他的傳記中看到。由這些傳記，我們知道他的老師是一位名叫程高的醫師，程高是一個相當模糊卻又複雜的人物——涪翁（四川涪川一位老漁夫）的弟子，涪翁從不以針灸炫人，但有求必應。後漢有一本《涪翁鍼經》的針灸手冊流傳，但是後來卻失傳了，並且有一本《涪翁診脈法》，也是他所作，亦已失傳。前往回溯，涪翁應該活躍於西元50年左右，大約是《難經》完成的可能年代。

　　這裡我們必須提到道教的重要著作《太平經》，雖然它不是以醫學為主要內容，這是中國第一部緯書，可能是西元前25年甘忠可所寫成，被認為來自不朽的赤精子的啟示。第二本緯書，《太平清領書》，大約在西元140年出現，在它有關長生不老，生育，神術和祕訣的豐富內容中，有很多針刺和脈象的圖畫。第三本是《太平洞極經》，寫於西元第一到第六世紀之間，雖然此書強調疾病是鬼神作祟的想法，卻有很多具有醫學性質的符籙（apotropaic talismans）它也描述了一種地方上用來收集特殊著作和秘方的信箱設備，這個有意識的想法，基於體內氣血循環（見前文），這些著作和秘方的分布就像生命的體液般

到達首都，然後再重新分配到全國各地方。我們更進一步發現到一些醫學實驗的突出描述，哲人對針灸和脈象加以組合並進行觀察。再沒有別的事情能夠顯示針刺在這個古老年代廣泛流行的情況了。這些文獻，以及其他相關的著作與晉代建立前一世紀道教以及地區性神權社會的興起有直接的關係。

這個時代（公元150年左右）另外一個有關針灸的文獻來自王符所著的《潛夫論》，王符是個政論家，他批評當時的政府並不能尋求任用賢能無私的人擔任官員，對於都市建設，財富累積，失業以及司法不公都無能為力，這些也正是幾十年後導致漢朝土崩瓦解的原因。在一段雄辯的文字裡，他引用了一段小宇宙的醫學觀念。

> 上醫應將身體視為一個整體加以治療，而下醫見病不見人；治國的道理也跟治病一樣。疾病是身體有病，社會混亂是社會有病；身體有病時我們仰賴醫藥尋求治療，社會動亂時！我們倚靠賢能重建秩序。想要重建身體的秩序，我們有《黃帝內經》為範本；想要重建社會秩序，我們有儒家傳統。疾病無法痊癒或是社會動亂無法矯正重建時，並不表示鍼石的方法不對或是五倫綱常的教育錯誤——問題在於使用它們的人並非適當的人選。「如果他不是合適的人」則規無法畫圓、矩無法成方；線不直，秤不準；火鑽及火鏡無法生火，礦砂無法熔成金屬；鞭馬無法疾行，船無法渡江。這八件事物都是永恆的天道的明示，表現在事物之上。

之後是張仲景的《傷寒論》（142到210年之間），中國醫

學史上最重要的著作之一。這裡我們無需多談，因為張仲景屬
於另一個不同的傳統比較強調湯劑以及其他治療；他是頭一個
將處方詳細記載的醫者，並且將熱性病依照病程的發展分為六
個主要的集合，使用稱呼十二針刺經脈的相同術語，卻有著完
全不同的意義。然而他並非小看針灸，比如他說：「太陽病，
發熱不退，先刺風池（VF20）以及風府（TM15）……然後再
刺期門（HO14）。」他也提到各種不同的溫針。

與張仲景同一時代，另有一個同樣偉大的醫生——華陀，
在許多方面我們都常提到他。他常被認為是較晚期的人物，雖
然他出生在位於江蘇和安徽邊境的徐州，但是他晚年的生活和
醫學生涯卻和遠在西北邊境人民和領導者有密不可分的關係，
這個地區後來很快成為三國時代北方的王國——魏國，他在那
裡以外科以及相關技術的技巧博得盛名，他使用某種麻醉術，
並且發展五禽戲等健身術。華陀是個傑出的針灸醫師。我們在
他的傳記裡讀到：

> 需要使用灸法時，他只灸一、二處穴道，而且在七、八壯後，
> 病人就好轉了。對於適合針刺治療的病例，他也只在一、二
> 處穴道下針。下針前他會告訴病人得氣的感覺，並要求病人
> 一旦有了這種感受後就立刻說出來。這就是拔針的時機，而
> 後病人就痊癒了。

這裡對「得氣」這種主觀的反應是一個相當精彩的描述，
這種感覺對這種技術如此重要以至由一開始流傳至今，現在經
常被解釋為深層神經末梢的滿足刺激（satisfactory stimulation）

的訊號。這段文字也告訴我們華陀有自己引發得氣感覺的個人經驗；現代針灸師也是如此。另外將使用的穴道限制於少數有效的穴位是一種技巧和經驗的表現也符合現代針灸學的趨勢。在這本史書中另有一段記載：

（魏太祖）曹操聽說華陀的醫技，就邀請華陀擔任他的私人醫師。太祖患了頭風、心亂、目眩。而華陀在腳掌下了一針，太祖就豁然而癒了。

這個穴道必定是湧泉穴，它的效用也是不容置疑。但在其他的情況下，就如淳于意曾經批評針灸的誤用一般，華陀也曾指出別的醫生的錯誤，比如，另外一位醫師，劉租，在針刺胃經為徐毅治病時，卻誤刺肝經，病情從此急轉直下，華陀斷定他必在五天內死亡，果真如此。所以毫無疑問，針灸在西元二世紀時已被廣泛使用，而現代針刺麻醉的成功，更使我們相信華陀也曾發現這種現象的理論，這和使他成名的麻沸散（一服麻醉劑）有極大的分別，只有他自己的嫡傳弟子才知道，所以這些祕密並沒有流傳下來。

第五節　晉朝到宋朝的專門著作

公元265年三國分裂結束，中國復歸統一。現存最古老的針灸著作——皇甫謐所作的《針灸甲乙經》，約完成於公元256年

到282年之間——在這個時代完成。甲乙是十天干中的頭兩個，書名取《甲乙》可能有暗喻「陰陽」的意味，也可能此書恰好有十個章節。皇甫謐，甘肅人，一個偉大的學者和歷史學家。他學醫的動機是為了孝順半身不遂的母親和本身所罹患的風痺症。皇甫謐在《甲乙經》中，除了有系統地介紹疾病的生理、病理、診斷和治療之外，更強調預防醫學的重要，將穴位依經絡重新分類組合。他將全身穴位重新命名和計數，描述他們的位置及取穴的方法，說明特殊症狀的用穴，並闡釋經絡和醫學理論的關係。他也加入了許多前所未有的資料：「手法」——下針的深度、留針的時間，以及補瀉迎隨的方法。灸的穴位和灸的壯數也都有詳細的記載。《甲乙經》的影響十分深遠，尤其是日本，公元七世紀以後，《甲乙經》成為日本最基本的醫術之一。至今，日本的穴位數目及位置仍舊與《甲乙經》相符。韓國也至少有一種以上的譯本，以及在韓國發行的中文版。

　　那一時代傑出的針灸理論家和針灸醫師並非只有皇甫謐一人。比如：公元239年，皇甫謐40歲時，吳國御醫呂博著有《玉匱鍼經》，雖然早已失傳，在那一時代必定有相當的影響力。皇甫謐雖然沒有提到呂博，一定也受過他的影響。另外，相傳華佗著有《枕中灸刺經》，但可能是皇甫謐以後的作品。

　　皇甫謐必定熟知《素問》、《靈樞》，手邊尚有《難經》以及《明堂孔穴針灸治要》。許多明堂的書籍和《內經》一樣被冠上黃帝之名。皇甫謐可能也採用了某些晚漢時期的作品，只是沒有在序文中提到。比如有一本《明堂蝦蟆圖》，同時也有一本《黃帝鍼灸蝦蟆忌（經，圖）》。所謂的「蝦蟆」隱喻了月亮的陰晴圓缺，書中的主要內容是根據陰曆來推定那天適

合下針或不宜下針。往後的章節中，我們將逐步明白針灸治療在某一時辰、月分中的某一天，或是一年中某個季節，適合使用某個穴位或禁用某個穴位的情形。我們並將以生理時鐘，內分泌循環、疾病的季節變化等現代觀念來闡釋這些古老的禁忌。皇甫謐也指出某些圖譜可供我們參考，例如：《黃帝十二經脉明堂五藏人圖》。

《甲乙經》是中國醫學史上極有價值的一本著作。比如，皇甫謐在序言中說：「上工治未病，中工刺未成，下工刺已衰。」皇甫謐的很多教訓都在這些雋語中表現出來。

現在來談談針灸和煉丹術及政治的關係。鮑姑是偉大煉丹師和魔術師——葛洪——的太太。她的生卒年可能是公元288年到343年，父親是位道士，名叫鮑太玄（可能和煉丹師鮑靚，激進的社會思想家鮑敬言為同一人）。鮑姑以灸燒治療皮膚病可能是皮膚瘤之類的良性腫瘤，或是濕疹及其他皮膚病——而聞名。她把她的醫技傳授給門徒崔煒。正當晉朝非正統自然主義近於萌芽的時期，能出現一位女性針灸專家是一件相當有趣的事。

接下來的焦點是隋代和唐初（公元581到673年）偉大的煉丹師、醫師和著作家——孫思邈。要瞭解孫思邈，最好由針灸的解剖圖譜著手。這些圖譜可能在漢朝末年就已出現，但是沒有任何證據顯示皇甫謐的《甲乙經》曾經採用這些圖譜。雖然孫思邈的著作裡也沒有這些圖譜，但他卻記載了如何取得這些圖譜並加以改進的情形。西元460年秦承祖著作《偃側雜鍼灸經》，孫思邈將之與《甲乙經》比較，發現有許多缺失。以後的圖譜顯然改善很多，特別是公元610年左右甄權的《明堂人形圖》，可能是久已失傳的〈針經〉的一部分。甄權和他的哥哥甄

立言對《本草》也很有研究，合著有《本草史話》二冊。孫思邈的圖譜為彩色版，以五種顏色表示十二正經，以綠色代表奇經八脈。他綜合皇甫謐的定義和甄權的圖譜加以改進，確認了649個穴位，因為圖譜的人像分為前、後、側面三部分，所以稱為「明堂三人圖」。公元610年另外有一本《黃帝內經明堂（注）》，孫思邈雖然沒有提到，一般卻認為很可能是楊上善所作並自己註解。這本書的一個章節仍然保留在日本，內容是人體的五臟、經絡系統、穴位，以及各種症狀的治療。隋朝還有許多相似的著作，惜多已失傳，只留書名。

　　孫思邈是第一個採用「同身寸法」的人，光是這項發明就足以使他在針灸發展史上留名。看完上面的文字後，可能有很多讀者想知道如何在瘦小的男女，或是小孩子的身上精確切測取穴位。中國人很早就解決了這個問題，他們將人體各部位的長度以寸為單位作成圖表加以標準化，對於特別小的或特別大的人體則以相對的長度來測量（如圖22、23）。比如：將個人的身高定義為75寸，即使這個人很矮，我們仍將之平分為75等分，每一等分較實際的一寸為小，然後以這個較小的「寸」來測取這個人身上的穴位。也就是說，每個人有他自己的尺寸。這個系統是如何發現的呢？「同身寸法」至今仍廣為使用，另外有種變通的方法是將患者中指彎屈，中指第二節首尾的長度定義為一寸（如圖24）。每一寸又依古法分為十等分，這些單位十分重要，不只用於穴位的測定更用於下針深度的測量。用於測量的工具還包括竹箋、稻草心，以及紙片。

　　利用身體表面突出的骨骼作為標記以測量尺寸的方法可能比使用中指中節作為標準的方法要來的早，這種方法稱為「骨

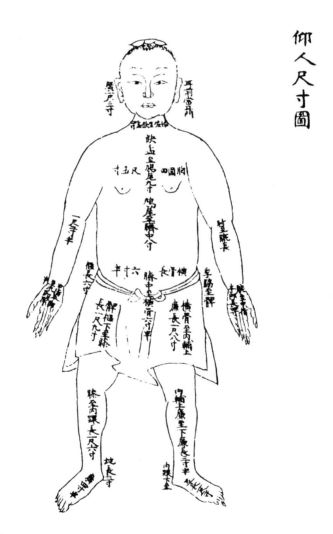

圖22　在體格大小不同的人身上取穴的「同身寸法」，以正常人的尺寸
　　　為準將各部分折合成「相對尺寸」。例如，圖中所示胸圍為4尺5
　　　寸。取圖取自《循經考穴編》（1575）

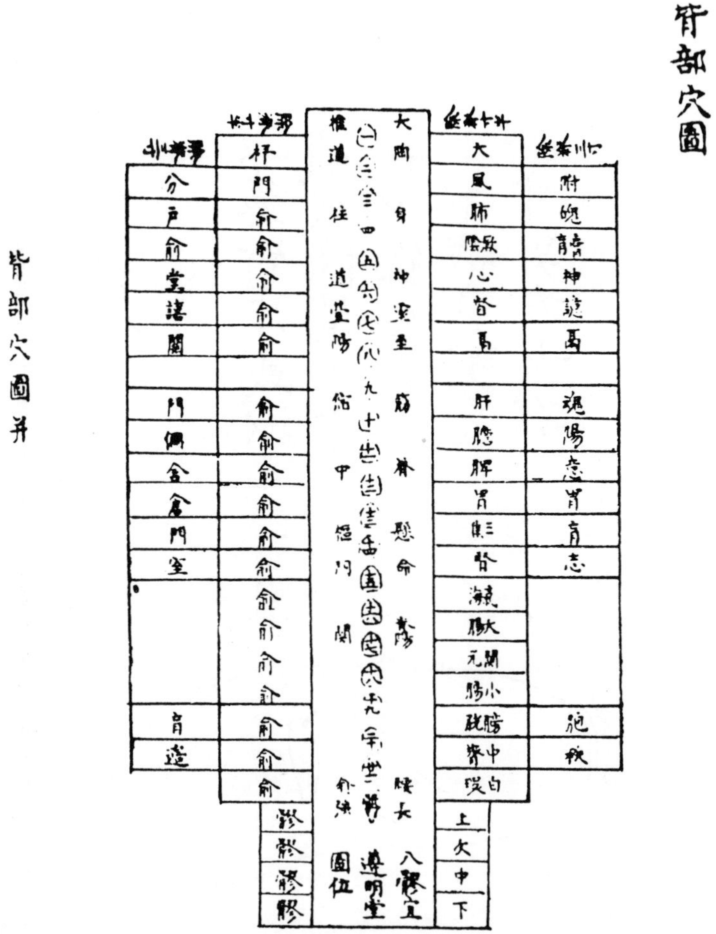

圖23　有時候也以表格形式來排列穴位，此圖取自《循經考穴編》，中間一排列出位於脊椎的穴道，脊椎的節數雖然與現代醫學不符，但也標示出來。中央兩旁是距正中線對半的穴道，更外側是距正中線3寸的穴道。這當然是標準尺寸，但也可以依照體格大小折合成相對尺寸。

屈指量寸法例

以薄竹片或以
蠟紙條量手中
指中節橫文取
上下截齊斷為
一寸男左女右

十瓣同心蘭室藏版

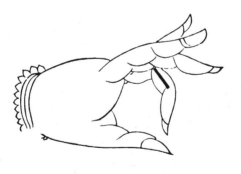

圖24　取自《備急灸法》的一幅圖（西元1226年），內容是屈指量寸法
　　　例（見正文），並建議以薄竹片或蠟紙作為工具。

度折量寸法」。例如：從膝蓋骨下緣到外踝分為16寸，從尺骨鷹突到尺骨小頭則為12.5寸（圖25）。另外從前髮際到後髮際的長度為12寸。骨度的觀念相當古老，例如書上說「其骨節之大小長短各幾何？（測量關節、骨頭之長度，我們就可知道平均的標準尺度）」《靈樞》一書中黃帝說「我想知道平常人之標準尺度（願聞眾人之度），如果平常人高75寸，那他各部分的骨頭又是如何呢？」隨後列出身體許多部位的測量值。

　　當然隨著年齡的變化，每個人身體的比率也會隨著改變。中國人似乎未考慮到這個問題。假如他們曾經思考過這個問題，就會比d'Arcy　Thompson 的型態變化理論（morphological transformation）和Julian Huxley對動物不等生長比率（unequal growth rates）的研究來得早。他們所重視的是一個對等的系統隨著年齡增加的擴張現象，例如：女人所能成長的最大體積就比男人小；這是觀察不同種動物，或是同種不同齡動物同等變形（co-ordinate distortions）的第一步。

　　孫思邈的兩本鉅著《千金要方》（公元652年）及《千金翼方》（公元670年）十分重視針灸。他描述了許多疾病的症狀和治療的方法，列出腧穴的位置，發展出阿是穴（尤其在背部）的應用，下針在壓痛點；他更收集了許多經外奇穴。孫思邈也對許多危險的禁穴提出警告。事實上在那一時代人們早就知道針刺可能帶來極大的危險，尤其是在無知及漫不經心的手中。孫思邈起初對針灸沒有一絲好感，最後才改變態度並以五個篇章來討論針灸。其後幾個世紀對針灸的歧見更深，王燾的大作《外臺祕要》，只提到針灸的危險性和副作用。王燾是一位方劑家，卻仍然以一整個篇章來討論艾灸。

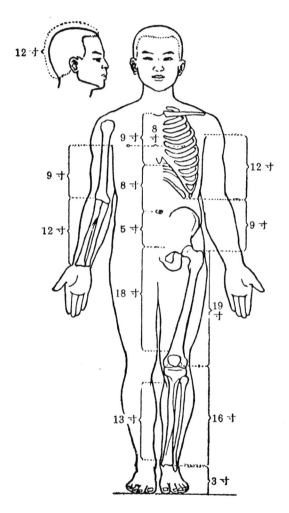

圖25　可能比同身寸法更古老的骨度折量寸法，例如從第十肋骨的最下
　　　端到股骨的大粗隆定為九寸，圖左上角表從前髮際至後髮際為十
　　　二寸。

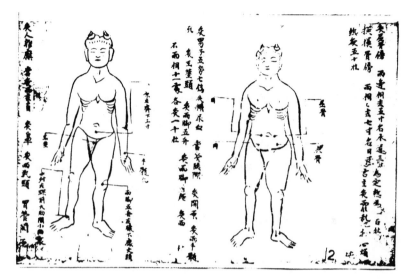

圖26　大英博物館保存的兩卷手抄手的一頁，它是唐朝一位不知名的醫
　　　師，關於灸法的筆記，圖上只大略在圖表指出用灸的點。

　　大英博物館保存了這個時代的兩卷手抄本（圖26）。根據
馬繼興的說法，它的標題已遺失，內容包括八張人體圖譜以及
許多眉批。它並非一本完整的書籍，似乎是一位草澤鈴醫的經
驗所得，描述了27種疾病，50個穴道，許多穴位和今日所用的
相同。其他的則和唐朝的慣用詞相似；作者習慣上只列出經絡
的名字（如：手陽明），似乎是治著整條經絡艾灸。這本手抄
本只提到艾灸，沒有提到針刺，或許針刺的部分已經遺失。

　　隋唐的國力鼎盛，醫學也有顯著的發展。《隋書》的書目
列有256種書籍，約為漢朝的十倍，但有些在梁代以後就失傳了
。五胡亂華之後，許多學者遷居長江以南，開始接觸到熱帶和
亞熱帶的疾病。例如：葛洪的《肘後備急方》寫於廣東北是較

部的羅侯山。隨著造紙術的進步和活版印刷的引進，醫學的著作和圖譜也大為進步。道教和佛教在政治勢力上長期的競爭，也刺激心身治療的發展並引進片斷的印度醫學思想。其他重要的發展包括太醫署和太醫院的成立（世界最古老的醫學院）。針灸是其中的一個部門，設有鍼博士、鍼助教和鍼師三個職位；以後這個部門更分為三個單位。京師早在公元618年就設有醫學院，甚至可以遠溯到公元493年的北魏時代，到了公元629年各省也設立了規模較小的學院。針灸在唐朝就已大放異彩，公元683年，太醫秦鳴鶴以針灸治好唐高宗的眼疾、偏頭痛和目眩。西元670年崔知悌也作有《骨蒸病灸方（灸勞法）》。

　　上述秦鳴鶴所採用的手法是一種刺的方法，現代稱為「放血」，但和西方醫學的放血（切開靜脈使流出大量血液）截然不同。西元1695年威廉伯爵說得對：「中國人絕對不會大量放血。」事實上只是從微血管擠出幾滴血而已，近代用於放血的工具有梅花針和七星針兩種。

　　晚唐和五代以後，針灸沒有新的發展，然而宋朝統一不到一百年，又開啟了一個新的里程碑——真人尺寸針灸銅人的鑄造（圖27）。第一座銅人由王惟一鑄成，他於西元1026年動工鑄造，翌年才完成。銅人具有考試的功能，主要穴位都鑄成小孔，內部灌水外面再封以石臘，太醫院的學生考試時若是針下對了地方，水就會流出來。沒有水流出就表示下針的位置錯誤。王惟一鑄造了兩座銅人，一座存於醫官院，一座存於開封大相國寺仁濟殿，他另著有《銅人腧穴鍼灸圖經》以解釋銅人，以後各朝代都曾再版。王惟一參考各種文獻後確認了354個穴位，而非先前所認為的313或349個穴道。

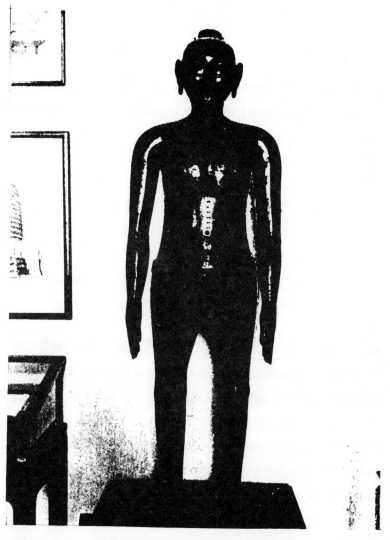

圖27　真人尺寸的銅人，穴道以小洞表示，並標其至名。第一座銅人是
　　　王惟一所鑄作（西元1027年），此座是明朝Hsü Ao所作，大約是
　　　在西元1436到1441年，或1457到1464年之間，最可能在1443年。

對銅人的描述可能以周密的《齊東野語》（西元1290年）最為傳神：

> 我表叔章叔恭曾經說過，當他任相州副主管時曾經護送並檢查過一座針灸銅人。銅人由精銅所鑄，臟腑俱全。穴位的名稱以金子標出。銅人分為前後兩半，拼裝以後成為完整的銅人。
>
> 古代用銅人來測驗醫師，銅人外塗黃臘，裡面灌水，醫師據以學習如何依據尺寸測量。他們根據診斷下針。針剛好扎在穴道上水就流出來，只要有少許偏差，針就根本扎不進去。這真是個精巧的傑作。
>
> 趙南中將銅人送回京師，我表叔卻作了兩幅圖像，刻於木板上加以複印。因此我在此提起這件事。

王惟一的著作備受重視，大部分內容都被刻在石碑上（圖29）。西元1126年開封的秋天，金人提議以銅人圖像作為和平的條件，但我們不清楚它是否流傳出去。周密的時代元朝皇帝移都北京，王楫受命將銅人和石碑放在太醫院神機殿。1445年明朝重建北京城牆時將石碑埋入，直到近年才由余柯重新發現。1443年明朝皇帝下令重刻石碑放在南京太醫院（現在的藥王廟）。王惟一的著作也重刻木版印行，成宗皇帝並親自作序。

宋仁宗關切濫用針刺的危險，才命令王惟一完成此一著名的工作。但是王惟一並非那時代唯一的傑出針灸家。許希成功地治好仁宗的疾病，並表示他的醫技傳自古代的神醫扁鵲，所以仁宗建祠奉祀扁鵲。許希著有《神應鍼經要訣》，雖然只有

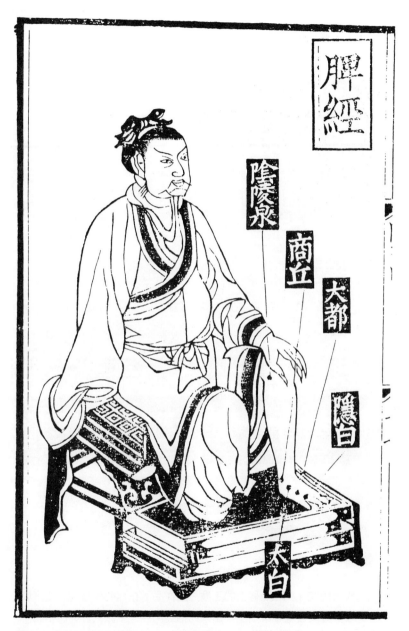

脾經

陰陵泉

商丘

大都

隱白

太白

圖28　取自王惟一的著作《新刊補注銅人俞穴針灸圖經》，西元1027年，
　　　足太陰脾經圖。

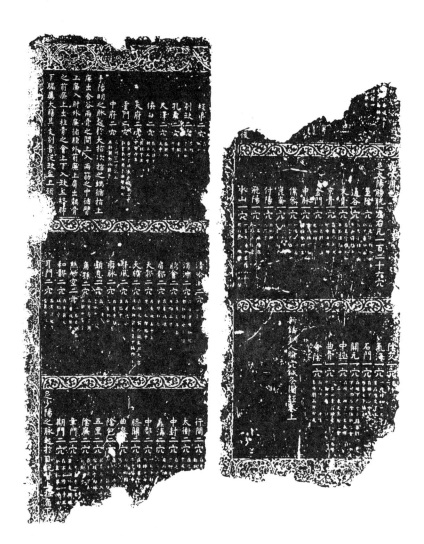

圖29　西元1030年刻在石碑上的王惟一的作品，在1445年被埋於北京城牆，直到最近才又出土。由余柯描述。在北京歷史博物館拍攝而得。右邊的是足太陽膀胱經的穴道，左邊則是手少陽三焦經。穴道下的小字表別名及正確的位置。

少部分流傳下來，也說明了西元十一世紀（宋朝）針灸的流行。

　　王惟一之後尚有許多著作。即使經過王、許二人的努力，人們對於針刺的危險性仍然深具戒心。西元1050年的《西方子明堂灸經》只採用了王惟一的部分穴位，並主張全用艾灸，可見一斑。1080年左右的劉元賓就較為大膽，他所著的《洞天鍼灸經》就主張憑著手法和經驗完全使用針刺。另外尚有龐安常，他以治好蘇東坡腫大的手臂（西元1083年）而聞名。我們不難了解為何歷代的醫生對針刺一直深具戒心，除了無知無心的操作有穿刺大血管及神經幹的危險外，尚有感染及植入病菌的顧慮，那時代並沒有消毒的觀念，而且並不是所有的針灸師都受過合格的訓練。

　　真人尺寸的銅人太過出名，所以許多不相干的針灸書籍也都冠以銅人兩字。例如張贊成指出《銅人鍼灸經》和王惟一的書不論是治療疾病所用的穴位或是其他方面，都有極大的不同，事實上它是另一學派全然不相干的書籍（圖30）。它必定是五代或唐代的作用，因為它引用了甄權的《針經》（西元620年），而《太平聖惠方》（西元992年）卻引用了它的資料。這本書的重要性足以和王燾或孫思邈的著作相比。

　　宋徽宗（西元1101年登位，1126年為金所滅）對科學技術和道教都有極廣泛的興趣，所以在西元1111年命申甫主編《聖濟總錄》（一本醫學百科全書），西元1118年完成，為今日研究宋代醫學的無價之寶。雖然書中只有四個章節提到針灸，卻對十二正經、奇經八脈，以及各種症狀的治療都有詳盡的記載。

　　宋代末年（西元1210到1225年）王執中完成了《鍼灸資生經》。這本書乃是參考當時尚存的文獻整理而成，並依身體的

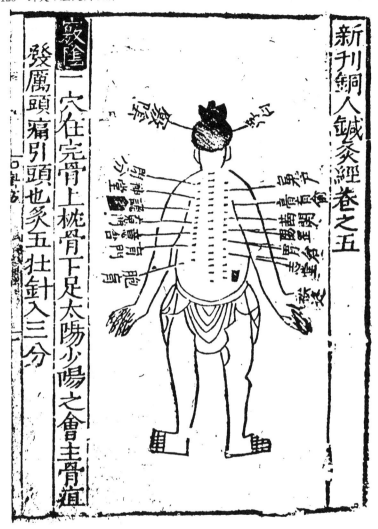

圖30　取自新刊《銅人鍼灸經》的圖，此圖相當古老，並示出一些足太
　　　陽膀胱經在背部的穴道。頭部的兩個穴道浮白，竅陰則屬於是少
　　　陽膽經。左邊的文字是討論竅陰一穴，此書比王惟一的年代早，
　　　應在唐及五代之間。因此銅人的字眼應該是錯誤的，可參考張贊
　　　臣的說法。在此書及王惟一的作品，其穴位名及次序都與現今的
　　　用法不同。

解剖部位（背、腹、頭、軀幹、四肢等等）而不依據經絡對360
個穴位加以分類。王執中的臨床病例尤其重要，他並編錄了各
種疾病的針灸療法。

第六節　子午流注及運氣學說

　　現在讓我們把注意力轉移到竇漢卿身上，竇漢卿以外科出
名，我們雖然不能確定他的生卒年日，卻知道他創作的顛峰期
是在西元1234年，正當蒙古取代金人，創立元朝的時候。竇漢
卿因著作易於背誦的針灸要訣歌賦——《標幽賦》而聞名後世，
但《標幽賦》只是《鍼經指南》（完成西元1241年）一書的部
分內容而已。《標幽賦》是如此的有價值，以至於明成宗將其
與王惟一的作品一齊刻於南京的石碑上。竇漢卿的事蹟相當模
糊，比如他的師徒關係，以及他與同時代的大數學家李業，秦
文韶的關係，他們似乎是各自研究而互相都不知道彼此的存在。
竇漢卿尚著有《子午流注》及《竇太師先生流注賦》兩種書，
前書的意思是「氣之流注的日夜差別」，後者的意思是竇漢卿
先生對氣之流注的看法，這裡所謂流注的意思，並不是指前文
所提到比哈維循環慢60倍的血氣循環；所謂流注乃指日月，季
節循環的韻律。
　　這種思想和經驗的發展為針灸學及一般中國醫學引進了很
多新的觀念，它主要是根據一個信念，那就是進行治療——尤
其是針灸治療的時候，必須考慮晝夜的韻律（所謂的子午）或

長的月分變化——我們可以將內分泌的變化視同陰曆月分的變化（所謂的流注），以及一年當中季節的循環，不同季節所發生的疾病以及疾病的歷程，皆大不相同。若不加以考慮，治療就會失敗。總而言之，這些就稱為《子午流注法》，而它的整套理論架構於「五運六氣」的系統中，表示五種基本物質和六種氣的循環運動。人體生理會隨時間而重複變化的正確觀念，卻演變成虛華的形式主義。它的本質來自自然的知識，但它的架構發展過於複雜，以至於一般的醫師只能靠強記來學習，最後卻流於主觀和機械化。我們來看看這種想法的起源到底有多久遠。

寶漢卿的二本著作一定寫於西元1230年到1240年之間，同一時期有另一本類似的著作《流注指微賦》，作者不是何若愚就是寶桂芳，在這之前的作品很少，一本最古老的重要書籍是《子午經》，但是西元1151年以前的書目卻從未提到這本書，所以它的年代應該不會比前述的著作早太多。《子午經》的起源可能是一首名為《子午流注逐日按時定穴歌》歌訣的注。為西元930年左右，五代時期的徐文伯所作。所有的證據指示子午流注起源時代於北宋最早不超過晚唐。

所以，子午流注理論的出現只比更理論化更氣象化的五運六氣稍早。五運六氣最早出現在劉溫舒所著的《素問入式運氣論奧》（西元1099年），一百年後又有劉完素作《內經運氣要旨論》，為什麼兩本書都冠著「內經素問」的名字呢？因為《素問》確曾討論過五運及六氣，但卻從未把它們聯在一起成為一個名詞過！只有在《內經》最後面一些可疑的及插入的篇章裡，才明確的討論到五運六氣與很多節氣，病因和治療的關係，

但是很難相信這些教條從西元前二世紀後靠口頭代代相傳的，最後才在北宋末年開花結果。

　　這裡留下一個未解決的問題。很多學者並不同意這個系統的起源。歷代以來就有人懷疑《黃帝內經・素問》中七個可疑的篇章，它們的內容比別的篇章長，風格也不同。沒有任何證據顯示他們的出現比王冰版的《內經》（西元763年）來得早。它們的標題不曾在全元起的梁代版本和隋代楊上善所編的《黃帝內經太素》中出現過。現存的王代文獻也從未提到過「運」「氣」。五運六氣的系統也從未在張仲景、皇甫謐，甚至孫思邈的著作出現過。話說回來，我們也不敢確定這七個篇章是王冰自己加進去的。事實上林億和他的助手高保衡（西元1068和1077年）就曾指出王冰將漢朝的另一獨立著作《陰陽大論》併入《素問》之中，但我們也沒有證據顯示漢朝曾有同名或類似的書籍出現過。

　　范行準認為六氣的觀念起源於漢朝時期《易經》的偽書（緯書），可能是出自像京房這類算命專家的手筆。五運則是源自於另一截然不同的觀念。范行準一步一步的推測其起源：如果說王冰首先把五運六氣聯在一起，並且把不相關的七個篇章併入《素問》裡，那也有一點說不通，因為這七個篇章中包含了一些王冰不可能知道的資料；范行準反而認為是晚唐和五代時期的許寂以及他的同道使這個新觀念流行開來。許寂在西元889年所著的《啟玄子元和紀用經》中，曾經詳細討論運氣的觀念，特別是此書三個章節中的第一章，這個年代只比唐朝的結束早十七年而已。范行準敏銳的注意到《太平聖惠方》（西元982～992年）及《醫心方》（西元984年）都沒有提到五運六氣，但

是在《聖濟總錄》（西元1117年），五運六氣卻居於顯著的地位變成前六個篇章討論的重點了。我們也發現一些稍具科學質疑精神的學者如十一世紀的沈括就對這個問題相當有興趣，他在《夢溪筆談》裡也討論過這個問題，最後在西元1144年成無已將五運六氣的觀念引進他整理的《傷寒論》裡。所以將七個篇章併入《內經素問》一書，應該發生於五代時期或宋朝早期。

到了明朝這個系統已經被普遍的接受了，明朝朱橚（西元1418年）在所著《普濟方》裡廣泛的使用這個觀念於治療當中。稍後的全循義及金義孫所著的《鍼灸擇日編》裡，已經把這個觀念發揮到極致，正如金禮蒙為此書作序時所說：

> 這本書告訴我們，假如你下針時機得宜，疾病就會痊癒，但假如你誤了時辰，那疾病就難治了，所以對針灸來說再沒有比選擇適當的時機更重要的事了。

如何簡單的描述五運六氣呢？它基本上是由幾個不同的循環構成的工具，其中不同的因子之間有著時間上的相合，而造成幾個不同的時段，這些時段之間又有自然因果律的意義。這門學問又叫運氣學，包含幾個基本的概念。其中之一是如果沒有天地、陰陽合作的力量，就沒有生命，生長，疾病以及疾病的痊癒。天地必須合濟才能發揮力量；此一系統中五運代表天，六氣代表地。另一個觀念是疾病與健康是根據很多微妙的規律，要達到治療效果就必須抓住最適宜的時機。中國人深信人類不能自外於自然界，反而與自然界息息相關，因此星象，氣象以及流行病學的規律變化都與生理及病理過程有很大的關係，當

四季節氣失常，就會造成疾病。以上這些觀念在唐代以後十分盛行，並成為醫學主流，可說是中國醫學的一個轉捩點，因為醫學界不再講求實驗性及實用性，反而流於抽象玄學的層面。金人入侵以後造成大量古文獻的遺失，以及理學新儒家的興起，更使得醫生光講理論而不注重臨床效果。

運氣學說的基本法則是十天干和十二地支構成的六十進位的一個循環。天干、地支是古代計算時間的方式，我們無從瞭解它們原來的意義。前文已經提到天干地支就像兩個互相卡住的齒輪一樣，除非經過60次吻合，要不然這個循環就不會重複。商朝以後它們沒用於計算日子，從漢朝以後則用於計年。另外地支尚用於代表12個月，羅盤的12方位以及日夜的12對時。

接下來談談五運，它的本質是星體。五運即是五行，他們天體的位置使我們推想這個系統是起源於五大行星。其次序為土，金，水，木，火。跟相生的次序一樣，每一個又和兩個天干相聯。見表17。

表17　運和行配對的系統

數學家所用的配對			運氣學家所用的配對	
	陽	陰		
土	戊	己	甲	己
金	庚	辛	乙	庚
水	壬	癸	丙	辛
木	甲	乙	丁	壬
火	丙	丁	戊	癸

正如內經說的「五行及陰陽構成天地不變的定律」。

同樣的，六氣當中的每一個氣又與兩個地支配成對，而構

成六對陰陽，五行在此被擴增成6個，火被分成君火及相火。這些關係可輕易的列表說明，我們先看看六氣是什麼？

　　基本上他們是很古老的觀念，在我們現有的中國醫學思想萌芽時期的資料中，西元前540年秦國派遣了一個叫醫和的醫生去為晉國王子治病，醫和發表了一大篇類似氣象學的病理學論點，說王子的疾病是由於陰陽太過，已經無救了，由表18我們可以看出陰陽太過以及風雨晦明的失常，會造成六種不同的疾病。這六種疾病當中，前兩種指的是各種熱病，第五種是腦部的異常，第六種指的是心臟及心理上的異常。事實上這個表格本身就很引人注目，因為我們一再強調中國醫學思想一開始就強調"6"這個整數的觀念，但在自然哲學方面則只強調「５」的觀念。宋朝劉溫舒，劉完素以前，六種疾病的名字以及它們的意義已經改變很多，卻仍然維持6的整數，就是五運六氣的系統以及那時代的其它學習理論。

表18　六種致病因子

周朝醫和的系統 （公元前540年）		宋朝的系統 （公元950年）	五行元素
1. 陰	寒	寒	水
2. 陽	熱	火	君火
3. 風	末	燥	金
4. 雨	腹	暑	相火
5. 晦	惑	風	木
6. 明	心	淫	土

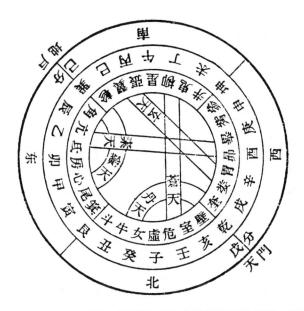

圖31　子午流注法所慣用的羅盤以決定針刺的最佳時機，從外而
　　　內分別為：
　　　(a)四個方位，南方位於上方，
　　　(b)八干，十二支構成二十四個方位，
　　　(c)二十八宿，其內容為五種天的顏色。

　　比較表19及表17就可瞭解到在運氣學說裡天干地支的意義
很不同於一般的配對關係，事實上它們已經變形。

　　這是因為它們必須配合天運地氣的關係，在《內經素問》
可疑的七個篇章裡，鬼臾區回答黃帝的話以及王冰的註解都提
到這些配對。一本罕為人知、有關自然哲學的書——《太史天
元冊》——曾對這些問題提出解釋，隨後歧伯曾引用其中一段
文字來回答黃帝。圖31裡二十八宿依據天的顏色分成五組，而
在外環則為八干，十二支構成的24個羅盤點。

表19　運氣學說的配對關係

陰陽	元素	氣	地支(一般配對關係)	地支(運氣學說的配對)
少陰	君火	火	子　　午	午巳
太陰	土	濕	丑　　未	辰戌及丑未
少陽	相火	暑	寅　　申	午巳
陽明	金	燥	卯　　酉	申酉
太陽	水	寒	辰　　戌	子亥
厥陰	木	風	巳　　亥	寅卯

　　每個循環由農曆年的前兩個禮拜開始；如表17所示，每一年有一個主運，端視那一年屬於那一個天干（又叫大運及中運），如屬於陽（甲丙戊庚壬）則那一年叫「大過」，如屬於陰則那一年叫「不及」。比如每一循環的頭一年都屬於甲，因此那一年就屬於土運。另外尚有客運，客運能夠主宰病人的脈象，進而顯示針刺病人的最佳時機。

　　如表19每一年的12個月又被分成為6步，每一步又分別屬於不同的陰陽及病氣（火濕暑燥寒風），表19的第3欄中六個病氣依順時針方向輪換，南方叫夏至，又叫司天之氣；相反的北方叫冬至又叫在泉之氣。六個陰陽的配對關係分別屬於一年的兩半，前者屬於一年之初，而後者屬於一年之末，另外尚有客氣，也就是在司天之氣的後兩個位置的病。

　　我們剛剛提到有「太過年」和「不及年」的分別，那麼有沒有屬於陰陽和諧的年分呢？有的！這些年分就叫「平氣」。它們發生於天干地支平衡的時候，也就是天干地支同屬於一個陰陽和同一個主運的時候。比如癸巳年主運屬火，而癸巳兩者皆屬陰，癸於南方，巳位於北方，所以氣互相代償就平衡了。從現在的觀點來看，每一年的特徵皆不一樣，假如考慮所有的

排列組合的可能，那一個循環將遠遠超過60年。

　　將這些複雜的關係製成一個羅盤後，就可以輕易推論出某一年的星象關係，進而推論出那一年易於發生的疾病。然而氣象常常與這些相當絕對的系統不一致，所以這系統的某些特別名詞就有了不同的意義。假如實際上的氣象比推論的要更強（更熱，更冷，多雨，過旱），這情形就叫盛或太過，相反的情形叫衰或不及；相反的，平氣就是實際與推論的相吻合。因此王冰說：

　　　　假如某一年「木」氣太過，那麼「風」氣就會很大，很旺，「土」氣和脾臟就受到抑制，人們就會肚瀉及脹氣，食慾不振，精神憂鬱，無精打采，四肢沈重。

相反的：

　　　　假如某一年「木」氣不足，則燥氣太過，生氣受阻，植物生長遲滯，每一件事物都受到抑制，阻礙，變得乾燥起來，人們食慾太過但體重反而不會增加，胸腹疼痛，脹氣以及腹瀉。

　　以下的文字繼續描述其他的主氣及循環，宋朝的醫生就根據這些複雜的觀念，來推斷甚麼時間，甚麼地點可以實施針刺或別的治療。

　　簡而言之，運氣學粗看之下有點類似西方中世紀的醫學氣象學，但是它們的相同點並沒有維持多久，因為運氣學的理論畢竟建立在季節的規律變化。氣象的規律，而以這些規律來推斷疾病的流行。

　　醫生可以從子午流注法推論使用針灸的適當時機；這個運

轉的目的，就是用來平衡造成疾病的邪氣以及大自然中隨著時辰、年月而變的自然之氣的質和量，使其相等的運轉，這正是平氣的基本意義。假如讀者以為我們對五運六氣的解釋太過冗長而無聊，希望讀者體諒，因為它們在宋元時期的醫學上所占的分量是如此重要，某些討論方劑和藥物的書籍裡，它們被引用的情形甚至比針灸還重要。

運氣學無疑只是一個有組織的衰頹大廈，雖然有時候它會考慮地理學上的知識，事實上卻大部分建立在中古時代的氣象學知識；偉大的醫學史家李濤曾說過運氣學阻礙了中國傳統醫學在宋代以後的進步，因為它只喜歡空談的學者而不重視臨床的醫生，鼓勵玄學的思想家而忽視實驗研究及臨床應用。同時我們也不能忘記心理因素在醫學上所佔的分量，這個複雜的系統可以帶給病人很多信心，對在貧窮及瘟疫流行中工作的醫生而言，是相當重要的。

不只如此，即使只是暗示作用，病人本身對好的治療結果也會印象深刻；隨著印刷術的發達，運氣學也就為大眾所接受了。很明顯的，有關針灸歷史的研究都不能不提到運氣學，特別是有不少傳統的中醫至今仍然使用這種理論呢！它的盛行直到明朝才停止，因為王機（西元1522年至1567年）及張介賓（西元1563年至1640年）很嚴厲的批判這種理論：前者深惡痛絕於一些醫生呆板的應用這種理論，而不去探討流行病學真正的背景。而後者則認為硬性的使用這些理論就有如坐井觀天；但是他們仍然以為只要全盤了解靈活應用，這個系統仍不失為一個好的準則。

近十年來研究生理時鐘的學者可能最能體會古代的中國醫

生對某些人體功能及人體結構規律變化的詳細觀察吧！這幾年
有一門新的學問興起，它確信不只所有的動物，甚至一些植物，
都有很多內在的規律，比如情緒、休息、睡眠、進食排泄、化
學結構、體液腺體及其他器官都有週期性的規律，這又叫作生
理時鐘。久為人知的植物光合作用也是此一規律中的一種。這
種規律有些週期性很長，但最普遍的是24小時一個週期，也就
是所謂的晝夜韻律，亦即子午經所指的規律。

　　讓我們簡短的瀏覽一下這些理論如何造成一些不尋常的事
蹟，比如在沒有外界刺激的情況下，時間可以準確到0.1%，並
不是所有生物與生俱來就有這種生理時鐘的本能，鳥的胚胎在
蛋裡就有一些日夜的變化（比如在蛋裡的運動），在人類的嬰
兒規律是在出生後幾週建立的，例如：

	出生後的週數
皮膚電阻	1
尿的排泄	2.5
體溫	3
心跳速率	6
鈉鉀離子的排泄	8
睡眠	16

　　昆蟲的蛻變即使解剖構造完全改變，以及哺乳類長期的冬
眠，都仍然存有日夜變化的規律。我們甚至可在特殊的器官發
現生理時鐘的現象，這就像管弦樂隊的指揮者一樣；哈克曾經
顯示將下食道神經節(sub-oesophageal ganglion)移植到無頭的

蟑螂，則接受者會表現出捐贈者的日夜韻律。

哺乳類動物的核酸合成也有日夜的變化，而核酸的合成是細胞分裂，生長和修補的基礎。老鼠肝臟DNA合成最低的時刻在凌晨4點，RNA合成最低的時刻則為下午4點，與腎上腺的活力一致。老鼠可體松製造量最大的時刻在下午6點鐘。人類的17-烴類固醇和鉀離子的排泄，以及體溫都有明顯的日夜變化。這些現象似乎都是由腎上腺所主宰，就像氧氣的消耗，肝臟肝醣和磷脂質的消長，以及血液中白血球的數目都有日夜的變化。另外，不常為人知的是人的唾液在日夜不同的時間裡都有不同的組成。它的鈉離子，濃度及鈉鉀的比率在清晨最大，黃昏時最少，與aldosterone（留鹽激素）的排泄過程一致。當然，藥理學也不能免於日夜的變化；Smith和Shearman最近發現在羊水裡注射前列腺素$F_2\alpha$（$PGF_2\alpha$）來造成流產的效果在下午6點最好，其他時間或晚上就幾乎沒有效果了。

這些觀念都指出兩個不同的問題。第一、外來的訊號，如：光亮、黑暗或甚至精細如地球磁力對晝夜韻律的影響程度如何？相反的，當環境變成永晝或永夜時，細胞內的生理時鐘能維持多久，或者能維持一成不變呢？有很多結果只能以後者來解釋，Spitzbergen在〈白夜〉（white night）一文中指出，人類鉀離子及其它離子排泄的韻律並非恆定，它們能被訓練成短至16小時的一個循環，或長至28小時一個循環，但不會超過這個極限。第二個問題是這些內在的生理時鐘實際上又是什麼呢？這個問題尚無人能夠解答。

蘇格拉底以前或戰國時代就有人觀察到這些問題，目前的科學知識雖仍不足以解答這些問題，卻有兩種不同的看法存在！

「外來」的觀念認為地球以物理學的力量供給生物體一些資訊以調節他們重複的生理功能，「內在」的觀念則認為生物體擁有獨立於外界的生理時鐘，以調節自己的生理功能。由此我們可以了解古代的中國人是如何熟悉生理及病理現象的日夜，月，甚至年的變化，甚至把它們明確的組成天人合一的觀念。

以我們現在的觀念來說，這些規律中最受人注目的是人類的病理狀態，每一個器官都有它的規律。臨床上，膽囊炎易發生於凌晨，巴金森病的病人在下午9點到12點卻幾乎不會發生症狀。氣喘的發作多半在午夜時分，也就是腎上腺皮質素的活力最低的時刻。組織胺過敏在晚間11點最為強烈，也就是17烴類固醇濃度最低的時刻。對疼痛的容忍程度也有日夜的變化；另外，一般人也知道發燒的病人體溫在下午會升高，這些都是日夜變化的現象；但是醫學文獻上也有一些規律的週期是較長的，如Richter所發表的結論：

循環的平均天數

間腦病變	2
間歇性水腫	11
循環的缺白血球症	21
霍金肯氏病	21
精神分裂僵直狀態（快速期）	24
自然排卵	28
精神分裂僵直狀態（慢速期）	36
十二指腸潰瘍	139

令人難以置信的是《內經素問》裡就記載有一組臨床經驗的日夜變化，比如在第二十二章裡就有各種內臟疾病危急及緩解時間的記載。因此我們知道肝病患者，病情在早上緩解，下午變惡，午夜又安定下來；脾臟有病的人在日出時病發的最厲害，下午安定下來，日落後則完全緩解。當然，某些特定器官的很多病理狀態難免有所混亂，但畢竟這些臨床上的觀察被有系統的記錄下來也是不爭的事實。

由以上的種種我們可以說古代的中國人認為氣的循環深深的影響了人類的健康與疾病，並不是沒有道理的。我們經常說在所有的古文化中中國人最有循環的觀念。畢竟天空的日夜變化是眾人所熟悉的，而行星的運行週期和一年四季的變化也早為人所熟知。假如這些事情能在大宇宙出現，那麼又有什麼理由使我們不相信人體（小宇宙）不會有同樣的規律呢？何況臨床的經驗也強烈支持這種看法呢？排卵及月經週期就常被用來作為不容置疑的典範。提到星體的現象，也使我們想到中古時代的歐洲醫學也深受星象學的影響。事實上我們並不能完全明白為什麼這些假科學會被用於臨床醫學上；但可以下結論認為是病人癒後的推測，行星及其衛星的循行對人體器官的特殊影響是一普為人知的事情。天體的狀態對疾病發生的時間也有很重要的關係。流星及新出現的星球也被認為與瘟疫流行有關。雖然西方人也知道衛星的循行，行星的來去，他們並不認為病人有內在的規律變化。中國醫生則小心翼翼的使用這個系統來推斷使用針刺和湯藥的最佳時機。

不幸的是，由於缺乏現代科學的理則，中國醫學只能創造出一套主觀而玩弄數字的系統，而這個系統是由對時，日夜，

月，五行，十天干，十二地支，二十八星宿所構成。這個系統
是那麼的複雜以至於令人懷疑當一個醫生要選擇適當的時機以
實施針刺時，他多半根據他的臨床經驗，而這些經驗或來自他
的老師或來自他自己行醫的過程，到後來才為他的行為尋找一
些計時的符號以作為理論的基礎，所有的假科學都可能經由這
種過程產生。

　　單獨採用這個系統時，中國醫生會發現下針的最佳時機幾
乎少得可憐，但至少在一些例子裡，他們會剛好碰到最好的時
機吧！可是當他們這麼作時，或許有一部分是根據對人體心身
及疾病健康規律變化的直覺。正如Nick Culpeper在*A Doctor of
Medicine*一書中所說：「事實上每一件事都有最好的時機，而
醫生的責任是把握它而不是讓它溜走。」

第七節　傳統的最近階段

　　在這一節，我們要探討過去數百年中針灸技術的發展。西
元1127年金人攻陷了開封城，中國被分為兩個部分，南宋建都
於杭州，這種狀態維持了大約一百年。1234年蒙古壯大起來，
消滅了金人，勢力南侵，49年後就滅了宋朝。北方的金人及蒙
古文化比起南宋是差多了，隨著年年的戰爭兩邊的疆界都充斥
著貧窮，根本不可能孕育出太平時代的藝術和科學（包括醫學）。
在這種情況下，產生了四個傑出的醫學家——金元四大家，我
們已提到過其中的一個——劉完素，其餘三人則和其它方面的

醫學有關。元朝建立以後，情況改善很多，與西方溝通的大門
也隨之開啟；一個來自敘利亞的景教徒醫生可能曾在北京行醫，
這個人極可能是義大利天主教濟修會的修道士；而一些中國醫
學的知識也可能經由兩個中國維吾爾的傳教士傳到西方去，他
們一個變成景教徒教堂的主教，另一個則在返回蒙古之前，曾
經寄居於羅馬及波爾多。

　　同時，蒙古首都又再度盛行製造銅人以利教學及考試，上
面提到的那些人當中可能有人熟識一個叫阿尼哥的尼泊爾工匠，
阿尼哥是到元朝尋求財富的，元書上記載：

　　　　在中宗的時代（西元1260年至1263年），阿尼哥隨同國
　　　師晉見君王，忽必烈汗問他有何特殊技藝，他回答說自
　　　己精於油漆及鑄造金屬的形象。君王於是命人把針灸用
　　　的銅人帶到大殿上來，並且告訴他這個銅人製造年代已
　　　經非常久遠，而且有些部分已缺損，元朝沒有工匠可修
　　　復它，問他是否可能修復它，或重新製作一個，阿尼哥
　　　答道從沒有做過這種東西，但將盡力而為，而翌年（1265）
　　　他完成了一座新的銅人，具有關節，橫膈及穴道的位置，
　　　朝廷的工匠都很欽佩他的技藝，而遺憾自己沒有本領可
　　　以做出這種傑作。

　　這個新的衝擊在十四世紀時終於開花結果，有關針灸的書
籍源源誕生了。西元1303年忽泰必烈（忽公泰）著作《金蘭循
經取穴圖解》，為了解釋任督二脈及十二正經，他使用了畫有
內臟的男人的前後解剖圖。之後，1329年漢人王國瑞著有《扁

鵲神應鍼灸玉龍經》，它用詩賦的形式寫成「玉龍」的意思可能只是表示它的珍貴及重要性。

但是唐朝（西元863年）有一個作者曾詳細記載楊光欣（西元542年）有一隻漂亮的雕刻玉龍，它裡面是中空的，當裝滿水再傾倒出來，就會產生音樂般的美妙聲音。另一本唐朝書籍（西元855年）也說到一則有關唐明皇的故事，這故事裡，玉龍能在祈雨大典中為人們帶來好訊息。所以玉龍在王惟一之前可能只是一個暗喻，指的是一些裝滿水的器具。同時，1315年，杜思敬對十九本醫學書籍作一個很有價值的編整，其中三本有關於針灸，那就是《濟生拔粹》，基本上他是相當保守而無創意的，不過他的書在今日看來仍有相當的可看性。

元朝最後完成的偉大著作是西元1341年滑壽所作的《十四經發揮》，滑壽是元朝末年的傑出醫者（圖32），他是劉基的兄弟，為了行醫才改名換姓。這又使我們將科學及技藝牽連在一起，因為劉基是一個類似諸葛亮的人物，他不但精通軍事，星象學，曆書，占卜並且還與早期有關火藥及槍炮的書籍有著相當的關聯。滑壽是第一個使用「經穴」這個名詞以取代「氣穴」的人，他也使用日本人所用的「孔穴」這個字眼。他確認了657個穴道，並且強調任督二脈的重要性，這二條奇經是奇經八脈中擁有自己穴道的。討論到最基本的氣的流動時，他使用了「開闔」這個名詞，就好像在經絡分叉交會的地方有一個活瓣似的。他也發展了水庫及洩洪道的理論，再一次的讓我們想到古代有關氣的生理與水利工程的關係。

西元1386年以後的明朝，社會階級似乎分為兩派，就像在英國有倫敦的皇家醫學會和沒有執照只能在鄉下地區行醫的江

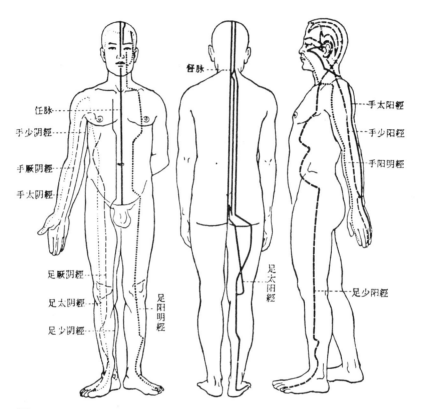

任脉
手少陰經
手厥陰經
手太陰經
足厥陰經
足太陰經
足少陰經
足陽明經
督脉
足太陽經
手太陽經
手少陽經
手陽明經
足少陽經

圖32　滑壽《十四經發揮》中的十四條經脈圖。

湖郎中之分別；在中國，這種人叫做「草澤鈴醫」，當他們在鄉村的小道上行醫以招徠病人時，會像道士作法一樣的搖著鈴聲。他們的醫術是由父傳子代代相傳的，縱然有一天能成為公家的醫官，他們的本質仍然是鈴醫派。我們剛剛才提到的王國瑞就是一個有名的例子。另一個例子是陳會和劉瑾所作的《神應經》，完成於1425年，雖然此書有寧獻王為其作序，仍不失鈴醫派本色。寧獻王是有明一代偉大的科學資助者，在很多方

面都有其貢獻。歷代以來最偉大的針灸學作者楊繼洲也屬於鈴醫派，楊繼洲是十六世紀末年的人。一般來說鈴醫派作品的用詞並不文雅，不重複提一件事，他們的說法也不一定和古書相同，但每一個字都是臨床經驗的結晶，所以他們的作品才彌足珍貴。

　　另外一派是儒醫派，比如滑壽，他雖然改名換姓，仍然是皇親貴族，而且像其他的醫學家一樣，他的作品完全依照古典文獻如《千金要方》，《外臺祕要》。儒醫的作品通常比較清楚而易於了解，以符合邏輯的方式編寫，但在實際應用上卻不及鈴醫派，作以當他們修改一些已被接受的規律時，所根據的往往只是直覺而不是個人所知的第一手資料。隨著年代儒醫愈來愈多，十六世紀的高武，著有《針灸聚英》（西元1529年）及《針灸節要》（西元1537年）兩本書，一直到今天仍然極為有名。高武很有現代科學的精神，他總是正確的指出他的觀點以及所引用的資料來源，和他同時代的李時珍也是一樣。1532年汪石山著作《鍼灸問對》這本書，汪石山是個很有科學精神的人，他坦承自己對某些事情的無知，對於這些事情有些人假裝知道，實際上卻一無所知。很多儒醫派的學者和王室有著關聯，比如西元1439年徐鳳作《徐氏鍼灸大全》，就是明英宗朱祁鎮所令，英宗並且為其作序。

　　這裡順便提一下有明一代製作銅人的活動，阿尼哥所製造的銅人在西元1370年被帶到朝廷，西元1443年明成宗時又製造了一座銅人，這時期也是將文獻刻在京城的石碑上的時代，接下來的一世紀因為教育及考試的普及又再度需要銅人，在大約1537年高武策畫製造了男、女及小孩三座銅人。

在十六世紀我們尚要提到《百症賦》這篇傑出的著作。這資料收集在高武的《針灸聚英》裡，很可能由他寫成。另外有一本不知作者的書籍叫《循經考穴編》，可能是嚴振識所作，因為它不曾引用萬曆年間以後的作品，所以它成書的年代並不會早於西元1575年。這本書的價值在於它有很多有趣的圖解，這些圖解大部分是由上面所提到的各種作品加以增編成濃縮的結果（圖33）。

最後我們提到至今仍具有最高實用價值及作品，那就是西元1601年楊繼洲完成的《鍼灸大成》，這本書就像《本草綱目》一樣，都是登峰造極之作；雖然楊是一個鈴醫而不是儒醫，他卻很小心的記下他個人的經驗，文體方面也無懈可擊，因此我們可以說楊繼洲是集兩派之大成的人。

《針灸大成》之後，有清一代再也沒有突破性的作品了。徐靈胎於1757年寫《醫學源流論》時，不得不說針灸是一門早已失傳的科技，因為懂它的專家太少了，年輕的醫師也缺乏前輩的教導。然而針灸畢竟沒有真的成為歷史的遺蹟。徐靈胎列出很多針刺失敗的原因，例如不能把握下針的時機，選擇的穴位不對或取穴不當，下針的手法及拈針的手法不對等等。至於灸法的情形則較好，十八世紀尚有很多醫生使用它，但是那時代醫學的主流是湯劑及藥物，所以當徐靈胎一類的學者整理古代及中古時代的醫學書籍時，他們相當驚訝於針灸的書籍居然占了極大的分量。針灸熱潮的衰退有幾個原因，可能從清朝一開始人們受到儒家「身體髮膚受之父母，隨意損傷非孝也」的觀念，以及實施針灸要裸露身體，更違背了傳統的禮俗，可能這些影響都只是針對滿清異族所產生的扭曲的國家主義罷了。

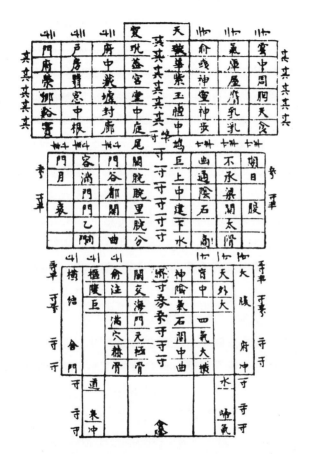

圖33　《循經考穴編》的一個圖解。
　　　人體兩面以胸骨底部及肚臍、水平畫分。上有很多尺寸，
　　　如橫的2寸、1.5寸，以及垂直的1.6寸、0.5寸等，這些都是
　　　標準尺寸可折合成相對尺寸。

1822年針灸的風氣達到最低潮，詔令太醫院不准再傳授此門技藝，因為縱然是輕微的暴露也有傷大雅。儘管如此，仍然有極少數的專書出現如惠棟的《明堂大道錄》，我們的書目就到此結束。

最後，讓我們來看看宋朝以後針灸銅人鑄造的情形，它具有記載穴道位置及體表解剖的功能，這個傳統開始於西元1027年的王惟一，他在開封城作了兩座銅人。1128年金人即使沒有掠奪兩座，至少也拿走了一座，這一座在1290年忽必烈汗遷都北京時被重新發現。1265年，忽必烈汗命令阿尼哥另外鑄造了一座銅人，所以在1370年以前，至少有三座銅人存在，因為直到1370年為止都仍有它們的消息。明朝（西元1443年）英宗又命人造了一座，而1537年高武造了大、中、小三座銅人，1727年太醫們造了很多小銅人（圖34）以供教學之用，那時候北京的藥王廟也存有一座真人尺寸的銅人。1797年日本曾複造了一座，在1934及1941年又加以複製。

對於這些銅人的去向，各家說法紛紜，謝利恆說他於西元1934年曾在北京的延德殿目睹一座古代的銅人，雖然銅人只有4英尺高，但也是由前後兩半所合成（和王惟一的作品一樣），但是沒有內臟的模型。而陳邦賢相信王惟一的作品中一座遺失於十二及十三世紀中，另一座則在1900年的戰亂中被帶到日本，現在東京博物館有兩座銅人，但他們的來源相當令人困惑，根據陳存仁的說法一個鑄造於1663年，另一個則在日本鑄造而於1797年呈給天皇，但在1663年的中國文獻上並沒有鑄造銅人的記載。其中的一個由相當厚的銅板所造成，裡面中空，分為十節，由細銅絲聯結在一起，穴道的位置由雕刻而成卻沒有小洞，

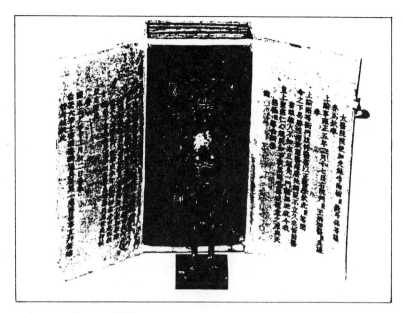

圖34　裝在盒子裡的銅人，高10又¼吋。這是在1727年所鑄造的
　　　銅人中的一座，盒子的兩邊蓋子刻有御賜太醫的名字。太
　　　醫院受命鑄造銅人，以發揚針灸醫學。

另一座在很多方面很像王惟一的設計，它是否就是宋朝的二座
銅人之一呢？

　　針灸銅人仍然被陸續發現，1959年，一個傳統中醫沈少台
獻出一座家藏的銅人（大約五百年的歷史）給政府，假如年代
正確的話，它必是出自明代，也就是我們上面所提到的銅人之一。

　　在我們結束這些歷史回顧的時候，我們應該記住中國文明
是個活的文明，不是一成不變的。因此它的傳統技藝一直到今
天仍在進步，針灸也不例外，針灸跟別的醫學一樣也接受了很
多不被正統學者承認的民俗技藝，而後一步一步的改進成為前

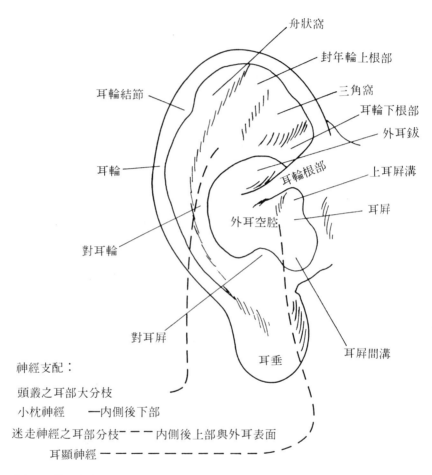

舟狀窩

封年輪上根部

三角窩

耳輪下根部

外耳鈸

耳輪結節

上耳屏溝

耳輪

耳輪根部

耳屏

外耳空腔

對耳輪

對耳屏

耳屏間溝

耳垂

神經支配：

頭叢之耳部大分枝

小枕神經 ──內側後下部

迷走神經之耳部分枝─ ─ ─內側後上部與外耳表面

耳顯神經 ─ ─ ─ ─

圖35 外耳各部位的解剖名稱。

所未有的新成就，首先它在奇穴的數目就增加很多，一份當代
的權威文獻指出以下的數目。

頭頸（特別是面部）	13
胸腹	3
腰背	32
手臂	9
腳	6
	共63

這些奇穴對下列的疾病有很重要的貢獻，如偏頭痛、三叉神經
痛、青光眼、鵝口瘡、癲癇及一些心身疾病。另一個進展是多
針療法的使用，在一個輕把手的末端裝五到七支針，然後在一，
二處穴道輕輕敲打，雖然這種梅花針，七星針並不是新發明，
但目前卻很流行，因受大部分適合針刺的疾病都適用這種療法；
此外尚有電針療法，利用弱電流給予規則的刺激，以代替傳統
用手的拈針手法。有些時候則將針留置在穴道一個禮拜之久，
以刺激神經末梢，這種皮下埋針的方法所使用的針有如圖釘一樣。
但是近年來不論在治療或診斷上，最奇異、最偉大的發展則是
耳針的發展。東西方都指出外耳與身體各部分都有著很大的關
聯存在！圖35指出外耳各部位的名稱。
一般而言，所列出的靈敏點的圖類似一個胎兒在子宮內的情形，
胎兒倒立，頭頸在下，而臀部及下肢在上（見圖36a. b. c. d）。
它們的關聯如下（如圖37a. b）：

耳垂	面部，眼
對耳屏	頭頸
耳屏	內耳、喉、腎上腺

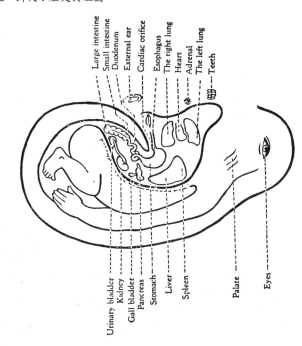

Large intestine
Small intestine
Duodenum
External ear
Cardiac orifice
Esophagus
The right lung
Heart
Adrenal
The left lung
Teeth

Urinary bladder
Kidney
Gall bladder
Pancreas
Stomach
Liver
Spleen

Palate

Eyes

圖36 b.與a相同，以英文表示

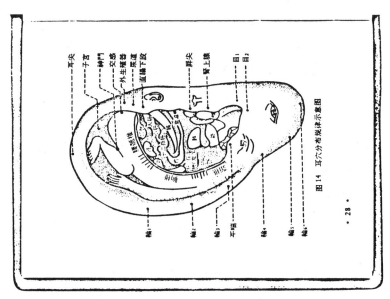

耳尖
子宮
神門
交感
外生殖器
尿道
直腸下段

屏尖
腎上腺
目₁
目₂

顳₃
顳₂
顳₁
平喘
顳₄
顳₃
顳₅

圖14 耳穴分佈規律示意圖

• 28 •

圖36 a.耳穴分佈規律示意圖

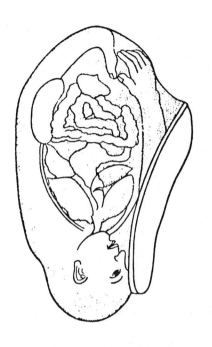

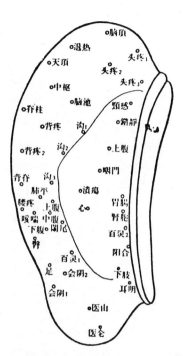

圖36 c.耳背治療示意圖。　　　圖36 d.耳背穴位圖。

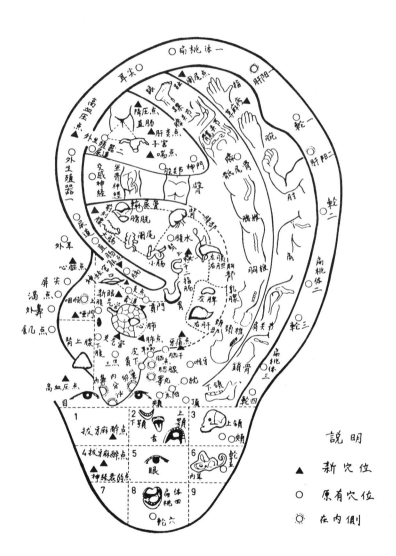

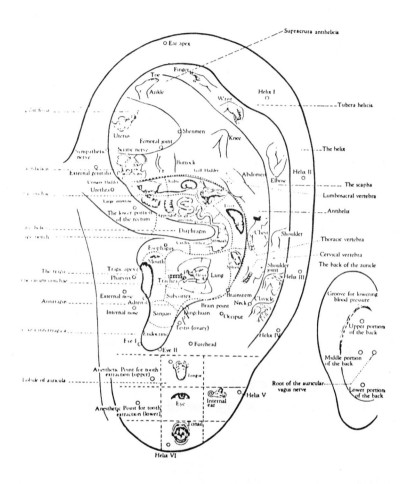

圖37　外耳穴道圖，內有人體各部位圖。左 **(a)**為中文圖，上 **(b)** 為翻譯圖。

上耳屏溝	外耳
耳輪根部	橫膈
外耳鈸	肝膽脾腎膀胱
外耳空腔	心肺
耳輪根溝	腸道
外耳表面	背
對耳輪	脊柱、胸、腹
對耳輪上根部	下肢及腳
對耳輪下根部	臀部
三角窩	生殖器
耳輪結節	手
舟狀窩	上肢及手
耳屏間溝	卵巢

大約有72個耳針的穴道，一般稱為反應點，大部分以有關的身體部位為命名的亦依據，但也有些特別的命名：如平喘，就用來治氣喘，它位於對耳屏；神門則位於三角窩的頂尖。有些反應點有很大的麻醉效果，在診斷的時候醫生用探針找出最為敏感的點來，另外也可用電極找出電阻最低的點來，而後再參照別的觀察來建立診斷。

粗看之下，很難相信一個不很重要的器官與身體各部分有這麼大的關聯。然而它的神經分布卻是相當複雜的，它有4個來源：頸部神經叢的大耳分支，小枕神經（lesser occipital nerve），迷走神經的耳部分支，以及耳顳神經（auriculo-temporal nerve）。因此我們不難相信，這些神經幹的神經元一定與大腦內不同的

中樞有所聯絡，這些中樞又與身體各部位有關聯。

　　這個系統的來源也有疑惑。《內經．靈樞》有「脈會於耳」的說法；《難經》則有在耳部附近下針以治耳聾耳鳴的方法；但是這些和近代精細的耳針學都沒有關聯。唐代及其後也有類似的說法；現代耳針在中國及法國幾乎是同時發生的，法國的Nogier開始於西元1956年，中國也早不了幾年；前者似乎受到一個古代或中古時代外科醫師的零星記錄的影響，而後者則受到中國文獻的影響。

　　剩下來要談中國針刺受到西方的刺激以後，在技術上的一些新發展，比如在阿是穴實施皮下注射，注射的藥品有胎盤粹取物，維生素、抗生素，傳統的中國藥物，以及蒸餾水──使我們回想起本古世紀初期法國興起的一種治療方法。其它的新技術尚有對疼痛點的強烈刺激，甚至引申到利用鑷子對主要的周圍神經加以「按摩」。這種技術在局部麻醉下施行，據說能使小兒麻痺及腦膜炎所引起的麻痺恢復自主的運動。最近又利用西方古老的反刺激技術將羊腸線埋在穴道附近。這個方法據說對胃及十二指腸潰瘍、氣喘、腰腿痛有卓效，總之，在中國針灸學是一門相當多采多姿的醫學而且正方興未艾，至於剛興起的針刺麻醉我們將在後面討論。

第四章
灸法

古人說只知湯劑而不懂針劑，或只知針刺而不懂灸法，就無法成為真正的上醫。可見針灸實在是最重要的。

這是西元1447年金禮蒙在《針灸擇目編》序言中所寫的一段話，也正是歷代中國醫師共同的看法。我們可以回顧這篇專文的前面幾頁對艾灸和針刺所下的簡短定義。灸是艾絨的燃燒，艾絨一般被塑成錐狀，間接或直接放在皮膚上並因而造成燒痂，有時候則製成雪茄狀（艾條），放在離皮膚稍遠的地方燃燒，提供放射熱量產生輕微的治療效果。這些過程的傳統名稱為「艾絨灸」。正如我們即將看到的，艾絨灸所選用的穴道和針刺的穴道雖然不全相同，但也大致相符，一般認為灸法適用於慢性疾病，針刺則適用於急性病。

灸法必定來自於反刺激（counter-irritation）的作用。灸能緩解各種疼痛的事實極易明白，尤其是以稍後所討論針刺治療和止痛的生理學及神經生理學機轉的觀念來評估。假如大腦皮

質對於疼痛的認知被壓抑，那麼很多由疼痛引起的反應也會受到抑制，因而可能提供身體自然痊癒的力量一個機會以對抗引起疼痛的致病物質或機能失調。輕微發炎的也能激發吞噬作用（phagocytosis），「灸」所引起的輕微疼痛，也能啟動ACTH軸並且升高血液中可體松（cortisone）的濃度。

我們現在討論一些關於艾絨的製造及性質的傳統理論。一般認為河北蘄州所產的蘄艾是最好的艾絨，農曆五月採收並完全曬乾，將艾葉磨細後，因為葉子背面有一些細絲所以就成為灰色纖維狀，有如棉絨——這就是「艾絨」或「熟艾」。艾葉含有一些黃綠色的油質，所以新製的艾絨要在烈日下曝曬幾天以將油質蒸發；假如不這樣作，艾絨會燃燒得很快，使病人感到劇烈的灼痛。艾絨應保存於乾燥而緊密的容器中，使用時再拿出來。所有使用灸法的醫師一致認為，艾灸所造成的疼痛，並不令人覺得不愉快，反而令人有種暢快感，一種很舒服的感覺，就像針刺（acupuncture）時的感覺一樣。燃燒菸草、木頭、棉花等物質或是局部使用蒸汽或電刺激都不能產生這種效果。Sakamoto Mitsugi和其它的日本學者認為燃燒中的艾絨有一些活化的物質會被皮膚所吸收，正如燃燒中的煙或雪茄雖然大部分碱性物質都留在煙灰中，尼古丁卻會被吸收一樣。事實上也沒有其它物質能帶來艾灸這種暢快的感覺。有時艾灸所造成的痂皮很難痊癒，一般書籍都記載有洗液或膏藥的處方以便治療。

艾絨能製成大如雪茄或小如米粒。普通它只是用來造成熱刺激，不會造成灼傷，稱為「溫灸」，以前也稱為「無瘢痕灸」。傳統的方法是在皮膚和燃燒的艾炷之間墊一層植物性物質，有種手法是在一層豆醬上放艾灸（豆醬灸）；有時也放上蒜頭片

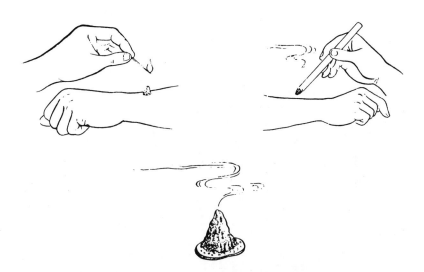

圖38　直接或間接灸法的技術：(a)使用艾炷直接灸。瘢痕灸讓艾
　　　絨燒到皮膚上產生水泡而造成疤痕。無瘢痕灸則是當病人
　　　有灼熱的痛感時，就移去艾絨而重新再來（左上圖）。(b)
　　　在艾絨與皮膚間墊以薑片，蒜頭片的間接灸有時也用一層
　　　鹽巴（下圖）。(c)使用艾條的間接灸（右上）利用這些方
　　　法，艾灸可以產生灼燒至輕度熱療種種效果。

（隔蒜灸）或薑片（隔薑灸）。這樣的熱刺激能夠先收縮而後
擴張血管，刺激麻木或麻痺的區域，對受到刺激的神經末稍產
生鎮靜的效果，並且防止細菌感染。以上都是古代的方法，十
九世紀以後才盛行將艾絨製成雪茄樣，在治療部位返復艾灸（如
圖38），稱為「押灸」，至今用者甚眾。古書上還記載著很多
奇怪的點燃艾炷的方法，最好的方法是利用凸透鏡在太陽底下
聚光，或使用蓖麻油點燃艾條，有時也用蠟燭；但是不建議使
用松木，桓木以及其它木材引火。

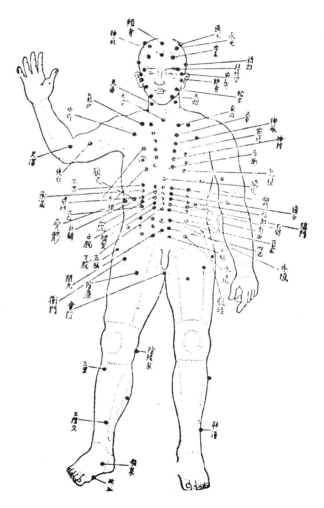

圖39　張世鑣《溫灸學講義》，人體正面的灸點圖示。

第 二 圖

全 體 孔 穴 背 面

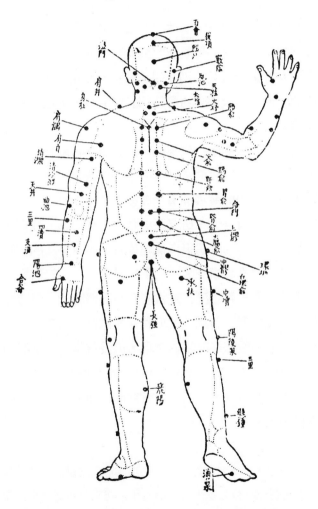

圖40 張世鑣《溫灸學講義》，人體背部的灸點圖示。

　　雖然灸法的技術比針刺簡單，但基本上仍然須施行在正確
的地方。灸的地方大部分與傳統的針刺穴道相同，但也並非全
然一致。圖39和40繪出現代灸法所常用的部位，分為前後兩面。
正如有「禁針的穴道」，灸法也有某些禁灸的穴位。雖然這種
禁忌隨著技術及經驗的發展已經減少了很多，但仍然有些地方
不宜施灸。針刺最常見的副作用是暈針，而在某些穴位施灸也
有同樣的情形，但大部分的書籍都記載有急救方法。施灸的醫
生也使用阿是穴；他們在某些病例也使用湯劑。古時候不論是
用針或用灸一次只刺激一個部位，而且絕不會同時既用針又用
灸；更有甚者，以後我們會對其中某些作法有所懷疑，而且這
些懷疑也隨著歷史的發展而有所改變。

　　有歷史才能有今天，研究歷史是件有趣的事。我們研究針
刺的文獻時，已經描述過很多標題或目次中有灸法的書籍，但
也有另一類書籍是專講灸法，而不提針刺的。一般醫學史家偏
向認為灸法的歷史應遠溯自遠古甚至新石器時代，但這種想法
和我們曾經提到對「石鍼」的附和並無兩樣。《詩經》（西元
前七世紀）有一段採集艾草的詩章，但沒有指出艾草的用途。
最早的一段醫學文字出現在《孟子》，約在西元前300年。孟子
說君王如果仁愛百姓，人們就會擁戴他，即使他不想登位，人
民也會擁他為王。

　　　今天下之君有好仁者，則諸侯皆為之歐矣。雖欲無王，
　　不可得已。今之欲王者，猶七年之病求三年之艾也。苟為不
　　畜。終身不得。苟不志於仁，終身憂辱，以陷於死亡。

換句話說，假如不先抓住機會，信服這些古老但實用，足以治療其自私毛病的真理，就沒有機會獲得王位。雖然我們在這裡有一篇確實的醫學文獻，它卻沒有直接提到灸法，所以孟子所指的可能是艾草的別種性質，極可能是某一品種艾草重要的驅蟲效果。但是李時珍卻確信孟子所說清楚地指出使用艾草作反刺激作用之前必須先曝曬，乾燥並且儲存一段很長的時間。

漢朝有一本《灸經》，而且極可能不只一本，但都已失傳數百年；事實上，《隋書》書目西元656年裡所列的書籍在梁代末年（西元556年）就已失傳。然而，這個書名又出現在《舊唐書》的書目中（西元945年），可能是古書重新被發現，也可能是新書冠以相同的舊名；無論如何，這本書還是沒有流傳下來。漢朝作者對灸法的立場。因為藥劑自然史中最古老的《神農本草經》（大約西元前二世紀到西元前一世紀）當中根本沒有任何記載而變得更為複雜。但是《名醫別錄》則有某種程度的記載，書上說艾草可以治療許多疾病，並且介紹許多曝曬和陰乾的方法，以及列舉許多艾草內服湯劑的作用。《名醫別錄》是一本醫案成書於西元523年到618年之間，作者是李當之（西元225年）和吳普（西元235年），陶弘景（西元692年）則根據《本經》為其作註。由此，可以假設現存對艾草的最古老描述出於三國時期（西元第三世紀）或是晚至西元第五世紀末年，正是齊梁之際陶弘景在茅山研究煉金術，醫藥以及自然史的時代。

這些年代對灸法的文獻而言是豐收的年代，《隋書》書目增列了許多書籍——雖然如今皆已失傳，比如，有一本《歧伯灸經》，年代必定相當久遠，因為它也採用了黃帝和歧伯的對話形式；另外尚有《曹氏灸方》及《雷氏灸方》。特別令人注

目的是兩本隋朝以前的書籍：《針灸圖經》，《針灸圖要訣》。雖然無法確定這些書籍的成書年代，但是其中至少有部分可能早在西元三世紀，正是皇甫謐《針灸甲乙經》的年代（西元280年），這足以說明灸法在漢朝末年就已廣為流行。至此應該回顧鮑姑的工作，鮑姑是偉大煉丹師——葛洪的妻子，以灸法聞名當時的女醫師。同一時代另有秦承祖著有《偃側雜針灸經》（西元460年左右），今已佚失。秦承祖是劉宋時代傑出的醫師，他也著有關於臨床診斷、脈象、生藥以及自然史的著作。

　　唐代出現更多關於灸法的著作，並且流傳至今。大約在西元670年，一位精研醫學的大官崔知悌，著有一本以灸法治療結核病的專書《骨蒸病灸方》。書中有四幅圖畫並且詳細說明膈俞及膽俞四個穴道的位置，後代又稱之為《崔氏四花灸法》。隨後心俞亦被加入「灸勞法」以治療結核病。西元七世紀有一本不明作者的《明堂灸經》。此書可能完成於唐代之前，確實的年代仍然存疑；無論如何，王懷隱將之納入西元992年的《太平聖惠方》，並在1311年增編內容成為如今的版本。隋唐時代針師和灸師之間有呈現兩種極端看法的感覺。正如我們稍早所見，王燾在《外臺祕要》（西元752年）強烈抨擊針刺的危險性，他在書中只提灸法摒棄針刺，所以此書可視為灸法第一本大作。隋末唐初的孫思邈與王燾觀點一致，但隨著經驗的累積，他才改變了態度，而在其後的著作對針刺與灸法等量齊觀。當然灸法也有它的批評者，晚漢的張仲景十分重視施灸後強烈的內臟反應，並說有時接受灸法之後很難恢復氣血平衡。

　　宋代有另一本重要的灸法著作《西方子明堂灸經》。西元1050年左右刊行，此書與王惟一的針灸銅人圖書等量齊觀，並

且首先在山西省的汾陽發行。《西方子》圖示了人體前後左右可施灸的穴道。西元1128年，北宋的首都開封失陷於金人幾年之後，莊綽發表了著名的《膏肓灸法》。膏肓是位於肩胛骨附近一個穴位（圖41），它的名稱起源於我們所提到過的一個古老傳說，故事中描述西元前580年膏肓對話說病已無藥可醫，因為它們已藏身在「心與膈之間」。在對抗韃靼人的戰爭中莊綽受到很多病痛，似乎是瘧疾，腳氣，以及其他的疾病；但在難民營裡沒有一個醫生可以幫助他。最後，他在1107年遇到陳了翁，在他的膏肓穴灸了三百壯之後，疾病就霍然而癒。可能他也發現南方某些難民營有較好的生活環境。莊綽迫切地想讓每個人都知道膏肓穴的價值，且使不同體格的人都能自己測量出它的位置，他在書的最後畫圖解說正確取穴的方法。膏肓以及相關的膽俞，膈俞，至今仍被認為是灸法重要的穴道，並且被用於結核病，氣管炎，助膈炎，「神經衰弱」以及全身乏力。

最後，南宋另有兩本灸法的重要著作。西元1226年聞人耆年著有《備急灸法》，此書有極好的圖示（圖42）。書中討論了二十三種疾病，包括瘧疾，闌尾炎，疔，潰瘍，癰以及精神問題的治療。圖譜的開頭，有一幅特別精美的圖，顯示出針灸取穴的度量系統。聞人耆年這本書主要根據兩本較早期張煥於西元1100年至1126年之間所作的書籍，現已失傳，若非此書的文字及圖表曾在日本保留至西元1890年，我們也不曉得有此著作。聞人耆年的書和一本後來只留存於日本的書籍《針灸擇日編》（西元1447元）——有重大關聯，此書為全循義及金義孫所作。此書將我們所謂的人體晝夜變化及實施針灸最佳時機的選擇聯結在一起。

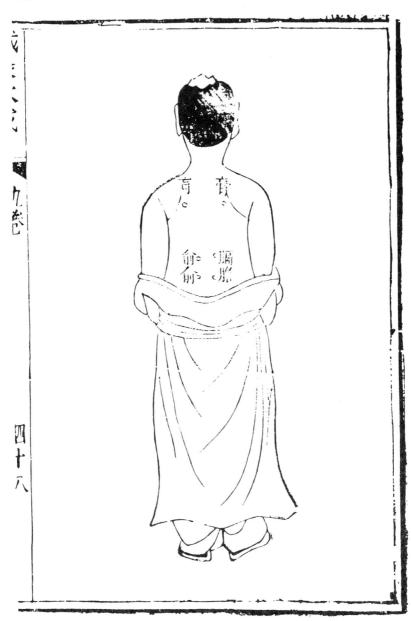

圖41　膏肓，膈俞及膽俞穴，繪於《針灸大成》（1601）。

　　現在只剩下一些灸法的特殊運用有待討論，這些用法往往帶有非凡的意義。首先它常被用於中年人，令人驚訝的是它被用於預防疾病。孫思邈在西元第七世紀曾記載，前往吳蜀的官員，都會在身上留下兩、三個不癒合的灸痕，以避免染上瘧、瘟、瘴、癘。有一句俗話：「若要人常安，莫使三里乾」。古人遠行，艾絨常是第一件優先的備急藥品。就算居家，也有人每隔十天即在三個或更多的穴道施灸以保健康。這個風俗至少流傳到一千年後西元十七世紀，因為吳禮嘉在西元1460年重刊王燾的《外臺祕要》（八世紀）時作序寫道：「常用三年之艾，就不會生病」。

　　其次，我們可以在灸法的文獻中發現某些特殊的程序是用來讓灸法達到最佳效果的。其中之一是「騎竹馬灸法」，讓病人騎著竹馬或竹竿然後在背部施灸，兩側有人加以扶持（圖42）。這幅取自《備急灸法》的圖示翻印於圖42。圖中的兩個膏肓穴位於沿肩胛下二分之一的位置。依據十三世紀左右的說法，所有的氣血循環都經過膏肓二穴，氣血流動可能會受到阻礙或過於旺盛，灸法可將氣血恢復正常狀態，以治療因為毒氣侵犯營衛所引起的癰疽。為什麼要騎在竹馬上？因為這姿勢會牽動尾閭，使門戶大開以便氣血之流注；然後會有一股熱流由尾閭直到湧泉，而後周流全身。以現代醫學眼光來看，可能是這種灸法必須刺激第3、4、5對胸神經的背側主要分支，而不影響其它神經；跨乘的姿勢正好可調整背部的皮膚以達到所需要的效果。

　　灸法在傳統上另一個重要用途在於毒蛇咬傷。在《太平廣記》（一本搜集許多傳聞軼事，奇蹟及言行錄的書，成書於西元978年）中，趙延禧舉例說如果人被惡蛇，特別是腹蛇或虺咬

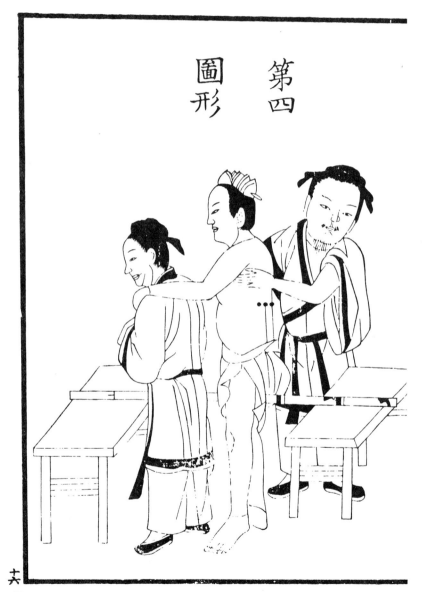

圖42　《備急灸法》（1226）的一幅圖，騎竹馬灸法在膏肓穴用灸的情形。
　　　採用此一姿勢的可能原因在文中有所討論。

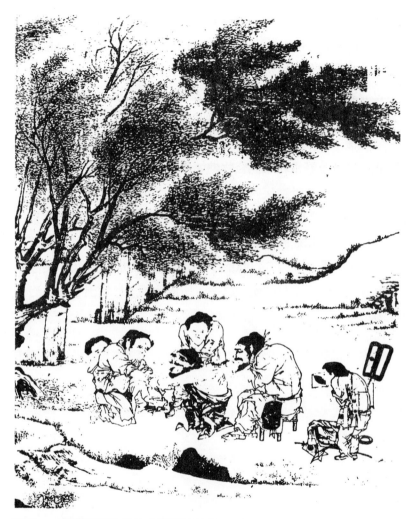

圖43　一個鄉下醫生的施灸情形的手卷圖；他的兒子站在右邊手拿著膏
　　　藥，但是老農夫似乎有點無法忍受燒灸。
　　　南宋李唐《灸艾圖》。（十二至十三世紀，可能是1150年）。

傷，一定要立刻在咬傷的部位施灸。這樣可以立刻止痛，假如不這樣作，病人可能會死亡；毒蛇的牙痕可以指示出灸的部位。無疑的，阿拉伯及歐洲的醫學傳統上也對這種病例施以燒灼，這也並非全無道理，藉著破壞咬傷部位一些表淺的組織，可以延遲毒素被吸收進入血液循環的時間。

最後，現今的中國醫生也正在研究灸法。一個最近的報告是研究艾絨及蒼尤粉末混合物燃燒煙薰對流行性感冒，慢性氣管炎以及其它呼吸道疾病的效果。病人吸進的混合物當中包含10%的艾絨以及40%的蒼尤，其餘的則為各種木質的灰分。效果的評估則是利用症狀的減輕或消失，凝集試驗，以及其他客觀性標準，結果發現約有4,000例病患獲得良好的治療效果。慢性支氣管炎是中國常見的疾病之一，所以他們急於找出有效的治療方法。

第五章
針刺治療及針刺止痛，
生理學的評估

　　最後，終於到了我們以現代科學知識的觀點探討整個針灸
的體系的時候。雖然在幾十年前這可能是一件非常冒險的事情，
但是到了今日，又有某些結果可以討論。這個主題和我們以前
所探討過的《中國科技史》在許多方面有極大的不同——以地
理學及機械工程為例，中國傳統的觀念及技術基本上都與世界
上其他的文化大致相同，但是針灸卻是相當特殊而且不同，需
要以生理學和病理學觀點的特殊解釋。針灸也是一門備受爭議
的技術，而且正迅速的發展遠超過我們以前的主題。關於這方
面有太多的文獻，我們只能從中挑選一些具有代表性或特別具
啟發性的書籍和論文。不具有生理學知識背景的讀者可能需要
參考相關的參考書籍才能得到適度的了解，可能包括神經生理
學裡歷史的一般性介紹，對於中樞神經和周圍神經解剖的基本
知識，以及它們的功能對身體和心智關係的介紹性說明。
　　當然，我們可能發現世界上仍然有許多人反對以現代科學

的觀點解釋針灸——或是以這種方式解釋中國醫學技術的其他分支的任何嘗試。某些舊式的傳統中醫浸潤於我們所曾考察的古老文獻，就可能持有這種反對的論調。事實上，西元1964及1972年兩度造訪中國大陸很多的醫院及醫學院期間，我們有相當多的機會觀察到傳統的中醫很難偏離傳統的思考方式，即使他們具有最強烈的意願和受過現代西式訓練的內外科醫師合作。但是，然而，很明顯的整個中國醫學哲學本身形成一個完整的整體，形成一個網架上面掛滿了兩千多年所累積的臨床經驗。對於這個困難，並沒有簡單的解答。

另外，值得注意的一點是以現在科學的眼光來解釋「中國醫學實際的意義」是一回事，而以同樣的方法來解釋「中國的醫生認為他們正在做什麼」則是另一回事。後者又比前者令人困擾。在科學的哲學領域裡可能根本沒辦法使用後來的觀念來合併先期的觀念典範。雖然人類實用主義的知識不斷進步，我們又怎能在「黑膽汁」（black bile），或者anathumiasis，或是modus violentus和「膽酸」（cholic acid），或是「噴氣孔」（fumaroles）或是「氣體動力」（aerodynamics）的觀念之間畫上一個等號呢？所以有些人不敢接受Porkert以能量（energy）觀念解釋古代醫學哲學中各種不同的「氣」的系統化嘗試。Khoubesserian是法國一組針灸學家的代表人物，就極度強調將我們現代的能量觀點應用到傳統「氣」的循環的危險性，特別是輕易的把它比喻成生物電流或電阻，等等；而且他認為中國的系統即使尚未完全成為昨日黃花，也是屬於古代或中古時代的，基本上極為學究。他認為他們用來解釋任何事情的陰和陽，在本質上是文藝復興時代以前的觀念（Pre-Renaissance ideas），

而五行正如亞里士多德的四氣論一般，在今天是無法被接受的——除此之外，許多使用針灸的西方醫師表現出針灸是一種不須要實驗診斷或是現代診斷步驟的「真理」（illuminisme）。他如此記載：「假如要別人正視我們，不把我們與接骨師或宗教療法相提並論，我們就必須或多或少放棄整個哲學性、宇宙發源性（cosmogony）和神話性的中國式架構，過去四十年來我們曾在其中糾纏不清。讓我們將之徹底清除，摒除從前的觀念來正視我們的問題。皮膚以及中樞和交感神經系統的生理學和解剖學的研究，體內生化及酶反應的探討，這些應該能夠提供我們足夠的方法來解答『針灸到底是什麼？能夠做什麼？』這個問題。」雖然這種說法頗為極端，然而出自一位西方的針灸醫生也是一件有趣的事，而且很多中國的同好也同意他的說法。對於這點我們則持保留的態度？但是在這一章中所必須專心注意的正是這個判斷的工作。

　　因此我們首先要討論的問題是：是否有任何組織學構造相當於中國醫師在人體表面所描繪出來的經絡穴道。假如沒有，那是否有其它方法認定它們？之後，討論將明顯地分為兩部分，一則根據數千年經驗的針刺治療用途，其次利用針灸麻醉進行大手術，則是近二十年來的發展。提到治療觀點之後，將會提到這個系統在古代的洞察力和正確的觀察之下的可能起源，並進而討論就現代免疫學和內分泌學而言，針刺治療可能的運作模式。第二部分的討論將引導我們進入疼痛的神經生理這個迷人的主題當中，雖然現代對這個主題的理解距完整尚很遙遠，但是基於針刺止痛這種無可懷疑的現象，卻有極高的可信度，比起我們對針灸治療的其它假說，立足更為穩固。最後我們將

探討中國系統的穴道和東方武術或法醫學上所謂的特別敏感部位或危險點之間的關係。

　　近年來有不少人嘗試各種方法以顯示經絡系統的巨觀生理，或是找出其解剖學上的構造。西元1963年韓國人金鳳漢及他的助手發表論文聲明在經絡穴道附近的表淺部或深部都有一些小體（corpuscle），而且不論在血管內外，它們之間都有細管相通。這些微觀的發現，受到謹慎的歡迎，在其後的幾年內不同國家的組織學家加以反覆研究，卻無法得到同樣的結果。Kellner提出證據顯示穴道底下的皮下組織較其它部位有更多的神經末梢，但找不到金鳳漢所描述的構造。毛囊受到病理性的傷害時，十分類似金鳳漢所描述的構造。皮膚的小血管常常受到傷害並失去作用，因而充滿纖維塊或疏鬆的結締組織，使人錯以為它們是血管內的小纖維。而Vater-Pacini小體（感覺神經末梢）也可能被誤認。現在我們對皮膚及皮下組織的組織學構造所知甚詳，如果有任何和經絡系統相關的構造存在，不可能至今未被發現。那麼有沒有比這更精細的特徵呢？

　　也有很多的研究嘗試利用電的原理來確定穴道，最常見的是測量皮膚電阻，或電流強度。東西方都有各式各樣測定儀的發明，例如Niboyet、Brunet及Grenier或日本的Manaka，中國也有這種發明。很多論文斷言穴道有較低的電阻，但是懷疑的論調亦相續不斷，至今尚未達成任何肯定的結論。事實上，很多嚴謹的論文都顯示無法確定這些報告上所謂的電阻差異，表示出任何人都可以藉著適當的操作得到任何數據，自我欺騙更是輕而易舉的事情。儘管如此，中國大陸仍然藉著電子探針來尋找耳殼或外耳上的敏感診斷點（耳穴診斷）。

　　前面章節加以保留的諸點仍待進一步的證明，但是既然提到這裡，我們之中有個人（J.N.）親身經驗過一個令人信服的示範，表示以電子儀器尋找穴道極有可能。在多倫多綜合醫院（Toronto General Hospital）的疼痛門診中心，Raymond Evans醫生已經花了很多時間去嘗試使用一種日製儀器來測量皮膚的電阻。受試者手握一個電極，而測驗者以另一個鈍頭的電極在皮膚上一個部位又一個部位地輕觸一發現穴道時，機器會像蓋格計數器一樣發出嗡嗡聲，而在穴道以外的地方則只會發出滴答聲。同時電極下方的組織會感覺到深部但是無痛的針刺感有如輕微電擊一般。合谷穴和足三里穴是很容易確認的穴位，但是將這個試驗在全身已知的穴道上重複進行，並且使用雙盲系統，則不僅是受試者連實驗者都無法指出穴道的位置。相同的狀況下背俞穴卻很容易的測定。雖然沒有任何組織學的證據，卻有人認為穴道可能與皮膚及皮下組織的電解質的分布有關，因此汗腺可能扮演了某些角色，穴道的汗腺並不比別的地方多，但有較高的效率。但是Evans醫師指出人死後五小時以後這些效果仍然存在，與上述的假設無法一致。而且疑惑仍然存在：「兩千年前的中國醫生是如何發現穴道的呢？」

　　和這些辨別方面的努力極為不同的是電針治療卻愈來愈普遍，也就是將插在傳統穴位上或是經絡之間皮膚其它部位的針上通以電流。最早使用電針的人是西元1825年歐洲的Chevalier Sarlandière雖然這種觀念在歐洲並不流行，卻在中國重新發揚光大產生傳統醫學的現代復興，至今成為多種治療的基礎。西元1958年我們有幸拜訪西安神經醫院的電針門診中心，並看到它的整個治療過程（圖44、45），從那時起電針治療就廣為流傳。

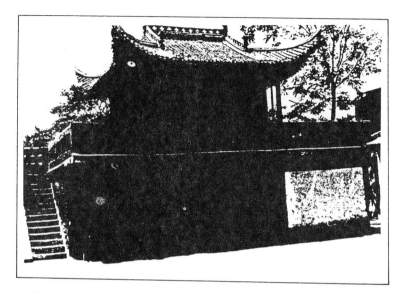

圖44　西安的古老建築物，1958年西北神經醫院的電針門診中心，
　　　以及它的生化實驗室曾使用這幢建築。那一年我們在這裡
　　　目睹了最早的現代電針，從此它就傳遍全世界，特別用於
　　　針刺麻醉。

電針電極的電流是1毫安培，0.004伏特，足以造成皮下肌肉的
抽動，並且刺激許多傳導到不同脊髓及交感神經徑路的神經末
梢。現在大家已接受電針對很多疾病都有良好療效的事實：高
血壓、婦科疾病、輕微或初期的癲癇、神經痛、迷路神經炎、
半身不遂，甚至神經質，某些妄想性精神疾病，和許多皮膚疾
病。西安的工作小組有時使用傳統的穴道，但是有時則依據神
經系統及皮肌節（dermatome）的現代知識選擇遠離經絡的下
針部分；直到最近中國大陸的電針治療仍然非常流行。而西安
的工作小組也作了很多有趣的動物實驗。

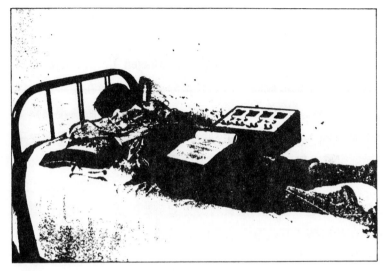

圖45　1958年西安的電針門診中心的一個病人，正電流經由插在
　　　背上的針輸入。

這次訪問的記錄中我們曾記下「電針治療似乎能夠減輕術
後疼痛」。這句話至今依然意義非凡，因為西元1958年中國大
陸的醫生及麻醉醫生才將針刺用於大手術的麻醉（針刺麻醉）。
正如我們即將看到的，發現電刺激對許多病例而言比手工或機
器操作要來得方便又有效之後不久，電針麻醉在今日已廣為盛
行。在這個階段，電氣生理學與針刺有三點是值得注意的：第
一、皮膚的電阻及其它特性的可疑領域。第二、治療上將針作
為電極以刺激神經末梢或神經的作法。第三、將這個方法應用
於麻醉，尤其是外科手術。但是現在我們必須回到與傳統穴道
或經絡有關的可能對象這個思考主題上面。

當然不用把刺激周圍感受體的機轉侷限於電氣性或機械性，

因為化學性的結構或功能也可能參與作用。皮膚及皮下組織富含酸性的黏液多醣體（muco-polysaccharides），琉璃醣炭基酸（hyaluronic acid），以及纖維原（collagen），有人指出聲波的壓力在耳朵內波動時，這些長型分子就會變形在聽神經內部產生電流傳遞。同樣地，視紫素（rhodopsin）是眼睛視網膜主要的接受體，它的變化產生神經輸入訊號。組織學家提到皮下的結締組織中有一種黏液多醣體蛋白質muco-polysaccharide-protein的「水綿狀物質」，在我們假設傳統的穴道沒有物理化學性的實體之前，這種物質的性質有待更進一步的研究。組織化學也可能在此扮演了某些重要的角色。Inglis也提醒我們以細針穿刺兩棲類及棘皮動物的卵以造成人工受精的傳統技術也造成影響深遠的細胞效應。

事實上到目前為止，整個對解釋經絡和穴道的研討都不夠精細。期待發現以前從未發現的顯微組織未免太過天真；它的本質可能是超顯微的（ultra microscopic），或者只有靠電子顯微鏡才能發現的意料之外的知識。如果任何這類的相關都成為不可能，也有可能經絡本身只是一連串相等的生理作用的聯線。在這方面尚有漫漫長路要走，而我們也不必太過武斷，以免像以前的星象家說「太空旅行簡直是胡說」，但是過了幾年人類就在月球上漫步了。也有可能我們必須回過頭來尋找穴道上或沿著經絡的細胞的生化特徵及超顯微微形態特性也說不定。目前為止我們一無所知。

當然，也可能有人將傳統理論視為無可取代的有用架構加以辯護，比如孫金清即作如是觀。再沒有比Sugihara Noriyuki以下的這段結論更簡明了：

> 針灸本就應該使用陰陽理論和經絡與脈象的關係以構成理論
> 一貫的體系……經脈就意味著先天及後天的陰陽之氣運輸到
> 體內特殊部位的路徑……相反的，當人體無法進行這個功能
> 時，脈象就會顯示某條經絡出了問題。針灸能夠加以治療。

　　但是現代科學的思考方式十分厭惡以純粹抽象的觀念來思考事情，因此一般趨於相信皮膚及皮下的各種神經末稍及感受體是針灸產生作用時作為媒介的解剖學實體。

　　另一個探討穴道本質的途徑是針對針刺時病人的主觀感覺所做的研究。很久以前中國醫學就注意到病人在針刺時會有特殊的感覺，並且一致認為如果沒有這種感覺的話，針刺就不會有效果。這種特殊的感覺稱為「得氣」或「針感」。典型的反應具有四種感覺：酸、麻、脹、重。後面三種較容易解釋。麻是麻木的感覺，脹是一種撐張，延展，充滿的感覺，就像那個部位呈水腫或脹大一樣。重是重量的感覺，酸的感覺最難以描述，可以想像成一種痠痛，就像走路，爬山或運動過量之後，肌肉疲勞或乏力的感覺。根據推測，像肌肉扭傷這種常發生的狀況，大約會有幾千個肌肉細胞受到破壞或損傷。我們必須在立即發生的快速初級反應和稍後發生的次級反應，或延長反應之間做一區分。因此痠可能在麻的感覺之後產生，而重則在麻脹之後產生。

　　典型的針感不僅在針刺點的附位產生，有時還會緩慢地沿著四肢及軀幹上下循行。無數的病人有過這種感覺。西元1315年的《濟生拔萃》對它有極佳的敘述。提到頭痛的治療時，此

書說：

> 針刺兩手合谷穴時，先要求病人咳嗽一聲然後下針五分，往
> 內捻針，然後要求病人吸氣三次，再向外捻針，令患者呼氣
> 三次，再向內捻針，然後吸五口氣，直到患者覺得針下有一
> 股痠感像線一般往上傳到頭部時要求病人深吸一口氣，然後
> 拔針。

這段文字強烈的暗示經絡的觀念至少有一部分是來自接受
針刺的病人的主觀感覺。有了這樣的經驗之後，很自然地就會
想像出線一般的傳導路徑，還有什麼比假設有種幾乎無法定義
的「氣」在這些路徑中流動更為合理呢？這個現象，再加上轉
移痛（referred pain）的很多表現，多少能夠解釋整個經絡系統
是如何產生的。

穴道與感覺之間是否存有任何特殊的關係呢？也不盡然！
這種主觀的感覺實際上很難預測，但是脹的感覺在軀體的部位
比較強烈，而在手腳各種針感能維持較久。在四肢，有時麻的
感覺之後才是脹重，也可能脹在麻之先。所有的感覺，特別是
麻道，往往就像是沿著一條線或幾條線般地擴散，特別是針刺
背部穴道時更是如此，雖然針感的循行往往和經絡走向一致，
但並非絕對。以瀉的手法下針時針感向上，以補的手法下針時
針感向下。

除了病人所報告的感覺外，醫師也能察覺某些現象。他可
能會注意到某些阻力的感覺，或針的跳動，就好像針被組織抓
住或吸入一般，事實上有一種類似括約肌般的肌肉收縮使得拔
針有點困難。這種現象稱為「滯重感」或「手下感」，這種肌

肉的收縮吸引了生理學家的注意力，他們比較EMG（肌電圖）與病人的主觀感覺。利用合谷，曲池，足三里等穴道，他們得到如下的顯著相關：

	強　烈	中　度	輕微或無
手下感　EMG, % of max.	79	41	20
針　感　EMG, % of max.	85	41	23

施行脊髓麻醉時，這些效應會完全消失，而且靜脈注射pentothal時亦是如此，於是有人歸結它們的機轉有賴於簡單的脊椎反射，顯示神經的徑路參與這個功能。檢查神經系統病變的狀況十分有趣，另一個實驗就是進行這方面的研究。某些肌肉或脊椎運動神經原有某種程度退化的狀況下（如肌肉萎縮性側索硬化amyotrophic lateral sclerosis，重症肌無力，小兒麻痺後遺症）。患者能夠有得氣的感覺，並表現出四肢感覺功能無損的肌電圖變化。脊椎空洞症（syringomyelia）以及梅毒癆（tabes dorsalis）的病人對疼痛及溫度的感覺受到損害也就沒有得氣感或肌電圖的變化。只有在肌肉營養不良症（myodystrophy）的病人才沒有這些相關，他們仍有針感但不會有EMG的變化。這樣的結果可以假設針感在脊髓的傳導路徑與疼痛及溫度感覺的傳導路線極有關聯。

第一節　針灸的治療範圍

現在來看看傳統上使用針灸治療的疾病種類（圖46）。傳

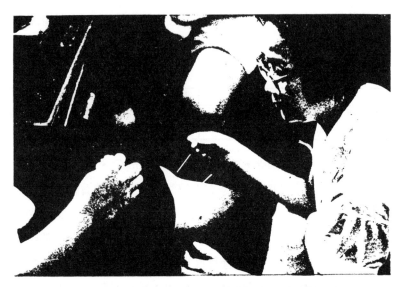

圖46　針刺治療，一位患者的右腿正在接受治療。1971年攝於上海。

統的中國醫學認為針灸可以治療百病，未免過於誇張，但是針
灸確實可以治療許多由於病原體侵犯，或是身體各部位功能失
調所引起的疾病。我們最好將中古時代以前的傳統中醫，與現
代東亞、歐洲和西方的針灸師對針灸的用法作個區別；不幸的
是大家並沒有一致的結論，所以無法加以確實比較。假如先將
疾病依下列方式分類，或許會較方便討論：

　　(1)由病原體（細菌、病毒、原蟲、黴菌）所引起的疾病。
　　　 傳染性（infectious）或是接觸傳染（contagious）。
　　(2)由食物或是毒性物質所引起的疾病——飲食缺乏，重金
　　　 屬中毒，可能還包括冠狀動脈栓塞。
　　(3)過敏性疾病。
　　(4)內分泌或外傷，生化或生理等因素所引起的功能失調。

有時是先天性因素。

(5)老年病，如風濕症，多關節炎（poly-arthritis），腦出血；
或錢幣濕疹。

表20詳細列出許多仍然使用針灸治療的疾病，依照不同的
分類排列。由這個表可以看出大多數疾病歸屬於功能失調——
不論是內因性或外因性。某些疾病，例如：傷寒、斑疹傷寒，
腦脊髓膜炎，各種型式的腦炎，瘧疾，或是血吸蟲病，在古代
確曾使用針灸治療；但是我們必須瞭解中古時代的中醫手邊也
有很多藥物可以應用，他們很少單獨使用針灸來治病。古代可
能使用針灸治療白內障、腫瘤，以及惡性腫瘤的頑固疼痛，今
日已經很難看到這些治療，這些可能是因為歷代以來，缺乏確
實的統計資料以評估針灸的臨床經驗的結果。某些由經驗累積
而成或是習以為常的觀念，更須特別注意。例如，有人認為任
何在生理上屬於可逆性（physiological reversible）的疾病都可
以使用針灸治療，這種觀念與把疾病二分為功能性病變、器質
性病變的想法並不完全一致。雖然這種疾病分類方式的適用性
仍備受爭論，卻常常被用來畫定針灸的適用範圍。另外，也有
人認為針灸對各種疾病所產生的劇烈疼痛最為有效，或者對慢
性病的功效比急性病來得好。無疑的，某些病例對針灸治療的
效果極為神奇。就疾病的身心觀點（psycho-somatic aspects of
illness）而言，我們也不可以忘記，過去幾千年來中國醫學的一
大原則就是必須考慮患者精神和生理的各種狀況，將患者視為
一個整體來加以治療。雖然只是做為群體治療和社會適應的輔
助治療而非用於精神治療（psychotherapy），今日的中國大陸
仍然使用針灸來治療精神疾病。順便一提的是，也有人報告針

表20　習慣上使用針刺治療的疾病和病理狀況的分類

I (病原體)	II (食物或毒物)	III (過敏)	IV (功能失調)	V (老年病)
桿菌痢疾	腳氣病	氣喘	胃及十二指腸潰瘍	風濕症
霍亂		乾草熱	腎炎	關節炎
鼻竇炎		其他過敏性	肝炎	偏癱
慢性結腸炎		疾病	腰痛	前列腺炎
肝炎			纖維組織炎 (fibrositis)	腦出血
闌尾炎			坐骨神經痛	
疱疹後神經痛			偏頭痛	
小兒麻痺			三叉神經痛	
牛皮癬			痔瘡	
結核病			靜脈曲張	
聾啞(由於聽			痛風	
神經退化)			高血壓	
其他聽覺疾病			脊椎外傷	
扁桃腺炎			貝氏面神經麻痺 (Bell's palsy)	
支氣管炎			尿路結石	
結膜炎			膽囊炎	
喉炎			青光眼	
痤瘡			痛經	
濕疹			脊椎炎性崩解	
			椎間板脫出	
			巴金森氏病	
			甲狀腺腫大	
			流鼻血	
			咳血	
			吐血	
			血尿	
			血便	
			失眠	
			心跳過速	
			心跳過慢	
			腎絞痛	
			黃膽	
			paget's disease (osteitis defor- mans)	

灸對於藥物上癮的治療也有明顯的效果。

　　針灸最為現代醫學所詬病的就是缺乏統計學的證據，以致無法脫離民俗醫療以及暗示作用的範疇。缺乏適當的臨床對照實驗，「安慰劑效果」的存在，定量緩解和追蹤數據的缺乏，即使是當代的中國大陸也存在這些問題這些確實構成正視針灸治療的嚴重隱憂。只要這些問題繼續存在，西方人無論對它採支持或是懷疑、否定的看法，都無法得到足夠的立論基礎。但是沒有人可以說中國人不知道自然痊癒及自然緩解的可能性。《周禮》有一段文字值得在此一提，這件事發生於封建時代的醫師：

　　　　醫師負責國家的醫政，他們搜集各種藥物（毒藥）以治療各種疾病，凡有人受到外來邪氣的侵襲，不論是頭部或軀幹，都由適當的專家分別給予治療。
　　　　政府在年終根據每個醫生的紀錄作為升等和年俸的依據。治療率高達百分之百的醫師列為甲等，90%的為乙等，80%的為丙等，70%的為丁等，而治療率低於60%的則列為最低等。

下面有一段注解的文字：

　　　　為什麼要把治療率低於60%的列為最低等？因為有一半的病人不論用什麼方法治療都會痊癒甚至不治而癒。

　　這段西元前二世紀的文字很明白的告知我們病歷紀錄的保存，而西元二世紀鄭康成的注解更是古代中國學者具有懷疑精

神、態度嚴謹的例證。這就是幾世紀以來中國醫師累積他們針灸和其他臨床治療經驗的背景。我們必須提到另一種醫學文獻——醫案（病例報告書），從漢初（西元前二世紀）的于淳意起到晚清為止都有這種文獻，在許叔微（西元1132年）之後更達到高峰，然而，卻極少有人去研究這種精密而客觀的文獻。

　　雖然說缺乏精細的統計分析阻礙了對針灸療效真正價值評估的嚐試，但也不能說完全沒有統計資料。舉例來說，倫敦一個由十位合格醫師組成的研究小組曾報告過1000例針刺治療的病例，患者年齡由3週大到92歲。治療和效果卓著的占439例，另外290例有中等程度的改善或是明顯的緩解，所以可以說72.9%的病例對治療有顯著的反應。這些病例都是經過極為保守篩選的疼痛性功能失調患者，並以針刺為主要治療方式。蘇聯有一個更大的研究系列，包括西元1962年以前五年之間所蒐集的10,721個病例。其結果由Vogralik報告如下：

	病例數	百分比
治癒或顯著而持久的緩解	3505	32.7
顯著緩解，但緩解時間較短	3986	37.1
輕度緩解	2045	19.1
無效	1185	11.1

　　前二者的總和占了69.8%，和倫敦小組的結果十分接近。這個研究系列的病例也是以功能性失調為主，例如：胃潰瘍，高血壓，心絞痛及初期青光眼，或是支氣管性氣喘之類的過敏性疾病。最後，巴黎的Canas也同時報告了122個他私人的病例，

前兩項的總和為85.7%，第一項本身為68%。他的病例包括腰痛、坐骨神經痛，斜頸，扭傷，關節積水，鼻竇炎，急性喉炎，流鼻血以及潰瘍性靜脈曲張。

如果將以上的結果放在一起，就可以得到下表：

地點	作　　者	病例的約數	各 級 的 百 分 比					
			I 治癒或明顯緩解	II 明顯緩解	I + II	III 輕度緩解	IV 無效	III+IV
U. K.	Mann, Whitaker 等人	1000	43.9	29.0	72.9	-	-	27.1
U.S.S.R.	Vogralik	10700	32.7	37.1	69.8	19.1	11.1	30.2
法國	Canas	120	68.0	17.7	85.7	-	-	14.3
U.S.A.	Anon	660	55.7	16.4	72.1	13.8	14.1	27.9
	平均		50.7	25.05	75.05	-	-	2.49
	平均 (扣除法國的小系列)		44.1	27.5	71.6	-	-	28.4

稍後比較針刺治療和針刺麻醉時，我們會再提到這些資料。

一個由中國醫師組成的研究小組報告了一種十分不同的疾病——63例的桿菌痢疾。令人意外的是，針灸的效果比sulpha-guanidine藥物、phage，以及傳統中藥的效果要好。

	針灸	sulpha-quanidine	phage	中藥
症狀消失所需的天數	3.2	3.6	4.6	9.5
糞便回復正常所需的天數	4.6	6.2	6.0	9.3

　　所有的患者都痊癒了（如《周禮》所說，可能大半是自然痊癒），其後兩年之內都沒有復發的現象，所以這種療法便被採用為標準療法。

　　當然，我們對針刺治療只能提供極少數的統計資料，但是上海、廣東、桂林等醫院對闌尾炎的治療卻值得在此一提。一般而言，92%沒有併發症的病例都可以用針灸治療達到痊癒或緩解，但是其中42%會復發因而必須接受闌尾切除手術。每天下針2到3次，每次留針半小時，可以使疼痛很快地消除，體溫會下降，大多數患者的症狀會在6天後消失。不太嚴重的復發能夠再度以針刺治療。最令人感到興趣的是上海的研究還包括了狗的實驗性闌尾炎。將盲腸的末端紮住，注入葡萄球菌和鏈球菌的培養物；再以針刺治療，於第四天將治療組和控制組的闌尾切除，進行組織學檢查。控制組的發炎狀況十分嚴重，而治療組只有輕微到中等程度的發炎。更有趣的是如果將兩側第五到第十二節的背部交感神經節、神經主幹連同神經分枝一起切掉，則針灸的效應會完全受到抑制。同時，治療組的白血球吞噬係數（phagocytosis index）雖然只增加11.5%，可體松（hydrocortisone）的血液濃度卻增加99%。我們隨後將討論這個問題。

表21　上海醫院對闌尾炎之針灸治療

	病例數	痊癒	改善	無效	病例數	追縱 1～5 年		
						無復發	慢性症狀	復發
單純無併發症	500	323(64.6%)	139(27.8%)	38(7.6%)	391	118(30.2%)	108(27.6%)	165(42.2%)
有局部腹膜炎	78	28(35.9%)	17(21.8%)	33(42.3%)	40	17(42.5%)	9(28.5%)	14(35.0%)
有闌尾化膿	12	5	6	1	11	5	1	5
					追縱 4 年1530例			
						20.3%	38.4%	41.3%

　　再舉幾個針刺治療的實例。首先看中國大陸這一方面，西元1949年以前因為無知的針灸師並沒有接受過適當的醫學訓練，只對少數的偶發病例感到興趣，因此極少出現科學性的文獻。直到傳統醫學再度受到重視之後，才有很多的研究報告被發表。以肺結核為例，針刺對其神經功能失調的症狀（夜汗、胸痛、惡心，輕度咳血以及失眠）十分有效，對咳嗽的平息效果稍差，對發燒則完全無效。當然肺結核並不會因此而根治，但是75%患者的症狀得到明顯的改善，61%患者的症狀甚至完全消失。一個包括有48個病例的研究發現針刺配合傳統湯劑烏梅湯可以完全治好膽道蛔蟲症（ biliary ascariasis ），針刺可以解除疼痛，湯劑則可以促使蟲體排出。針刺甚至能使血吸蟲症的臨床症狀消失，並使糞便中的蟲卵數穩定地減少。解釋這種結果的最佳途徑就是血液中皮質類固醇濃度的增加以及抗體製造的增強。

　　很多「閒話」認為西元1950年以後歐洲針灸文獻的缺點是偏向於零星病例的報告。但是Krack則肯定針刺對闌尾炎以及對氣喘、疱疹、結節性紅斑、結腸炎，以及慢性皮膚病等傳統適應症的療效。此外，對潰瘍性靜脈曲張，Paget氏病（ osteitis deformans ）以及巴金森氏病的震顫也很有幫助。一般的觀念認為針刺止痛不適用於小孩和嬰兒，有趣的是某些嬰兒疾病如痙攣和下痢對針刺治療的反應都十分良好。Alberti曾經敘述過一個十分神奇的病例，一個患有角弓反張（ opisthotonus ），下肢痙攣，瞳孔放大，背部痙攣以及全身僵硬的三個月大的嬰兒，在接受治療幾個月後就完全恢復正常了。這些特殊病例的共同問題在於我們並不知道這些病症是不是會自然好轉，但是由各種文獻所得到的印象認為針刺能使身體本身的抵抗力和復原力明

顯地增加，對於神經病患也能直接對神經系統產生作用。正如
Albeti所指出，如果對嬰兒也有正面效果的話，應該可以排除暗
示作用的可能性。

　　腰痛（見表20）一直是對針刺治療反應良好的疾病之一。
以下這段出自當代名醫的文字雖然不能取代統計分析，讀來卻
是相當有趣。William　Osler在他所著的〈醫學原理與應用〉
（Principles and Practice of Medicine）中提到：

> 針刺對急性腰痛是最有效的治療。使用長達3到4英寸的針插
> 入腰部疼痛的部位，5到10分鐘後才將針拔出。大多數情況
> 下疼痛會迅速解除，我也能證實Ringer所說的針刺對很多病
> 痛有著非凡而迅速的效果，因為我就是跟他學習針刺的。有
> 時看似平凡的技巧，卻有非常的效果。

　　這些都是十九世紀初期針灸學家的遺產。

　　西元1972年我們有幸在上海南化醫院的門診中心研究半身
不遂及類似疾病的治療。一位因為脊椎受傷致使四肢完全癱瘓
的患者現在已能不靠任何扶助行走。醫師在患者背部的八個穴
位下針，通上6伏特的直流電加以刺激，患者本身可以將電流的
強度和頻率調高到不會引起不適的最大強度；另外一位脊椎骨
折開刀後的患者也接受同樣的治療。起初他的下肢既沒有感覺
又完全癱瘓，現在卻可以用拐杖走路。另外兩位患者則在頸後
的4到5支針上加以燒灸，其中一位是腦中風之後產生輕微全身
性癱瘓以及失語的患者，她現在已經恢復說話的能力了；第二
位則是頸椎肥大壓迫到神經根的患者。仍然有人使用拔罐或是

用滾筒針放血來治療這些疾病。也有人在皮膚上燃燒艾絨來治療氣喘和慢性支氣管炎，這種療法會在皮膚上留下永久性的痂痕，可以貼上膏藥加以改善。針刺也用來治療孩童的近視、視網膜炎，以及高燒後的視神經退化，而且效果不錯。這些都是這個大醫院中有趣的治療病例，它一天大約有2000名針灸門診患者。

第二節　頭區，皮肌節，和轉移痛

現在我們來看看如何以現代神經生理學的眼光來解釋經絡和針刺系統的起源，這將使我們有更大的收穫，甚至能夠明白針刺對周圍神經的刺激如何啟動神經衝動的可能作用模式。首先，我們必須考慮一群難以互相區別的現象——轉移痛，頭區，皮節（不同脊節的脊椎神經所支配的皮膚區域），以及內臟的功能失調或患有疾病時在體表所表現出來的壓痛點或是壓痛區。我們可以由這裡思考經絡和內臟之間的關聯；這個規律是中國古代醫學家的偉大發現，雖然全憑經驗而來，卻無損於它的價值。大部分人都有過如下的經驗：當一段腸子充滿氣體時，身體的某個部位會突然劇痛起來，一旦脹氣消除了，疼痛也會立刻緩解。古人累積了多年的經驗後，才斷言特定的皮膚區域與特定的內臟有著密切的關聯。

事實上也是如此，功能失調或感染所引起的內臟疼痛範圍往往較為廣泛而且無法定位，並且會放射（轉移）到表皮的某

些部位。某一器官轉移區的體感覺神經與器官本身的感覺神經進入同一階層的脊髓內。例如：狹心症的疼痛會轉移到右胸以及左臂的內側，因為心臟的感覺神經和這些體表的感覺神經進入同一節胸椎；同樣的，膽囊或膽管的疼痛表現在右上腹及右背肩胛骨下方；腎臟和輸尿管的疼痛反應在腰部和鼠蹊部；闌尾炎的疼痛由肚臍附近開始，隨著發炎蔓延到鄰近的腹膜時，疼痛的部位會往下轉移到右下腹部的McBurney氏點，這一點在診斷上十分重要。這些體表的病徵十分一致而有價值，因此疼痛型態的圖解仍被廣泛採用。

　　但是，轉移痛的現象尚未被全盤瞭解，最早人們以為某些神經細胞具有分支的軸突（axon）同時支配到皮膚上面和特定的內臟，因而傳導混合的訊號使得大腦無法定位受傷的部位。另外一種解釋是，認為內臟感覺神經的衝動訊號進入某一節脊椎，經由脊椎反射弧引發周邊性血管收縮或是其他會刺激皮下痛覺神經的機轉，這些訊號進入大腦後，大腦將之誤為體表的疼痛。第三種說法認為脊髓灰質內含有共同徑路細胞（common tract cells），源於內臟的神經衝動會使這些細胞變得興奮，所以在正常情況下為下意識的皮膚刺激（normally　subliminal cutaneous stimuli）也會使這些細胞產生反應。最有可能的解釋是位於間腦的視丘對輸入的神經衝動判斷錯誤，因而導致大腦皮質的誤解；對人類而言，表皮的疼痛經驗比內臟疼痛來得普遍。

　　現代生理學知識在很多方面和針刺系統都有關聯。以心絞痛為例，大多數患有心臟疾病的患者往往在肩部以及胸部可以找到一個「觸發點（trigger point）」或是觸發區。用力壓迫這些觸發點可能會引起持續好幾個小時的劇烈疼痛。但也有些狀

況超出病理學所能解釋的範圍，對正常人在這些觸發點上施加壓力也能引發長達數分鐘、強烈的不適感，甚至在放鬆壓力之後，疼痛反而更加厲害。大部分轉移痛的區域之內，也會有一個或數個較小的觸發區，壓迫這些點會加劇內臟和體表的疼痛；在這些點注射novocaine這類的麻醉藥品，不但能解除皮下的疼痛，內臟的疼痛也會消失。一次的注射就能使疼痛的頻率大為減少，甚至永遠消失。以上所描述的，只不過是有關肌肉，纖維性筋膜和疼痛觸發區之間聯繫的一小部分知識，隨後我們會再回過頭來討論這個問題。因此我們可以確信傳統的中國穴位和內臟之間的關聯，並不是憑空想像而已。相反的，對轉移痛的臨床觀察可能是我們瞭解針刺系統如何發展的起步。

　　有關皮膚——內臟聯繫（cutaneous-visceral connections）的知識在十九世紀末期有很大的進展。McKenzie在西元1892年就著手探尋表皮疼痛與內臟疾病的關聯，幾年後Henry Head所發表的名著因其詳盡而有啟發性的內容成為經典之作。他不僅研究皮膚的壓痛區，帶狀疱疹的分佈，還研究中樞神經系統特殊的器質性病變造成痛覺消失的區域範圍。其結果正如圖47所示的「頭區」圖譜。現代則將之稱為「皮節」，近代的研究更將這些區域加以重新訂正，圖48是Keegan和Garrett的修正圖。神經在軀幹呈環節狀分布——使我們聯想到昆蟲的幼蟲——並且縱向延伸到四肢。這意味手腳的針灸經絡在同一皮節區內延伸一段不算短的距離。奇經八脈中的帶脈位於最後一節胸椎和第一節腰椎的皮節上。膀胱經背俞穴所在的皮節和它們同名器官所接受的脊神經屬於同一節段。這些現象對位於中線的任督二脈上的穴道，也有同樣的重要性。近代的中國醫學和針灸學

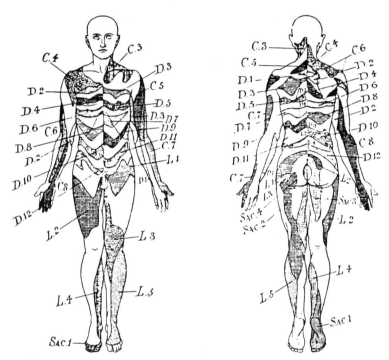

圖47　頭區,或是脊神經主要節段(principle segmental spinal nerves)
在體表分佈區域的圖表。Henry Head在1893年後闡明這些
觀念,顯示出皮膚——內臟的聯繫。

對於頭區和皮節當然也有全盤的了解。這些知識對針刺的現象
無疑也具有十分重大的意義,但是要對它全盤了解,則仍待更
多神經生理的研究;不同穴道可能在同一皮節之內產生不同的
作用,也可能影響鄰近的皮節,或者跳過一兩個皮節產生作用,
長段脊間的Sherrington反射(long inter-segmental Sherrington
reflex)可能也扮演了重要的角色。

　　無疑的,傳統的中國醫學十分重視複雜的內臟——皮節關

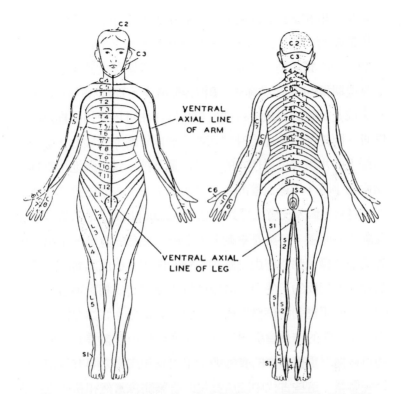

圖48　頭區，現在稱為皮節，最近的研究加以重新界定後的界線
　　　（Keegan和Garrett之後）。四肢的皮節由脊椎併列縱行，
　　　我們可以由這個圖瞭解四肢的經絡可以在同一皮節內循行
　　　一段很長的距離。針刺麻醉的表現更為明顯，麻醉所採用
　　　的穴道與手術區要在同一皮節之內。

聯。關於這方面至今已有許多的生理學研究。四十年代就已發
現刺激老鼠背部皮膚不同的皮節可以造成腸道立即而顯著的血
管收縮或血管擴張的變化；刺激上腹部的皮膚則會對胃部的肌
肉和幽門括約肌產生很大的作用，並使結腸呈現充血的狀態。

針刺足三里和上巨虛能對狗的小腸蠕動產生強烈的作用，如果
小腸的蠕動太慢，針刺後就會加速蠕動，反之則否。針刺也能
影響狗的心臟活動，可能是因為迷走神經緊張度減少的緣故。
心臟週期和P-R間隔會縮短，R波強度減少，T波也會發生減弱，
消失或是倒置的現象。這個反射弧的作用可以使用腰椎麻醉，
嗎啡、阿托品或是迷走神經切斷術加以阻斷。同樣地，針灸狗
督脈上的水溝穴可以使狗的心輸出量及搏出量明顯地增加並持
續兩個小時，周邊血管的阻力則大為減少。去頭的魚也是實驗
的好材料，因為皮膚上黑素細胞（melanophore）的收縮或擴張
反應十分明顯。不論是電刺激或化學刺激魚的直腸、小腸、膽
囊或是脾臟，都能經由交感神經鏈的作用，造成黑素細胞的強
烈收縮。相反的，使用硝酸銀刺激皮膚會造成相對腸道的血管
收縮，使用電刺激則會造成胃及腸道的缺血。假如脊椎完整的
話，反射弧的作用會顯現出來，反而產生血管擴張的現象。這
些可以簡單重複操作的實驗顯示出內臟和皮膚之間有著密切的
神經聯繫。這些古代中國所發現的聯繫關係當然和希坡克拉底
的醫學（Hippocratic medicine）以及亞歷山大時代的生理學一
般偉大。

　　《黃帝內經》對這些現象也有很多看法。以背部的背俞穴
為例，《靈樞》篇記載：「要確定穴道的位置，就應該用手指
在背上一點一點地用力壓，如果壓到正確的位置，病人就會感
到疼痛減輕。」這一段文字隨後建議應該使用艾灸的放射熱來
治療，如果使用針刺，則下針不宜太深。這些點我們又稱為壓
痛點或是反應點。除了這些止痛的作用外，患者對身上某些部
位特殊壓痛的報告，也可以獲得相同的結論。「內臟有病時，

體表的某些穴位對壓痛就特別敏感」。

　　1947年的頭幾個月，李約瑟住在Charles Singer位於Cornwall的家中，因而獲知Charles Singer正以局部注射麻醉藥的方法來治療腰痛和纖維組織炎（fibrositis）。另外也有人發現只注射蒸餾水甚至只在皮下扎針而不注射任何物質的效果也一樣好。因此我寫信給Singer的顧問Gilbert Causey先生說如果情況確是如此的話，那麼就有點像是中國人的針刺了；我並請求他給我更進一步的資料。Causey回信說他的技術是由一位名叫J. J. Forestier的法國人那兒學來的，他曾在1929年聽過Forestier的演講。Causey本身的習慣是注射各種液體——novocaine，水，osteocalcin，camphrosalyl——每種液體的效果都很好。當然，他自己也無法肯定這中間究竟具有多少生理學意義，但是治療的效果的確超過安慰劑的效果。Causey認為出現可以觸摸得到的纖維化硬結時，治療的效果可能是局部麻醉劑能夠恢復肌肉的自由運動，這些運動可以移除或是排除滲出液，並能促進變質結締組織纖維的再吸收。這些方法在二十年代就已被廣泛使用。

　　這又將我們帶回到關於肌肉、肌膜以及皮膚的疼痛觸發區的研究。病毒感染或是其他發燒的疾病、發炎的過程，或是肌肉的扭傷及挫傷，都可以產生纖維化硬結。它們很容易表現出某些局部性的變化，例如：血流量增加，出汗增加、以及溫度上升。不管它們發生的原因是什麼，都會源源不斷地向脊髓發出神經衝動，然後以加成（summation）或插入性抑制（jamming inhibition）的方式與異常的內臟神經衝動互動。加成（summation）的結果會將內臟的疼痛轉移到觸發區周圍較大面積的皮膚上。皮膚麻醉可以阻斷兩者的作用，而刺激非痛覺神經末稍（non-pain nerve-ending）或深部皮下組織的接受體（比如針刺）可以防止任何通向大腦皮質的痛覺訊號經過。有很多的證據顯示「短暫，微痛的刺激能使較為嚴重的病理性疼痛得到緩解，緩解的時間也比刺激的時間長」。強烈刺激觸發點無疑地可以消除轉移痛。Travell和Rinzler研究和Causey等人所見的類似現象，發現不僅注射局部麻醉劑可以阻斷肌膜疼痛（myofascial pain），即使是不注射藥物的「乾針」（dry needling）也有同樣的效果。他們也發現強烈的局部冷刺激也很有效，可能是疼痛衝動的抑制作用，或者是因為冷熱感覺路徑（cold-heat pathways）過度活化而產生門閥效應（gating）。使用相同的技巧來處理頑固疼痛——例如：截肢後的幻肢痛（phantom pain），灼痛（槍傷或其他原因造成神經嚴重變形所引起的灼痛感），以及神經痛——這個大難題也獲得極大的成功。在殘肢或是背部注射高張性溶液會產生短暫的劇痛，然後就會得到長期的緩解；很多報告認為針刺也有同樣的效果。另一方面，雖然中國或西方的針灸學家都沒有把握能夠克服癌症的疼痛，但是有人發現將高張鹽液注射到腦脊髓液所產生的物理——化學刺激能夠使這種疼痛得到長期的緩解。

　　過去五十年來在這方面的臨床或生理學觀察，使得能夠發展出多種治療方法。Huneke發展出神經療法（neuraltherapie）或者稱為「根治止痛法（curative anaesthesia）」，他將局部麻醉劑注射在觸發點，疼痛敏感點或是肌痛點之上，有時也注射在扁桃腺周圍、牙齦，或是身體已癒合的疤痕上面。有時它的效果十分迅速而神奇。Huneke偶而也採用針刺，Stiefvater的書上則更鼓勵使用針刺。英國Moss先生的影響也同樣深遠，他極

度強調對疼痛敏感觸發點的重要性，他既使用傳統針灸也作針灸教學；他的主張在歐洲各地都有不少的擁護者。

　　也許有人會認為在疼痛點下針並非真正的針刺，古典的中國針灸系統中，下針的部位與疼痛點「總是」有一段距離。現代法國的針灸文獻與固有的針刺和「針砭療法（aiguillo-therapie）」之間就有這種差異。但是「總是」這個字眼用得十分含糊，最晚在西元七世紀孫思邈提出了「阿是穴的觀念以後，中國人就已普遍採用在疼痛點下針的方法。阿是穴既不屬於正經也不屬於奇經。在這裡我們又發現一些現代醫學所引進的新技術，事實上中國人早在幾世紀以前就開始使用了。如果阿是穴的起源可以追溯到《內經・素問・靈樞》時代，那麼就是二十世紀以前的事了。

　　在這裡我們要提到A. Weihe（1840-88）＊的研究，他是一位順勢療法學家（homoeopathic physician）而且被認為獨力重新發現了中國針刺穴位。他深信每一種疾病在潛伏期都會先有病兆，然後才漸漸表現出來，在體表產生壓痛點。他發現了195個這種壓痛點，並且認為每一個壓痛點都可以用一種順勢藥物（homoeopathic drug）加以調和，這些藥物只要給予極微量即可。Schoeler曾寫過一本書介紹Weihe系統，他將Weihe的觀念和Huneke的經驗結合，在適當的點注射順勢藥物。1929年Ferreyrolles和de Morant注意到Weihe所提出來的點有16個和傳統的穴位一致，隨後de la Fuye發現二者有更深的一致性。

＊順勢療法，如果給健康人使用某種藥物可以產生和某病類似的症狀，
　則給予該病患者少量該藥的一種療法。

我們再討論一點關於對皮膚皺折實施指壓或是捏拿的問題。這些影響神經衝輸入的方法是日本醫學的一種特殊技巧，稱為「指壓」，越南的民俗醫療則在身上捏成瘀血稱為bat-gio；波蘭和蘇俄的民俗醫療有一種在脊椎骨旁邊強烈按摩以治療內臟功能失調的方法，稱為Kregarstwo，這使我們聯想到背俞穴。中國人也發現強烈按摩動物的跟腱和針刺一樣能夠作用於脊椎的神經衝動以提高痛閾。Ryan和Bowers在1921年提出治療牙痛的「環帶療法」（zone therapy），可能也屬於此類早被遺忘的方法。這個方法使用螺旋狀的鋼鐵彈簧（稱為「治療環」（therapy zones）或是粗橡皮筋在手指關節產生強大的壓力。他發現按壓拇指可以減輕門牙的疼痛，按壓食指可以減輕犬齒的疼痛，中指則對前臼齒，無名指則對臼齒有效。使用同樣的壓力也能使顏面神經痛減輕。這些方法可能只是刺激手部深部感受體神經末稍而已，但是可別忘了手指上至少有16個以上的經穴和4個以上的經外奇穴，整隻手則有26個經穴和22個經外奇穴。如果我們聯想到「手區」在大腦皮質感覺區所占有的顯著地位，對於手的感覺體所產生的抑制作用就不會太驚訝了。

第三節　皮質類固醇和抗體

目前為止，我們主要以中樞神經和自主神經傳導的觀點來討論針刺的作用，這顯然是不夠的，因為神經體液效應（neuro-humoral effect）必定也參與作用。雖然這個效應對針刺的止痛

效果有其作用，但我們相信它對針刺治療效果的角色更為重要。基本上，這意味著以下兩個作用的加強：⑴腎上腺皮質細胞產生可體松和其他類固醇的能力，以及⑵網狀內皮系統（主要是脾臟）製造細胞株的能力，它們能產生抗體以對抗外來的蛋白質分子。五十年代初期已有一些細心的針灸醫師意識到身體必定是經由這兩個主要途徑來增強其「自然復原的力量」(natural healing power of the body)。兩者的作用都可以直接經由傳到腎上腺和生殖間質細胞的自主神經刺激或是間接經由下視丘和腦下垂體的神經活化作用產生荷爾蒙刺激來達到其效果。至目前為止，有許多針對這個主題的研究正在進行，大部分在中國大陸和日本，不幸的是我們很難取得相關的論文，所以無法加以證實。

　　前文我們曾提到上海中山醫院的研究發現針刺足三里和其他穴道後，血中烴化可體松（hydrocortisone）的含量會增加一倍以上。張香桐等人也發現針刺之後，17-酮-類固醇（17-keto-steroid）的分泌會增加。日本的Omura Yoshiaki也有類似的報告，而且效果更大。羅馬的某些研究報告發現針刺之後嗜酸性白血球的數敷會下降，也支持以上的結果；Bratu, Stoicescu及Prodescu發現注射腎上腺皮質激素（ACTH）之後嗜酸性白血球平均減少57%。另外有些研究比較同一批患者分別接受針刺和注射ACTH的結果，前者嗜酸性白血球平均減少45%，後者減少40.2%。中國、日本、以及西方的學者都發現針刺之後白血球總數會明顯地增加。不論是不是針刺在傳統穴道上，白血球的總數都會暫時增加40到60%，而且電的效果比手操作好。如果能進一步肯定這種現象，則應該和兩個主要途徑的後者——產生抗

體並增強吞噬作用——較為有關；Bratu等人發現增加最多的單核性白血球，這種白血球和網狀內皮系統特別有關聯。

我們曾提到西安神經醫院的研究發現兔子在針刺之後，其傷寒和副傷寒的抗體會增加四倍以上，電針之後則增加六倍。Li Cho-Lu曾報告Chou Kuan-Hua在1972年所發表的官方聲明，綜合中國大陸許多實驗室的研究結果發現不管是人類病患或是實驗動物，針刺都能使血中的抗體長期增加。Chhen Kho-Chhin所發表的論文最能令人信服，他使用百日咳抗原顯示電針之後能使抗體大量增加。和控制組相較之下，血清補體也有顯著增加。Chu Yang-Ming和Affronti也提出類似的直接證據，他們發現兔子注射綿羊紅血球之後，針刺某些部位會加長血中血球凝集素製造的時間。某些狀況下，針刺對天竺鼠的實驗性過敏性腦膜炎的進行也有抑制作用。

最後，顯然必須將整個事情和蒙特利的Hans Selye在學校對「壓力」——他在1936年就將之稱為「全面適應症候群」（general adaptation syndrome）——所進行的有趣實驗相互關聯。他將這個研究的重心放在對生理壓力——也就是說心身性有機體（psycho-somatic organism）對加於其上的不尋常壓力所產生的非特殊性壓力——作完整的概括性的觀察。Selye及其同事很早以前就建立一套說法：任何壓力狀態，譬如病原體的侵入，或是心理生理系統的功能異常，首先會引起一個「警告反應」，隨後是抵抗力增強的時期，最後是一個耗盡期（圖49）。

1915年W. B. Cannon首次描述受到壓力者這種初期而快速的警告反應：「疼痛、飢餓、害怕，以及狂怒時身體的變化」；腎上腺髓質的腎上腺素注入循環，使血壓上升、周邊循環收縮、

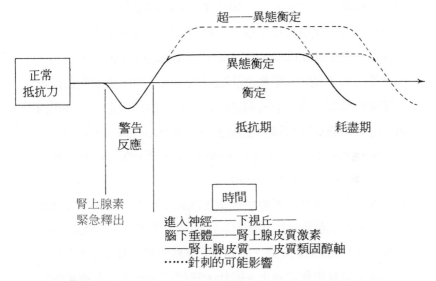

圖49 解釋 Selye「全面適應症候群」理論的圖解。針刺能提高抵
抗期異態衡定的層次，或延遲耗盡期的到來。

心跳加速、支氣管擴張、動員肝中的肝醣，並且會活化整個交
感（adrenergic）神經系統。同時，身體的抵抗力會暫時減弱。
然後就是全面適應的過程。受壓力者經由一個至今仍不清楚的
神經通路活化下視丘，產生某些物質刺激腦下垂體釋放出ACTH，
ACTH轉而促使腎上腺皮質釋放出Cortisone和Cortisol這一類的
類固醇。皮質類固醇有很多作用，能使胸腺萎縮，淋巴腺退化，
抑制炎性反應，持續肝臟內部肝醣的動員，降低血中嗜酸性白
血球的數目，引起胃壁和腸壁痙攣而導致胃潰瘍和十二指腸潰
瘍。這些作用的結果就是抵抗力增加的時期，「體溫衡定重新
設定」（re-setting of the thermostat）在一個較高的程度（異態
衡定，heterostasis）；一旦「適應能量（adaptation energe）」

用完，就進入耗盡期。這些變化和針刺的關係是可以加強到達下視丘的神經訊號以增強腦下垂體——腎上腺皮質激素——腎上腺皮質軸（pituitary-ACTH-adrenocorticoid axis）的作用，使身體達到更高的異態衡定狀態以增強抵抗力，或是延長抵抗力增強的時期，或是兼有兩者的作用。這個作用也可能利用內臟神經經由腹腔及腎臟自主神經節直接作用於腎上腺皮質。

　　Selye後來對「共毒性」（syntoxic）和「抗毒性」（catatoxic）做一區分。這個想法可能是由以下看似矛盾的事實所引發：皮質類固醇（以及其合成衍生物）是抗炎性的，而發炎本身能使結締組織形成蔽障以阻止病原體的侵入。因此，它們的功能是共毒性的，也就是說姑息，容忍和安撫病原體以取得和平共存，直至病原體自然死亡為止。因此，它們抑制抵抗外來物質的免疫反應。相反的，抗毒性反應是一種準備應戰的反應，包括加強抗體的合成，合成破壞性酵素，利用炎性反應將刺激物局部化。某些荷爾蒙具有這種作用，尤其是性腺間質組織所分泌的雄性素（androgens），但有些合成物質（尤其是pregneneolone-16α-carbonitrile）的效果更為強大。針刺能以一個相當類似的方式作用，它可以增加腦下垂體的性腺激素（GSH）分泌量，也可能經過適當的自主神經節經由骨盆內的神經供應直接作用於睪丸和卵巢。

　　因為Selye認為事實上大多數的細菌學家早已明瞭在這場戰爭中，另一戰場也占有同樣重要的地位，所以很多人認為Selye使巴斯德及其他細菌學先趨免於被視為固執地自限於侵入性病源之上。他說：「異態平衡依靠一些並無直接療效的人工藥物來進行治療，這些藥物可以教導身體自己產生異常大量的天然

抗毒性或是共毒性物質使內在環境達到衡定,雖然它的需要量可能相當高而且必須有外來的幫助。」異態衡定能加強身體天然的非特異性抵抗力。Selye在另一個地方如此記載:「假如我們遵行以下的理論,那麼對於壓力的研究將會更加有成果,那就是我們必須學著去模仿甚至修正或補充人體對抗疾病的壓力時所自我產生的藥理作用。」這句話常被用來作為針刺治療學上的警句。

如果要顯示針刺在極端壓力下的作用時,可以參考近來對手術性休克的貓所作的研究。嚴重的實驗性失血時,針刺人中穴可以使血壓降到50mmHg的時間延後一半。下表綜合針刺對血壓的影響及其它作用:

	針刺組	控制組
血壓降至50mmHg所需時間	15.2分鐘	6.9分鐘
造成休克的失血量	21.8ml/kg	15.8ml/kg
所需輸血量	12.7ml/kg	32.7ml/kg
3小時內的死亡率	25%	100%

由此可見出血性休克的時間會延後,而且實驗組動物較控制組動物能夠忍受更多的血液喪失。使用phenobarbital能夠完全阻斷這些作用,因此其變化必定是經由神經系統作用,但是真正的機轉仍屬未明而且十分複雜。

現在我們將「壓力」定義為「心理生理系統的功能失調」,而不只是病原體的侵入或是有毒化學物質的作用,同樣地,以

前我們也曾提到中國和希臘古老醫學中 krasis的觀念，也就是說身體內在的主要力量和運作過程最適當的組合，平衡或是諧合的狀態。在很多古老或是傳統的生理學家眼中，陰和陽的動態平衡就是健康。因此很多現代的醫學家已認知到一種失衡的狀態，雖然很難加以定義，我們稱之為自律性失衡（autonomic imbalance）。所有的內臟和身體很多其他部位都同時有交感和副交感神經的分布，前者主要是胸腰分布（ thoraco- lumbar distribution），並且經由adrenergic神經末梢作用，後者基本上為頭薦分布（cranial and sacral）經由cholinergic神經末梢作用。正常的情況下，兩個系統合協作用，有如伸肌和屈肌般各自作用卻又維持功能上的平衡，但在某些時候卻會產生各種形式的失衡及病理性的失調。有時某一系統的作用突出，或兩個系統的作用同時增強或減弱。自律平衡的觀念最早是Eppinger和Hess在1909年所提出，至今仍是一個很普遍的醫學原理。每個正常人的交感或副交感神經經常會有一方較占優勢，並以統計上的平衡點為中心自動進行交替性或週期性的調整。有許多人想將這個觀念和傳統中醫所說的陰陽平衡互相配合；而且這個觀念也和中國外科和麻醉科醫師所常提到的一個現象互相符合：也就是說使用針刺麻醉進行重大外科手術的過程中，高血壓病人的血壓有趨向正常的現象，而低血壓病人的血壓也會趨向正常，除非手術過程徹底改變病人的生理狀況，否則麻醉過後病人的血壓會回復到手術前的異常狀態。

第四節　針刺麻醉和重大手術

　　1972年7月我們到達廣東中山醫學院的第二綜合醫院的外科，準備跟其他很多西方的外科醫生、內科醫生、科學家一樣，親眼目睹在針刺麻醉下進行大手術。第1個病例是一個59歲的裁縫師，是輸尿管上方結石的病例。共用了4針，切口背側的上方，和腹側的下方各下了一針，這2支針在整個引導期及手術期間都以9伏特0.5微安培的直流電加以刺激；我們可以明顯的看到皮下肌肉抽動的情形。此外在合谷穴也下了一針，這是用於止痛的典型穴位；最後一針在太衝穴。整個手術過程中，麻醉師不斷的捻動合谷穴的一針，無疑的是為了不斷對深度神經接受體給予適當的刺激。病人在整個手術過程中一直保持清醒狀態並且相當冷靜，能夠跟現場的人講話，能夠依外科醫生的指示移動；畫下第一刀以後整個過程病人都沒有退縮的現象，也沒有痛苦或者不適的徵候。不久之後一個一英寸大的石頭被取出來，埋入引流管後就將傷口縫合。

　　第2個手術是對一個24歲婦女所進行的帝王剖腹產。患者是一個初產婦，因為胎位不正、雙子宮、骨盆狹窄而生產延後。她在整個手術中都躺著，相當冷靜，甚至在取出嬰兒時也沒有退縮或痛苦的現象。病人本身的麻醉一點也沒有影響男嬰的狀態，在第一次呼吸後他就開始哭叫。這個病例所用的穴道有所不同，是採用奇經八脈中帶脈的穴道，也就是膽經上的帶脈、

五樞、維道，其中以第一個穴道最為重要；並在左腳採用三陰
交，右腳採用足三里，在手術即將結束時又採用了兩個耳穴，
也就是肺穴及脾穴。之後我們遇到一個走路的病人，在一兩個
禮拜前，他才在針刺麻醉下進行肺葉切除術，他不但不覺得痛
苦並且食慾良好。

廣東的醫療小組強調說病人在事先幾乎沒有心理上的準備，
醫生只是解釋手術中的每一件事並要求病人的合作。在針刺麻
醉前只用了輕微的藥物鎮定劑以作為誘導之用。醫生們追溯針
刺麻醉的發展是在1958年的上海，基於它對治療偏頭痛、關節
炎有所幫助以及對某些牙痛的神奇效果的基礎下，首先用於解
除換新外科敷料的疼痛，而後用於扁桃腺切除術，最後很神奇
的用於全身的大手術。

現在可能是評論古代文獻中有關解除疼痛證據的適當時機
了。《黃帝內經・素問》曾多次提到針刺的麻醉用途，而在《
靈樞》篇中這種資料更是俯拾皆是。它們提到了牙痛、腰痛、
風濕病，各種形式的腹痛以及心痛。它們採用了特殊形式的針，
例如燔針（不在著名的九針之列），但明顯的是一種採用加熱
過的針的技術，事實上就相當於「火鍼」，「大鍼」針刺止痛
也使用阿是穴。

我個人進一步的經驗來自於四川醫學院的教學醫院及牙醫
學院中的口腔顏面額部外科；其校園位於成都原西南聯大的校
址。我們在那裡看到了兔唇、甲狀腺囊腫的手術，下頜骨腺瘤
的切除。兔唇的手術共花費了45分鐘，所用的穴道是鼻子兩邊
的四白穴以及兩側耳朵的新穴「皮質下」。採用9伏特，50微安
培，每分鐘1000週波的直流電。花了大約半小時才達到最大的

麻醉效果，而後病人完全鬆弛下來，進行切割的時候，他一動也不動，自己描述說好像鉛筆在皮膚上畫動一樣。先天性的甲狀腺囊腫的手術中所採用的穴道是兩側的下關及扶突穴，而電流刺激與前者相同。手術中病人相當舒適，沒有移動、不適、不安的現象；但令人印象最深刻的是一個40歲長骨瘤的病人，手術是切除左邊第2隻前臼齒到右邊下頜骨，看一個病人清醒著、放鬆心情、靜止不動、沒有疼痛或不舒服的接受用線鋸切除那段骨頭的經過，是相當具有震撼性的。所採用的穴道與上一位病人一樣，但是電刺激的週期增加到1500次／分鐘，3個病例在事前都沒接受鎮靜劑或肌肉鬆弛劑。

　　這些都是我們私人的經驗，那麼一般針刺麻醉的發展及使用情形又是如何呢？在西元1958年第一個病例成功後，整個中國大陸的外科醫生將它用於各種手術，10年後達到高潮，幾乎60%的外科手術都採用針刺麻醉。因為針刺麻醉失敗後尚可採用藥物麻醉，而隨著經驗的累積，人們也明瞭針刺麻醉的有效範圍及限制，因此到了今天大約有15到30%的手術採用此種麻醉方式。這個數字當然是中國大陸的平均值，而各個醫學中心採用的次數，則全憑專家及經驗而不同。但是有一個事實是到目前為止至少有100萬個無痛的手術是以針刺麻醉的，這個數據可真令人驚訝，對於經過選擇的病例，它的成功率超過90%。

　　針刺麻醉對於頭部的手術（包括開腦和牙科手術），頸部和胸部手術（包括肺葉切除術和開心手術，如圖50）最為有效。對於剖腹產及會陰部的手術效果也不錯，對腹部手術的效果較差，主要是因為腹壁的肌肉無法完全放鬆，而且針刺也無法消除牽引內臟和腹膜所造成的疼痛及不適。雖然針刺對截肢或四

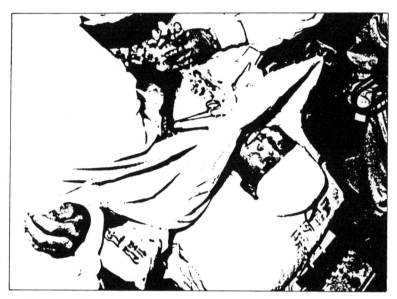

圖50　上海胸腔醫院1937年在針刺麻醉下進行開心手術情形。二
　　　尖瓣狹窄的病人施行 commissurotomy ，3支電針插在左
　　　手，在左胸，右下方是電流刺激器，手術者的右食指一支
　　　伸入的心臟中，病人意識清醒，眼睛睜開，能夠遵從病人
　　　醫師的指示。

肢其他的手術效果未必很好，卻也用於不少的骨科手術。在大
部分的手術中，針刺本身似乎無法造成足夠的麻醉深度，因此
普通在手術前還要借重鎮靜劑，手術前一天晚上要給予小劑量
的phenobarbital，手術前半小時給予靜脈注射或肌肉注射pethidine。
可能還要局部追加procaine，然而參觀過針刺麻醉的西方醫師幾
乎一致同意這些手術前給藥的劑量都不足以進行手術。
　　針刺麻醉的效果被分為4級（表22），第1級表示卓越的止
痛效果，病人保持安靜只在手術的某些步驟感覺疼痛，血壓脈

表22　針刺麻醉的效果(上海醫院1973年5月以前的
80,000個外科手術病例)

	百　　分　　比			
	第一級	一和二級	一,二,三級	第四級
開腦手術	35	71	97	3
網膜剝離	32	73	80	20
甲狀腺切除	54	85	95	5
喉部切除	54	84	93	7
肺切除	18	44	97	3
二尖瓣拓寬術	32	73	94	6
使用體外心肺循環的開心 手術				
次全胃切除術	12	77	87	13
經腹部子宮切除	34	74	85	15
骨內鋼釘固定	52	90	96	4
剖腹產	-	-	97	3
拔牙	70	97	-	3
獸醫手術(馬、牛、豬、猿) (包括頭、頸、腹部、四肢)	30	70	95	5

搏呼吸次數都維持正常；在第2級表示良好的止痛效果，病人可
能因為鈍痛偶爾呻吟幾聲，上述的生理現象有稍微的變化，可
能需要小劑量的局部麻醉劑。第3級表示止痛效果尚可，病人稍
有疼痛的感覺，雖然在某些點上需要更多的局部麻醉藥，卻不
致影響手術的的進行也不需要更多的pethidine。第4級止痛效果
很差，生理功能有顯著的改變，因此必須求助於藥物麻醉。表
22列出西元1973年5月之前上海醫院80,000例手術的成功率，由
這個表就可看出針刺麻醉是一件千真萬確的事情。

似乎還沒有人指出表22針刺麻醉的成功與失敗率和我們以前所提過的針刺治療的結果相當類似，假如我們將兩者的數字作個比較，就得到下列的結果：

針 刺 麻 醉 針 刺 治 療	級			數		
	I	II	I + II	III	IV	III+IV
	37.3	38.15	75.45	17.0	7.8	24.8
	44.1	27.5	71.6	16.4	12.6	28.4

到底這兩種技術的機轉之間有著什麼程度的相關，則有待進一步的研究，或者中樞及交感神經系統就像電化學資訊交換系統般的有效呢？

我們已提到過小劑量的術前麻醉劑，但無疑的這其中尚有心理因素存在。普遍的經驗對緊張、焦慮恐慌的病人實施針刺麻醉較為困難，但可以用鎮靜劑來改善效果。對針刺能否提高正常人痛閾的研究顯示，各人之間有著很大的差異。例如20%的瑞典自願者就無法反應。這裡面牽涉到很多因素，在中國大陸手術前測定病人針感的強度已成慣例，因為有強烈針感的病人對針刺的反應特別好。在手術過程中追踪病人因疼痛而引起的生理反應是非常普遍的，尤其是galvanic skin response（GSR），脈搏強度，呼吸狀態等，依照這些變化麻醉醫師能夠追加刺激量或藥物。到目前為止，本書尚有一個要點未討論，那就是早在漢朝的文獻就已提到，不相信針灸會對他有幫助的病人，就不會得到針灸的療效。我們會在下文討論這方面的問題，但是否就能夠說病人對醫生或針灸的信心和被催眠者對催眠者的態度本質上是一樣的呢？這是人們經常爭辯的話題，我們也將在

稍後討論！我們並不知道東西方是否有人嘗試對外科手術的病人或正常的志願者進行實驗心理學暗示作用的測試。可以確定的是在針刺麻醉下，病人不會有類似催眠狀態的昏睡或夢遊現象，病人的神智非常清醒，能夠主動配合手術者，或與麻醉師交談，能夠進食液體或藥物，能夠吞食，告訴周圍的人他的感受，手術結束時很多病人甚至能夠自己離開手術枱，走回病牀。

選擇針刺麻醉的病人需要考慮很多因素，例如年齡，針刺並不像西方人所常以為的對小孩無效，而是因為小孩子常常不能合作，所以才不使用針刺麻醉。至於老年人，有些病例不適宜用藥物麻醉，因此外科醫師才採用針刺麻醉。手術的種類也是一項重要的考慮因素，假如需要深度的麻醉或良好的肌肉鬆弛，則最好使用藥物麻醉，四肢的手術也是一樣。雖然針刺麻醉最長的記錄是6小時，但超過3小時的手術很少有人採用針刺麻醉。實施的情況也依病人的體能狀況而改變，例如針刺麻醉在休克或出血過多的病人最好避免，然而也有人報告在各種出血性、中毒性以及大創傷的休克病人的成功病例。最後病人的心理也是一項重要的考慮，事實上很多病人寧願選擇針刺麻醉而不願考慮他們是否適合用這方法麻醉。

針刺麻醉的優點不勝枚舉，簡列如下：第一、它相當安全，因為比起藥物麻醉來還沒有死亡或嚴重併發症的報告。第二、它對生理功能幾乎沒有影響，例如：循環、呼吸及消化，或液體和電解質的平衡，手術後很少有惡心的感覺，也不會發生肋膜炎或是稍後的呼吸道感染（如：肺炎，支氣管炎），尿滯留，便祕，腹脹甚至心智異常的症狀。任何一個熟悉藥物麻醉副作用的病人，都會對針刺麻醉的安全性印象深刻。很明顯的這個

技術特別適用於虛弱的病人，尤其是心臟病，肝病，腎臟病或肺病的病人。我們也必須記住藥物麻醉偶爾也會有過敏的情形，而在手術後止痛效果可達2到3小時，甚至24小時，所以可減輕手術後的疼痛，減少醫護照顧的麻煩。其次病人相當清醒，所以能夠依照手術醫生的要求移動身體或報告他的反應；而這對斜視的矯正或神經幹的手術，切喉術，甲狀腺手術及剖腹產等手術特別重要。最後，這種麻醉極為簡單，方便，便宜，例如在中國大陸的偏遠地區，赤腳醫生可以用它來作一些小手術，甚至在戰時都可採用。

那麼，那些穴道是針刺麻醉的主要穴道呢？起初，一般都採用很多的穴道，例如一個肺切除的病例可能使用40多個穴道。但稍後就明白使用的穴道數目是可以減少的，目前這種手術只須下3針就可以了；4針是相當普遍，而超過5針的情形就很少見。起初是依據傳統的經絡來選擇適用的穴道，但是依據脊椎及腦神經的分布來選擇穴道的情形愈來愈普遍，而不必太考慮它們與經絡的關係。

表23列出常用的穴道，我們可以利用它了解選擇穴道的情形；雖然有關痛閾的實驗顯示全身的痛閾都會增加，但不同部位增加的程度也不同，因此還是有相當的特異性存在。當刺激手上的合谷穴（由第6，7對頸神經所支配）時，三叉神經及頸部痛閾增加的情形比胸腹部更大，普遍的結果顯示止痛的效果雖然十分廣泛，刺激的同一皮肌節內與鄰近的皮肌節的效果最為完全。由於皮肌節在四肢的延伸分佈，所以很多針刺麻醉點看來離手術部位很遠，事實上它們位於同一皮肌節。除了軀幹的穴道以外，現在也採用耳針的穴道，不是單獨使用就是兩者

表23 針刺麻醉常用的穴道與它們所在的皮肌節 之間的關係

身　體　的　部　位	名　　　　字	代　表　符　號	皮　　肌　　節
手臂及腋下內側	大陵	HC7	C7
	門	HC4	C5
	周榮	LP20	T2
手臂外側	三陽絡	SC8	C7
	支溝	SC6	C7
	合谷	IG4	C617
	臂臑	IG14	C6
腳部正面	足三里	V36	L4
	上巨虛	V37	L4
	三陰交	LP6	L4
	陷谷	V43	L5
頭頸	顴髎	IT18	Vii★
	下關	V2	Viii★
	天容	IT17	C213
	大迎	V8	C213
	扶突	IG18	C213
	肩井	VF21	C4
外耳	交感神經	—	—
	神門	—	—

★表三叉神經的分支(i)眼神經(ii)上顎神經(iii)下顎神經。

併用（圖51）。

　　最近，針灸學上一個非常重要的發展，就是發現身上每一個部位在耳朵上都有一代表的位置。它們之中的一些穴道，特別是「交感神經」和「神門」，這兩個穴道對全身的鎮靜和止痛效果非常顯著，因此常被用在手術上。它們對腹部肌肉的鬆

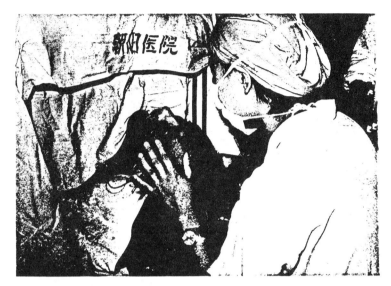

圖51　利用耳針麻醉進行胃部手術。

弛特別有效；鼻子上的一些新穴道也具有這種效果。動物實驗
也顯示刺激鼻子及外耳耳殼，能對軀幹及四肢肌肉的自發性衝
動，呼吸運動和脈搏產生立即而廣泛的抑制作用。

　　最後討論刺激的方式，傳統上採用手操作，在迅速和無痛
的下針0.5到1公分之後，一秒鐘捻針2-3次，並且不斷的提插；
有些手術這種程序要一直持續，有些手術在得氣後就只留針而
不捻針。有一段時間某種用電發動的操作機器非常盛行，但現
在已被完全放棄，而採用將脈動式刺激和針結合的電針。普通
採用電池供給3到9伏特的直流電，波長0.3-1米/秒，共輸出80～
100伏特，電流強度為數毫安培，頻率從每2秒一次到每秒數百
次都有。電流強度一直增加到皮下肌肉抽動，而且達到病人最
大的忍受程度為止，有時候較慢的頻率每秒一次比每秒35次還

有效。不管是用手操作或是使用電刺激都必須在手術前20到30
分鐘就開始刺激。有時候也採用不插入肌肉的電極，但一樣的
有效。另外一種中國大陸所採用的技術也偶爾被使用，那就是
皮下針；在穴道的位置注射入3到10c.c.的液體而不下針，但在
耳針則很少使用這種方法。可能皮下組織的撐脹對深部的神經
接受體也與針刺具有同樣的效果。最後，強烈的指壓也有止痛
的效果，可以用於小手術，比如合谷穴，或昆崙穴和照海穴之
間的跟腱（Achillis tendon）。

第五節　針刺止痛的神經生理

　　如果不考慮疼痛的生理與相關的臨床和心理現象，就無法
瞭解針刺止痛的原理。首先要瞭解的是人的身體（以及所有高
級動物的身體）是由中樞（centres）和周邊（circumference）
所組成。「中樞」表示大腦最高中樞的區域，也就是大腦皮質；
「周邊」表示身體的表面，週圍神經末梢和體感覺接受器由這
裡不斷向內向上輸出訊號，並報告局部的防衛及活動狀況。因
此，隨時都會有一個上行性或是輸入性的神經訊號向上傳導，
也隨時會有一個下行性或是輸出性的下行修正指令。我們可以
用潮汐影響及於上游，尤其是有間歇性漲潮的河流來比喻這種
狀況：有時潮水澎湃而至，洶湧地將河水挾入內陸，退潮時，
河流卻能遠達海岸之外。相同地，有時感覺衝動能夠刺激中樞，
而中樞也能在正確的狀況下修正、或是抑制，甚至「忽視」（pay

no attention to）來自周邊的緊急訊息。疼痛的感覺經過很多
不同方向的影響共同作用之後才能到達意識的層面；這些影響
包括：周圍痛覺神經末稍訊號的產生，同時也受到文化背景、
過去的經驗、事情本身所代表的意義、精神的集中，以及其他
認知因素的影響。因此，疼痛的生理掀開了許多困難而且複雜
的問題。就生理上而言，疼痛毫無疑問是身體某些組織受到傷
害所產生的信號，但是在某些狀況下即使不用化學性或藥學性
的麻醉物質來抑制意識也會對疼痛完全沒有感覺。有時在組織
復原或是受到破壞的神經完全再生之後，甚至將引起疼痛的身
體部分使用截肢術切除之後，疼痛仍會持續數年之久。到底是
什麼東西進入中樞神經系統而對體感覺輸入信號產生如此強烈
的認知控制，並且啟動這個所謂的認知評估機轉（cognitive-
evaluative mechanism）呢？

「門閥理論」（the theory of gating）對這個問題提供了較
合理的解說，根據許多實驗證據顯示，感覺神經元和其它神經
纖維在中樞神經系統的各個階層——不論是各個脊髓節段或是
中腦——都有許多聯絡中樞。如果一個感覺衝動能夠在這樣的
門閥抑制另一個衝動，則應該可以阻止疼痛的衝動到達大腦皮
質細胞，我們稱之為上行性抑制（ascending inhibition）或輸入
性抑制（efferent inhibition）。同樣地，來自上方的訊號也能關
閉門閥，稱之為下行性抑制或是輸出性抑制。最適切的比喻是
電話交換機中被一種輸入的訊息所占線，以致另一種訊息無法
輸入；相反的，指令也能由上往下傳遞以抹去正在輸入的訊號，
使得控制室無法接收到這個訊號。我們將之分為五部分加以說
明，首先敘述疼痛衝動傳導的生理意義，其次大略介紹門閥控

制理論，第三是門閥輸出性抑制（efferent inhibition to the gate）
型態的研究，第四是模擬或重複輸出性抑制的一些實驗報告，
最後是門閥輸入性抑制型態的研究。

　　燒傷、切割傷、拉傷，或是局部的發炎，都會自身體周圍
的疼痛神經末梢產生一組電流衝動訊號。這些感受體在皮膚中
有許多分支，形成密密麻麻的纖維網路。神經衝動以不同的速
率移動，並以不同的頻率進入某一段脊髓的背根，經過一個稱
為「凝膠質」（substantia gelatinosa）的部位，在這個部位上有
著十分密集而且彼此相互聯結的神經元。從此開始，神經衝動
沿著三條主要路徑在脊髓中上升（圖52）。某些神經衝動跨過
脊髓到達脊髓前側（腹側），沿著脊髓——視丘幹往上進入視
丘或是大腦的視丘核，再由此轉接到更上方的大腦皮質。另外
一些神經衝動則沿著脊髓後側的背——側幹（dorso-lateral tract）
繼續上行，在較高的部位（頸部或胸部）才橫跨到脊髓腹側。
其它的神經衝動則沿著更後方的路徑一路上行到延腦下部才穿
過位於中腦的內側蹄係（medial lemniscus）和視丘的其它各部
位相聯絡。網狀結構是一叢糾纏不清，擁有無數聯結的短神經
元集合而成，恰好位於兩側蹄系上方的大腦部位，形成這一個
部位的核心。這個地方發出許多神經路徑，將輸進來的感覺刺
激轉送到大腦皮質內部或是大腦皮質下的許多地方。至今仍無
法明白的是大腦皮質究竟是不是疼痛感覺最終的司令塔（conning
tower）或目的地？有證據顯示大腦皮質將其所接收到的訊號處
理過後，又轉送到更深層的中樞，這個中樞的部位和性質仍屬
未知。無論如何，皮質和意識的關係十分密切，而網狀構造曾
被稱為腦中心區域（centrencephalic area），更是「意識」不可

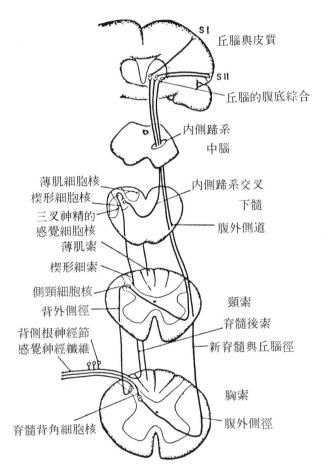

圖52 　脊髓內的痛神經傳導路徑，三個主要的傳導路徑是
　　　（a）脊髓後索內側蹄系
　　　（b）Morin背外側徑
　　　（c）新脊髓與丘腦徑

或缺的部位。

疼痛的門閥控制理論在西元1965年由Melzack及Wall所提出，現已被普遍接受。要明瞭這個理論，首先要瞭解神經纖維有很多不同的直徑，有如粗細不同的電纜，有的外面包有髓鞘（myelin）這種絕緣體，有的則無，所以神經衝動的傳導速率也各不相同。有鞘纖維的傳導速率較快，無鞘纖維則較慢。最大的有鞘纖維稱為A纖維，並依大小分為α，β，γ和δ。它們為身體提供了許多輸入性路徑（afferent routes）和所有的輸出途徑。比Aδ纖維更細的是B纖維，B纖維仍有髓鞘但是傳導速度較慢；內臟的輸入性纖維及內臟的節前（pre-ganglionic）輸出性纖維皆屬於B纖維。最細、最小和最慢的是C纖維，它沒有絕緣的髓鞘層；它們的用途是作為身體疼痛、輕觸以及溫度訊號的輸入途徑，以及傳導十分緩慢的節後內臟輸出短徑（post-ganglionic visceral efferent line）。我們只要知道最粗最快的Aα纖維約有20μ粗，傳導速率約每秒120公尺——真是快如閃電，而較慢的Aδ纖維比2μ還細，速率小於每秒5公尺，就能對這些纖維的直徑和速度有個概念。Aβ纖維也十分重要，它的特性居於兩者之間，粗15μ，傳導速率每秒100公尺。最後，C-纖維比1μ還細，傳導速率不到每秒1公尺，即使偶而快一些，也不會超過每秒2公尺。

利用這種線路和電纜種種組合的方式來加以說明，可以很容易瞭解到各種相互競爭、強化和抑制的作用。舉例來說：較細較慢的Aδ和C型纖維攜帶了疼痛衝動，而較粗的纖維，尤其是快速的Aβ型纖維，則攜帶了其他的感覺訊號。這些事實可以幫我們瞭釋我們久已熟知卻無法瞭解的有關敏感性不同的問題。由這些纖維快慢不同的相異，我們便可以明瞭Head對於精微感

覺（epicritic sensation）和大體感覺（protopathic）的傳統分法
乃是基於對被切斷的神經的再生現象所做的觀察結果。傳導速
率的不同最早由Zotterman的確認；這種狀況和發展過程的關聯
則為Bishop所建立，快速的有鞘纖維系統和精微感覺有關，在
發展學上而言是屬於新發展的纖維，大的無鞘纖維系統和大體
感覺有關，在發展學上而言，則屬於老舊的系統。

在理性的觀點上，我們完全同意Melzack和Wall由大量實驗
數據所得到的結論：傳導較慢的纖維系統攜帶了疼痛訊號，傳
導較快的纖維則會抑制其突觸的傳遞。在病態的狀況下，古老
而緩慢的系統會較新的快速系統占有優勢，因而產生慢性或是
彌漫性的灼痛或疼痛過敏（hyperalgesia），事實上就是所謂的
大體複合（protopathic complex）。相反地，在生理狀況下快
速輸入系統可能比慢速系統占優勢，能夠關閉門閥並抑制疼痛
衝動更進一步的傳導。這個有效的抑制作用來自巨大的Aβ纖維，
Aβ纖維並非來自疼痛感受器而是來自與壓力及緊張認知（stretch
recognition）有關的神經末梢，或者可能是來自能夠告知身體所
在部位的本體感受器（proprioceptive sensors）。大致上可以如
此說：細小而慢速的疼痛纖維內部的訊號傾向於打開門閥並傳
遞訊息到達更高的中樞，而來自巨大快速的輸入纖維的訊號則
趨向於關閉門閥。由這些事實，馬上可以明白針灸止痛很明顯
地是對非痛覺感受器（non-pain receptors）產生反向刺激（counter
stimulation），然後對疼痛衝動產生阻斷性的變化並防止疼痛
訊號由脊髓進入大腦皮質。同時我們也要記住其他某些脊髓內
的下行性輸出訊號也能關閉門閥，防止疼痛的訊號到達意識層面。

我們要更進一步知道門閥機轉確實的發生位置，Melzack和

Wall認為它主要位於脊髓的背角（dorsal horn）中，就在所謂的凝膠質中。抑制的作用可以在突觸前，也可以在突觸後產生。前者是在末梢突觸（terminal synapse）阻斷衝動訊號，或是減少它的軸突所分泌的傳遞物質。後者到底是增加或減少神經鏈中下一個神經元對刺激的興奮程度，仍屬未知。最初人們討論的重點幾乎全放在突觸前抑制，現在則幾乎可以確定兩者都扮演著同等的角色。

第六節　輸出性抑制

我們先來討論來自上方的下行性控制，也可以稱為對門閥作用的輸出性抑制。這一個作用對針灸止痛的評估特別重要，但是西方學者未加以細分就將之歸類於「催眠」（hypnosis）。高級中樞的認知過程無疑對疼痛的知覺有極為重大的影響。注意力、焦慮、期待以及過去的經驗，似乎都能利用大腦和脊髓的下行性輸出性纖維，來影響輸入訊號路徑最低突觸點（lowest synaptic points）上面的輸入性傳導；並且因此修飾疼痛的知覺。我們由許多可稱之為「文化」的因素作為開始。信仰的熱忱和政治的狂熱可以強烈地抑制疼痛的知覺。有很多耳熟能詳的例子，由印度的懸鉤術（hook-hanging）到美洲北方草原原住民太陽舞的苦修儀式（sun-dance self-torture ceremonies），古代斯巴達鞭笞的成人禮（scourging of the ephebes）也可能有同樣的特性。我們實在不必要到東亞以外的地區去找尋類似的例子，

城隍廟遊行的儀式，或是佛教及道教的儀式，甚至日本和尚的苦修過程也有這樣的例子。進一步來說，不同的民族對疼痛也有不同的感受和忍耐程度。許多實驗顯示對疼痛的反應中包含有明顯的文化成分，美洲原住民、北歐人、猶太人、中國人和地中海民族之間有著顯著的差異。

　　高級中樞控制門閥的時候，過去的經驗也扮演了部分角色。單獨隔離而無法接受到正常環境刺激的狗，對於正常所謂「疼痛」的刺激有著不正常的反應。由狗對火燒和針刺的反射動作可以看出牠的神經系統可以感受到某些東西，卻不會使牠產生太大的情緒困擾，好奇心會促使牠再去嘗試，牠的知覺並無法意會到組織所受的傷害。知覺乃是心智對神經經驗的判斷，由這個實驗可以看出知覺的語意成分（semantic element）。許多證據指出與產生痛覺當時狀況所附帶的意義，會強烈地影響到知覺所體會到的疼痛種類和強度。Beecher所做的觀察是最有名的一個例子。他觀察第二次世界大戰Anzio灘頭堡戰役中受到重傷的士兵，發現他們對於自己終於要離開火線感到十分高興，所以就不太覺得疼痛。在救護站中只有30%需要用到嗎啡，而正常生活中受到同樣傷害的平民卻有80%需要使用嗎啡。這些士兵並沒有休克的現象，因為他們和其他人一樣抱怨藥換得不好或針打得不好，但是他們的精神狀態已足以啟動來自上方的門閥控制。Pavlov的實驗是另一個有名的例子，他發現如果對狗施予電擊、重壓，或是高熱這類有害的刺激，都能引起強烈的反應。但是，如果在每次的刺激後都立刻拿食物給狗，狗就能安安靜靜的接受刺激。這些疼痛的訊號被狗視為愉快的先兆了。很明顯的，一個周邊性的刺激在產生知覺反應和對應的動作之

前，會先被定位（localised），辨認，以及評估。我們可能都有以下相同的經驗，踏進牙科診所的候診室時，厲害的牙疼立即消失了。

　　另外有一大群可以定義的因素包括：注意力、焦慮、期待、煩躁，以及暗示。激烈的球賽當中往往不會察覺到運動傷害，直到走出球場後才開始覺得疼痛。我們不應該稱這種現象為「催眠」，但是注意力的集中加上強烈的暗示是達到催眠狀態的重要因素。雖然催眠有時看來像是睡著了，卻不是一種睡眠狀態。我們常用「昏睡」（trance）這個名辭，事實上並不恰當。但是催眠確實能夠達到止痛的效果，受試者在適當的暗示下能夠完全不感到針刺、刀割或是火燒的痛苦。所以利用催眠麻醉來進行大手術不僅是可能，而且是一個事實。上世紀中期　Esdaile 的報告是最典型的例子，他在那個時候是東印度公司駐印度的各科醫師，他曾經在印度的公立醫院中使用催眠完成了數百個大手術。但是催眠狀態和睡眠差不多，所以病人無法在清醒的狀態下和醫師合作。而且催眠麻醉頂多只有15%-20%稱得上是成功的；更有趣的是當Esdaile回到他的出生地蘇格蘭時，其成功的比例卻少得出奇。相對地，中國人利用針刺麻醉完成外科手術的成功率相當高，即使在歐洲和西方國家，也有相同的結果，這種事實表示針刺的確可以提高疼痛的閾值。更進一步來說，催眠麻醉需要很長的訓練時間，針刺麻醉則不需要。當然，這也是因為催眠麻醉必須要先有某些心理和生理的準備。

　　這裡出現了一些有趣的現象，我們知道，如果一個人不願意，他就無法被催眠；必須被催眠者和催眠者充分合作並完全接受他的暗示，才能進入催眠的狀態。另一方面來說，即使運

用意志力也無法阻止注射巴比妥鹽所產生的麻醉效果。就此而論，我們對針刺麻醉相當不瞭解，沒有任何已知的心理——生理學實驗能告訴我們是否能夠運用強烈的意志力來阻斷或是延緩針刺的麻醉效果。唯一有關的觀察來自一位澳洲麻醉師Woodley先生，他在中國大陸和香港學習使用電針麻醉來拔除臼齒。一般使用novocaine的牙齦注射拔牙時，嘴巴會有點麻木的感覺，但是使用電針則不會。這個範圍十分值得做進一步的探討，因為我們將絕大部分的注意力擺在針刺麻醉工作和其所必須的身心準備，卻很少去弄清楚它所可能遇到的阻力和限制。

那些爭論催眠和針刺止痛有關，甚至催眠是針刺麻醉最基本因素的人，常常以小孩和動物的例子做為證明。我們在前面所提到的論點和西方這種流行的觀念正好相反，針刺止痛對孩童和嬰兒都很有效，而且已在治療用途上使用了數百年。動物針灸（尤其是家畜）至少可以追溯到元朝偉大的獸醫手冊（《馬牛醫方》，十四世紀，見圖53）；近年發現針刺止痛以來，在這些資料的幫助下，利用針刺進行了大量的外科手術。Kaada小組報告說95%的手術都可以使用針刺麻醉完成，其中80%是腹腔手術。其成功率可用表22來加以分類：

等級	I	I＋II	I＋II＋III	IV
百分比	30	70	95	5

雖然不像某些人類手術的效果那麼好，卻仍然十分驚人。但是，催眠的問題再度被提出來。1646年以後，爭論的重點又圍繞著「動物催眠」這個很有爭議的名辭打轉。很多動物在危

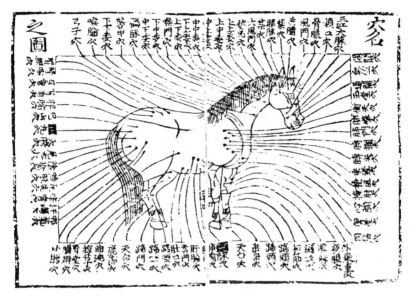

圖53　獸醫針灸；馬身上的穴位。取材自《馬牛醫方》（1399）。

險出現時會「裝死」，進入一種靜止不動並對外界刺激減少反應的狀態，但是這種「靜止反應」（still reaction）和人類的催眠是否有任何相同的地方，至今仍然大有爭論。雖然看來有些類似，但是目前最能被接受的看法是兩者之間並沒有任何關聯。

　　另一點相當重要的是關於「安慰劑效應」這個早已被承認的事實。這一個古老的醫學名辭可以回溯到十四世紀英國詩人Chaucer用來描述能使病人產生良性心理狀態的「非藥品」（non medicine）。根據所有的臨床實驗，發現給予歐美的患者安慰劑——例如使用有顏色的鹽水或糖水來代替嗎啡或其他止痛藥——可以改善35%患者的劇烈疼痛（尤其是術後疼痛）。如果使用嗎啡來止痛，即使用到相當的劑量也只能使75%病人的劇痛

得到緩解，因此常常需要再使用他種止痛劑。我們可以得到一個驚人的結論，那就是嗎啡的止痛效果約有一半並非是真正的藥理作用。不論是討論針刺；或是其他各種治療和止痛技術時，我們都必須將這一點牢記在心。

　　就這點而言，「聽覺止痛」（audio-analgesia）倒是很有趣的例子。1959年Gardner和Licklider發現有很多案例可以使用強烈的聽覺刺激來抑制鑽牙或拔牙的疼痛。這種使用耳機輸入的聲音稱為「白色噪音」（white noise）。但是這種技術常會失敗，而且很難利用實驗來證明噪音對疼痛閾值有任何影響。Melzack, Weisz和Sprague在一篇有趣的論文中說明這種情形，這篇論文顯示聽覺刺激加上暗示可以做到單獨使用聽覺刺激或是暗示所無法做到的事情。其結果如下：

控制組		疼痛忍受時間基準線的建立
第一組	聽覺刺激，事先不給予任何暗示或資料	無增加
第二組	聽覺刺激加上事先的強烈暗示	明顯增加
第三組	嗡嗡聲加上事先的強烈暗示	無增加

　　由這個表可以看出暗示加上對中樞神經的干擾能夠真正對正常的受試者產生相當程度的止痛作用，無論是聽覺干擾或是暗示都無法單獨做到這一點。根據Melzack的說法，這一套設備並沒有失敗（雖然今日已很少使用），因為它是「改變疼痛忍受程度的一種戰略」（a stratagem to modulate pain tolerance）。這個例子對針刺止痛特別有意義，因為它顯示出門閥機轉如何同時由上方和下方有效地聯合運作。焦慮是最重要的因素之一。

只要有一絲絲對疼痛的預期心理就足以提升焦慮的程度，隨之感覺到疼痛的加強。**Hill，Kornetsky**等人表示如果能從心理上消除緊張，則對於同一程度有害刺激所感受到的疼痛會遠比處於強烈焦慮狀況下輕微許多。中國大陸上所有研究針刺止痛的學者都堅信這個想法，所以他們常事先就很仔細的告知病人可能會發生的狀況，以使病人產生信心，這樣作還有如下的優點：使焦慮平靜下來，產生信心，並在情緒上產生對抗傷害的心理（anti-traumatic mentality），這就是所謂雙重動態（dual dynamic forces）（兩個積極性）的基本原則，一方面是暗示作用的輸出性抑制，而另一方面是反刺激作用的輸入性抑制。

　　可能很少人能夠了解中國醫學史上發現針灸要講究心理信心的情形（在神經學上稱為輸出性因素）能追溯到多遠。我們在前面曾引用黃帝時代的文獻。《黃帝內經·素問》篇上曾提到：

　　一個好的醫生選擇治療的方法時，應該考慮到病人的背景。例如：

> 當一個病人相信鬼神之道時，對他講醫藥的效用只是徒然，如果一個人對針灸根本沒有信心，你對針灸的奇效說得天花亂墜也只是白費唇舌；一個病人拒絕某種治療方式時，即使勉強進行，也是徒勞無功。

　　我們可以將這種病人對醫師所採用療法的信心稱之為「暗示」，或是「自我暗示」的因素。中國醫學在萌芽時期就已充分瞭解到這一點，對針刺止痛而言，尤其重要。

　　現在簡單的說明輸出性抑制的實驗重現性。解剖學相當支持大腦皮質能夠輸出指令到整個脊髓背角門閥的想法。來自大

腦皮質——尤其是額部的纖維和網狀構造互相連接處，然後經過網狀——脊髓系統往下傳遞；而且椎體經（pyramidal tract）有巨大的快速神經元鏈——即所謂的皮質脊髓纖維（corticol-spinal fibers）——連接大腦皮質到每一個脊節。因此注意力、過去的經驗，以及各種認知狀況能夠影響往下傳遞的訊號。從很多神經生理上的經驗可以證諸其重要性。舉例來說，如果一條進入脊髓的輸入性神經受到刺激，訊號會向上進入大腦，而且可以由記錄器上看到其電位變化；但是如果有某一較高級的中樞（例如：小腦或是大腦皮質的部位也同時受到刺激，則這個上昇的輸入性訊號會幾乎被完全抑制——就如同神經系統在其內心深處已被其它東西所佔據一般）。因此Melzack和Wall提出「中樞控制開關」（central control trigger）的概念，這個開關會活化大腦的選擇功能以控制感覺訊號的輸入。也就是說來自身體周邊的信號在身體系統對疼痛的知覺反應並產生進一步的動作之前，會先經過以往的經驗加以辨認、評估、定位，甚至可能加以抑制。就某一角度而言，疼痛是一種經過學習而來的經驗。這種訊號處理的方式可用一個簡單的例子加以說明，當一個人拿到一杯滾熱的茶水時，如果那個杯子相當精緻或是名貴，他可能不會將杯子掉到地上，而會將杯子很快的放到桌子上，再查看自己的手燙傷了沒有。

　　大腦皮質並不一定要參與這個抑制的作用，腦幹中有很多群細胞能對疼痛訊號產生最強而有力的抑制作用或是輔助性的影響。舉例來說，貓的中央被蓋徑從（central tegmental tract）若有損傷，就會產生明顯的疼痛敏感（hyperalgesia），和人類的Déjèrine-Roussy症候群極為相似。相反的，若是中央被蓋徑

附近的一些部位受到電刺激，反而會使貓產生強力的止痛現象。如果將脊髓在腦幹的部位切斷，則嗎啡對脊髓輸入信號傳導的影響也會消失，因此嗎啡至少能部分興奮這些對體感覺輸入性訊號具有強力抑制作用的區域。而且，刺激網狀構造和被蓋徑能使皮質產生大量的 γ-amino-butyric acid（GABA），GABA是一種由抑制性神經元所分泌的化學性神經傳遞物質。最後，似乎能夠肯定疼痛訊號的傳遞牽涉到神經體液因素（neuro-humoral factor）和神經因素。中國大陸上最近的研究可以證實這兩者。一方面，上海的生理學家已經記錄到針刺合谷穴（IG_4）和足三里穴（V_{36}）後在兔子的尾核（caudate nucleus）所產生的電位。電刺激尾核相同的部位可以和針刺一樣提高疼痛閾值，並增強針刺的止痛效果，相反地，若是破壞這些部位，則針刺的效果會消失或是減少。另一方面，血清素很可能也有關聯。Reserpine能夠加強並且延長兔子針刺止痛的效果，而reserpine最重要的一個作用就是使下行性單胺徑（mono-aminergic tracts）的突觸前末梢釋放出血清素來。只要能夠抑制血清素的合成，就能阻斷前述刺激老鼠腦幹網狀構造所產生的止痛作用。因此看來，血清素是隨著腦脊髓液沿脊髓縫（raphe）的中央管而下，然後擴散到每一階層中的門閥，可能也會對上行性疼痛衝動產生阻斷作用。當然這種作用的速度一定比直接的神經傳導緩慢很多。但是針刺止痛在停止刺激後仍然能持續作用一段很長的時間，可能和這一點有關。

　　Thang Pei-Chin的研究提出更進一步的證據。給予去大腦化（decerebrate）或是輕度麻醉的動物有害的刺激後所表現的反射動作（包括體反射和自主反射），和經過大腦認知的疼痛

（cortically-registered pain）的表現相同。這就是Sherrington所謂的「虛情反射」（pseudo-affective reflexs）。將狗用chloralose麻醉，再注射bradykinin作為有害刺激，則可用電針抑制發聲反射並減少呼吸反射。但是必須等到電針刺激停止50分鐘後，發聲反射才會恢復。除了化學性傳遞物質緩慢的擴散外，很難用其他的方法來說明這一點。

止痛中樞和疼痛敏感中樞緊緊靠在一起散佈在中腦網狀結構的各處，我們現在正努力地想要找出它們的解剖位置。舉例來說，貓的止痛中樞作用十分戲劇化，它能很快地消除各種平時覺得很痛的刺激而不產生任何反應；同時能和大多數化學性麻醉藥物的作用一般，使自主的呼吸頻率降低到正常量的一半。這個中樞無法很快地開放和關閉；它們所產生的止痛作用會在5分鐘內逐漸發生，停止刺激後止痛作用仍會持續2或3分鐘。這些中樞和Olds及Milner西元1953年在前腦中央束（median forebrain bundle），視丘下部和中腦所發現的「喜悅中樞」（pleasurecentres）及「厭惡中樞」（aversive centres）完全不同。隨後，我們即將（第七、八節）討論到止痛中樞可能並不是手術時針刺麻醉輸出性抑制（雖然不是皮質性或認知性）的機轉。

第七節　輸入性抑制

最後，我們來討論作用於門閥的輸入性（或稱為上升性）抑制，這是直接來自身體周邊的生理性作用，而非任何來自上

級中樞的影響。我們可以用「反刺激」（counter-irritation）的要領，將針刺的輸入性抑制作用加以分類。無論是東方或是西方的醫學，「反刺激」這個觀念都是相當古老的。在歐洲的歷史上，這個觀念可以追溯到Brockbank，他列舉了許多傳統所用的方法。我們所熟知的芥子膏只是其中之一，另外還有發炎性的植物，起泡性的藥物、斑蝥、吸器放血等，這些方法的使用，可以追溯到西元二世紀的Aretaeus。引流、或是燒痂的觀念可以追溯到西元七世紀Aegina的Paul。這些民俗療法十分流行，而且對於疼痛的解除十分有效，可以將之稱為「強刺激止痛」（hyperstimulation analgesia）。Elliott最近的研究對這些技術——例如使皮膚發紅的藥膏，甲基尼古丁酸、辣椒，以及nonylic acid vanillylamide——提出更為複雜的現代看法，他認為它們作用的機轉是汗腺產生的bradykinin隨著微血管血流的增加擴散，強烈地刺激局部輸入性神經末稍。反刺激是十分確實的一件事。縱然短暫地連續使用冷熱刺激也能顯著地減少疼痛。類似的方法是中國的灸法，我們在別的地方已討論過。正如現代中國人所認為的，大腦對抗著一種矛盾（confronts an antithesis），而且，在刺激的競爭中，有兩種感覺相互鬥爭，正是「反刺激」最好的寫照。

　　許多現代的技術和這些現象有關。舉例來說，將濃食鹽水注射到斷肢的殘幹雖然會引起暫時性的疼痛，卻能使幻肢痛得到長時間的緩解。針刺也有同樣的效果。足以引起疼痛的低溫可以使疼痛閾值提高30%。使用低強度的電擊刺激周圍神經可以使神經痛停止一段很長的時間，加上止痛藥物後效果更佳。可以將電極埋放在傷害性或病理性疼痛患者脊髓靠近背柱（dorsal

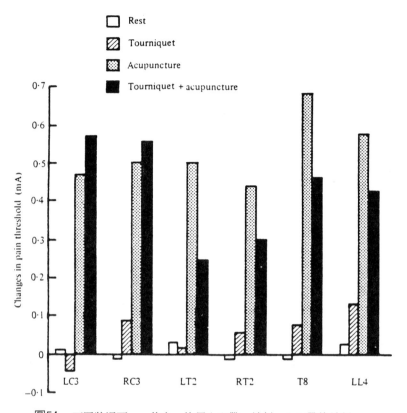

圖54　不同狀況下——休息，使用止血帶，針刺，止血帶後針刺——
　　　痛閾改變的情形。

columns）的部位，並教導病人如何調整刺激速率；這樣可以產
生無痛的針刺感，並且有效地改善大多數患者的疼痛。

　　針刺的狀況又如何呢？首先，在一個有趣的實驗中已找出
它基本的神經介質。上肢的血管阻塞並不會使針刺喪失它的止
痛效果。Chiang Chen-Yü及Chiang Chhing-Tshai等人找了一群
志願者，在分屬四個不同皮節的皮膚上找六個不同的點，(a)組：

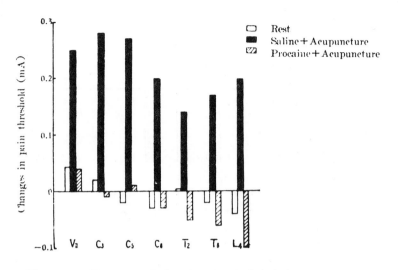

圖55　不同情況下——休息，在穴位注射食鹽水後針刺，在穴位
注射2% procaine後針刺——痛閾改變的情形。

休息，(b)組：徒手針刺左臂的兩個點，(c)組：用止血帶使血管
完全阻塞，(d)組：使用血帶情況下針刺，經過15分鐘以後再測
量各組的疼痛閾值。正如圖54所顯示的，在不同的部位針刺都
能明顯而普遍地提高疼痛閾值，而且這種止痛作用完全不受循
環的影響。同樣地他們也發現在皮下組織深部注射procaine或是
novocaine（圖55）能夠阻斷這種作用。在皮膚表面作輕度的麻
醉則沒有影響（圖56）。這樣的觀察已經足以證明針刺能夠刺
激深部的感受器，基本上，它們經由周邊的感覺神經系統產生
作用。

　　目前為止已經有相當多的實驗工作用來觀察針刺對疼痛閾
值改變的影響，其結果雖然有所出入，但多數為陽性。舉例來

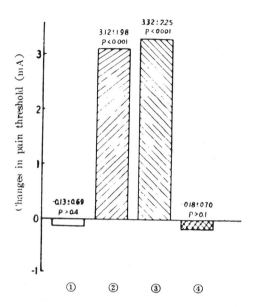

圖56　各種狀況下(1)休息，(2)針刺，(3)阻斷針刺點的皮膚感覺神經後針刺，(4)阻斷針刺點下方深層肌肉感覺神經後下針，不同點上痛閾改變的情形。可以看出針是刺激深層的感覺神經而非皮下神經。中國受試者

說，圖57是對中國志願者連續針刺合谷穴以後利用鉀離子透入痛覺器（potassium iontophoresis algometer）法測量他們的反應，可以看到疼痛閾值的上升。圖58是Sweden所做的類似實驗，他將電流通到牙齒表面，看要用多大的電流才能產生疼痛。相反的，Toronto的實驗就沒這麼精采了。他使用Wolff-Hardy-Goodell聚焦性電熱流測量痛閾，針刺在非穴點的效果很小，幾乎和注射安慰性止痛劑的效果差不多，若是針刺在穴道上，效果雖然不是很大也較前者為大。相反地，注射嗎啡可以得到4倍的效果，

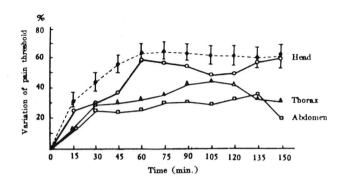

圖57　使用鉀離子滲透痛覺器測量針刺合谷穴時，身體各部位痛閾增加的情形。合穴屬於第6、7頸椎的皮節，所以對頭頸部的效果比胸腹部好。

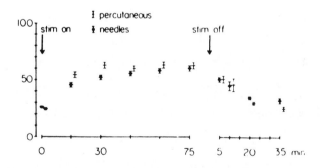

圖58　在牙齒表面通上電流造成疼痛，用以測量痛閾的上升，和上升的時間。包括平均值和標準差。使用皮膚電極比使用針刺的效果更好。

但是並非對全身的每一個地方都會產生作用。Dalhausie大學也用同樣的儀器對志願的醫學生精確地測量他們對疼痛刺激停止反應所需的時間，結果針刺穴位和針刺非穴位的兩組都有較好

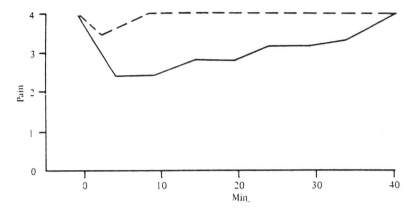

圖59　針刺下肢三個穴位（陽陵泉、陰陵泉、陷谷）時，痛覺（主觀的針刺紀錄）的減少與持續減少。虛線表示下針於隨機的錯誤部位時的結果。Man 與 Baragar，加拿大受試者。

的效果，前者的效果是後者的2倍，即使是後者的效果也比控制組為佳。加拿大的某些學者甚至有更佳的實驗結果。Winnipeg 發現針刺志願者腿上 L_3 到 L_5 皮節的位置5分鐘以後，92.5%的患者會感到疼痛明顯地改善。其止痛效果可以持續20分鐘，大約再1刻鐘以後就會恢復正常的痛覺（圖59）。某些根據感覺判斷理論（sensory decision theory）的技術所進行的實驗發現針刺可以明顯地降低刺激牙齒所引起的疼痛，它的止痛效果相當於使用33%的笑氣。這種程度的止痛效果如果不使用認知因素或是治療前的鎮靜藥物加強，根本不足以進行手術。最後，Stewart, Thomson 和 Oswald 曾經進行了一項很仔細的研究。他們發現針刺對於整個身體疼痛閾值和疼痛耐力的增強作用，比以前所認為的更為有效；只要針刺在同一皮節，即使不針刺在經脈上，

它對疼痛耐力的提昇效果，仍和傳統的針刺相同。更甚者，他們發現傳統針刺點對上腹部的良好止痛效果是因為患者對疼痛耐受力的增加而不是疼痛閾值的增加，這種作用和嗎啡的作用類似。他們的結論是，傳統針刺能對遠離針刺點的部位產生高度局部化止痛作用（highly localised analgesic action）的說法是十分可信的。

　　也有很多的實驗是針對疼痛閾值而設計的。針刺兔子的足三里穴（V36）後使用輻射熱疼痛器（radiant heat dolorimeter）可以發現兔子的疼痛閾值增加了128%。這個結果十分穩定而且有重現性。用手指捏拿跟腱上的崑崙穴（VU60）也能使疼痛閾值提高133%。

　　我們曾在前文提到，針刺治療可能和自主神經系統及腎上腺皮質有關。Chiang Chen-Yü和Chu Tê-Hsing卻認為這兩個系統都和針刺止痛無關，因為將兔子兩側腎上腺及頭部自主神經切除以後，針刺仍然能夠使疼痛閾值增加（150%）。

　　目前為止，對針刺止痛進行大量統計的研究並不多，但是來自Toronto General Hospital的 Smythe疼痛門診資料卻十分有趣。針刺對原發性功能性疾病的患者幾乎百分之百立刻產生效果，但是一週以後只剩下80%有效，一個月後剩40%。相反地，對器質性疾病患者的療效依序是40%，25%和20%。這表示針刺對原發性功能性疾病的治療效果比使用安慰劑為佳，對後者的效果（器質性疾病）則和使用安慰劑相近。這個發現多少支持我們在前文所提到的：功能性病變相對於器質性病變的觀點。另一份論文則報告了一組受各種慢性疼痛之苦（椎間板切除、神經痛、幻肢痛、泡疹、骨關節炎等等）的男性美國退伍軍人。

大約有60%的患者認為疼痛至少減輕了50%。但是這些學者的觀察似乎犯了一個邏輯上的錯誤，那就是他們「十分驚訝於針刺的作用比其他安慰劑的治療具有兩倍的療效」。如果說我們發現某一族群具有30～35%的安慰劑效果，它的含義明顯地暗示應該有一種以上的其他方法（例如：嗎啡或其他類似的止痛劑）對族群中所有的人或近乎所有的人都會產生效果作為「安慰劑」定義的標準。但是在這一個例子中，因為「病人對一般的西藥治療都無法得到緩解」，所以並沒有一樣東西具有能夠作為藥效比較的特性。因此，必然有一半以上「安慰劑」的定義十分模糊。

利用訊號測知原理（signal detection theory）來評估針刺止痛效果的報告，存在有許多語言學上的困難。雖然疼痛閾值明顯地德加，但是受試者對不同強度的極微小刺激的分辨能力並沒有改變。結論是患者對針刺的效果有著預期的心理，因而提高了他們對疼痛的忍耐能力。就一點而言，針刺並不降低受試者的辨別能力，和化學性止痛藥劑有所不同。因此，這個作用應該是屬於輸出性而不是輸入性的，皮質或是中腦的作用比接收針刺信號的脊髓來得重要。根據Clark和Yang的說法，受試者的「手臂接受到等量的『生理』疼痛，但是接受針刺治療的手臂較不會有疼痛的感覺」。因此，針刺並不是真正有「止痛」的作用。但這是否真的和我們對「止痛」的定義完全無關？雖然我們想盡辦法要對輸入性成份及輸出性成份做一個區分，但是當一個人說他完全沒有疼痛時，如果我們堅持患者有疼痛的感覺只是拒絕承認而已，是不是很沒有道理？

這些都是SDT（sensory decision, or signal detection, theory；

感覺判斷或是訊號推斷理論）的心身學上有趣而尚未解決的問題。批評Clark和Yang的人發現疼痛敏感度（pain sensitivity）降低的程度遠比他們所報告的大，但是也同意針刺會使「反應斜線」（response bias）有正向的增加，也就是說受試者對有害刺激（例如：疼痛）的耐性會增加。這種現象並不表示利用意志克制疼痛的知覺或是皮質拒絕接受疼痛的知覺。大部分人在很多狀況下所經歷的強烈感覺並不完全是疼痛，例如：使用novocaine拔牙時會流淚並且感到傷心。使用針刺止痛開刀時，內臟牽扯的感覺會令人感到很不愉快，但是嚴格來說這種感覺往往不是疼痛。我們應不應該將這種可以忍耐的類似疼痛（bearable quasi-pain）的特殊感覺當作一種知覺行為止痛作用（conscious behavioural analgesia）的特性？

　　不論如何，針刺所直接產生的輸入性抑制已被證實。西元1973年上海「國立」生理學會的挪威學者發現，可以使用電生理學的方法顯示出針刺能夠抑制背側—外側徑（dorso-lateral tracts）中單一神經纖維的神經衝動。針刺任何一隻手都可以達到抑制的效果，尤其是針刺點和疼痛部位位於同一隻手時止痛的效果特別好。若是將貓的脊髓由高處橫斷，無疑地能夠除去一切來自大腦皮質、大腦其他中樞、或是腦幹中樞的輸出性抑制作用。隨後吳等人進行了這個研究。他們選用脊頸徑（spino-cervical tract）中低於L_4的纖維，使用電擊刺激，再用示波器來顯示神經纖維受到抑制的情形。他們發現有害刺激和針刺部位位於同一神經幹的神經分佈時，止痛效果最好。吳，Melzack和Wall都認為門閥可能位於脊髓背角的某處，而且最重要的是這樣的實驗能夠除去下行性輸出訊號的作用。

　　這些結果和Wagman及Price早期用去大腦的猴子所做的實驗結果相同。他們發現無論是脊髓細胞內自發性的活動，或是被一條腿某些部位（即使是很大部位）傳入的信號所引發的活動，都能被另一條腿上強力的刺激所抑制。他們更進一步發現，這個作用如此快速，所以它不可能經過兩個以上的脊節；而且這個抑制作用屬於輸入性抑制，因為它不可能來自起源於大腦或腦幹的任何輸出性訊號。對手部進行強烈的刺激也能達到相同的抑制效果，雖然這個抑制訊號屬於下行性抑制，但它們的速度很快而且不可能是由任何大腦中樞所發出的。雖然這些抑制作用的潛伏期（latency）很短，但是刺激停止後抑制作用仍會持續一秒鐘以上，可能是脊髓門閥關閉的速度遠比開放的速度快。

　　有很多研究者支持「輸入性水閘」（afferent barrage）的觀念。舉例來說，Linzer和van Atta發現針刺貓的周邊性傷害感受器（peripheral nociceptor）所產生的刺激，只能影響對疼痛刺激有所反應的視丘神經元。

　　這個研究再度引發研究者對門閥位置的討論。目前為止我們相信門閥位於脊髓內，但是Chang Hsiang-Thung在他一篇有名的論文中提出足以使我們相信門閥位於前腦較低部位（尤其是視丘）的電生理學證據。他更明確指出門閥位於楔狀旁核（nucleus parafascicularis）和中心外側核（nucleus centralis lateralis）。身體受到傷害的時候，被害的刺激會使這兩個神經核內的細胞產生週期性的激發狀態。嗎啡、電針和緊捏跟腱都能使這些神經細胞的放電現象停止。既然對視丘或是網狀構造的任何干擾都會造成疼痛過敏或是疼痛減少的現象，Chang相信

在正常的情況下，視丘的疼痛中樞是在輸入性感覺衝動持續的抑制性控制之下──這是一種正常有效的阻斷作用──但這個作用失效，就有可能產生疼痛過敏，引起自發的、頑固的中樞性疼痛。實驗時，疼痛訊號在脊髓背索（dorsal cord columns）切斷之後仍會持續一段時間，但是刺激截斷部位上方的細胞並不會再產生疼痛訊號。Chang也相信進入某一脊節的神經興奮，能夠抑制身體任何部位的疼痛；如果刺激和疼痛屬於同一脊節或是相近的脊節時，則抑制的效果會更大。這觀點和針刺止痛的臨床經驗互相符合。

Shen Ê, Tshai Thi-Tao和Lan Chhing的研究也支持主要門閥機轉位於腦幹的想法。對貓的內臟神經作單次放電刺激（single-pulse stimuli）所引起的內臟──體節反射放電可以在較低的肋間神經記錄到。在後肢穴位使用電針刺激可以抑制這些反射訊號。如果在頸部或是上胸部的位置將脊髓完全橫切，抑制訊號被切斷，針刺的效果就會消失或是減少。破壞上胸部兩側背角（dorsal horn）附近的部位，或是在同一高度將兩側的腹側外側束（ventro-lateral funiculi）切斷，也會產生同樣的情形。相反的由丘阜間（intercollicular level）的高度進行去大腦手術並不會對針刺效果產生負面的影響，因此大腦皮質並非抑制作用的來源。可見門閥機轉必定位於腦幹（中腦，橋腦或是延腦）的某一部位。

Tu Huan-Chi和Chao Yen-Fang也用相同的電生理學技術進行類似的實驗。他將貓切除大腦以後，只要停止疼痛刺激就不會再產生疼痛訊號（切斷脊髓背索時訊號仍會持續），但是仍然保存了電針刺激後肢對內臟──體節反射放電的抑制作用。

相反的，若將延腦下部或是頸部脊髓完全切斷，則針刺的抑制效果會消失。要是在延腦的中央，包括大縫核（nuclens raphe magnus）的部位發生傷害，則針刺的抑制效果會明顯地降低。在這兩種情況下，刺激停止後的持續抑制作用（the long after-inhibition）都會喪失。切除小腦對針刺的抑制作用或是針刺後的抑制作用都沒有影響。根據以上的結果，我們可以推定延腦內部的大縫核對針刺止痛作用一定扮演了重要的角色，尤其是我們討論到超脊髓（supra-spinal）結構對內臟——體節反射活動（例如：臟器的牽引疼痛所引起的反射）的輸出性抑制時。

已經有實驗證實使用電針刺激貓的巨髎（V3）、合谷（IG4）、足三里（V36）和耳穴的神門，可以抑制電刺激下齒槽神經和齒髓在延腦內部的脊三叉神經核疼痛敏感神經元所產生的放電。電針所用的電流量愈大則抑制作用能夠持續得愈久（以毫秒計算）。Picrotoxin會縮短抑制作用的時間，strychnine不影響作用的時間，sodium amytal則會增加作用的時間，所以我們認為這個止痛作用的位置位於突觸前。

相反地，也有些脊髓反射的實驗認為門閥位於凝膠質（substantia gelatinosa）而非視丘。Hoffmann's反射是由巨大快速的Aα纖維所傳遞。脊椎麻醉能夠完全阻斷Hoffmann's反射，但是針刺止痛會活化Hoffmann's反射而非阻斷。由此看來針刺似乎會加強粗纖維的訊號。其他的實驗也支持這個結果。在人類膝窩上插兩根針通上脈動式的電流可以刺激脛神經，利用示波器上的顯示，可將電流強度調到恰能使小腿肌產生H-反射但不出現M波，這表示只有巨大的本體感覺纖維被興奮。然後用鉀離子透入法測試腳，腹部及胸部上面六個點的疼痛閥值。脛

神經上的刺激可使疼痛閾值提高到控制組的150%，刺激25分鐘後可以達到這個效果，刺激停止20分鐘後作用才消失。如果在大腿上加一個充氣的止血帶使H-反射消失並產生缺血現象，則止痛效果也會隨著消失。江蘇的Hsü-Yi醫院中的專家說：「直接刺激這些粗大的輸入性纖維所產生的全身性止痛作用和傳統使用的穴位相似，所以我們認為針刺所激發的輸入性衝動，主要是經由周圍神經巨大快速纖維傳導的想法相當合理。」當然長久以來，人們就明白，針刺止痛對非由脊神經支配的頭部和臉部區域也很有效。我們只能做出這樣的結論：針刺對疼痛衝動的抑制效果可以在神經軸的很多地方——脊髓、中腦和視丘——記錄到。一般來說，這些部位也正是中國神經生理學者和麻醉學者所認同的。

在這裡我們應注意到Melzack的建議，他認為對身體周邊部位加以針刺並不一定要經由來自下方的輸入途徑作用於門閥上。如果深部的感受器被針所刺激，訊號經由一個直接的線路到達中腦的中樞交叉機轉（central biassing mechanism），便可能會有一個非心理性，非大腦皮質性的輸出作用（non-psychological, non-cortical　efference）。可能有很多種超刺激止痛（supra-stimulation inhibition），這是中樞抑制作用的一種經驗性活化，但是，它是在低於認知和大腦皮質的階層運作。網狀構造的細胞有著廣大的感受區域，和身體很多部位都有神經聯絡。前文曾經提到，電刺激被蓋幹（tegmental tract）可使整個身體一半或四分之一的區域產生止痛作用。因此我們可以產生一個想法，前述針刺的位置有時和皮節的關係相當混亂；但是如果有一個直接的通路由針刺點到達中腦，則門閥抑制也可以是輸出性的。

是不是在某些情況下止痛的作用完全來自於和神經分佈一致的輸入性抑制；而在另外的情況下，輸出性抑制的機轉則扮演了部份角色？

第八節　神經化學因素

　　正如前文所提，有時我們會懷疑針刺止痛除了神經的作用外是否還有體液作用的成分。Kung Chhi-Hua等人的報告似乎也證實了這個想法。他們對針刺肓門穴（VU 51）的天竺鼠做交叉循環實驗（cross-circulation experiments）並使用痛覺器（dolorimeter）測量。一隻天竺鼠接受針刺，一隻沒有。連續記錄90分鐘痛閾昇降的曲線後，發現那隻與接受針刺的老鼠連接在一起但未接受針刺的老鼠對疼痛的忍受能力恰好介於針刺組和控制組之間。唯一的解釋是某些具有止痛的神經體液經由血液輸送流通的結果。

　　如果是這樣，則這些神經體流也應該出現在腦脊髓液（CSF）才對，有許多實驗證實這一點。將人造的CSF灌流到接受針刺止痛的兔子的側腦室後再將這些灌流液注射到另一隻兔子的大腦。由痛覺器的讀數可以看出第二隻兔子的止痛作用是第一隻兔子的82%（圖60、61）。因此，大腦必定能製造某些止痛物質並分泌到CSF中。靜脈注射reserpine（可以阻斷嗎啡的止痛作用，圖63）可以加強並延長針刺止痛的效果，但是，如果將去甲腎上腺素、多巴胺（dihydroxy-phenyl-ethylamine），或是

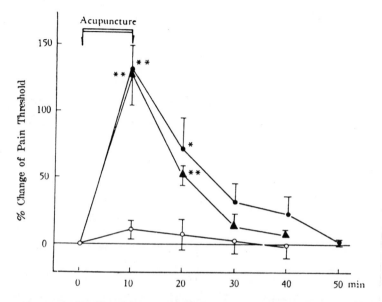

圖60　體液傳導的示範；控制實驗。針刺足三里以及按壓崑崙穴
對兔子疼痛閾值的影響；前者以三角形表示，後者以圓圈
表示。垂直線表示±標準差，單星表示統計學t試驗的P＜0.
05，雙星表示P＜0.01。

血清素（5-hydroxy-tryptamine）注射到腦室，則止痛的效果
會降低到原來的程度。reserpine的作用是將大腦內的單胺排空。
相反地，在腦室內打入atropine（可以阻斷大腦內acetyl-choline
的作用），雖然可以使針灸止痛作用大幅降低，卻不影響嗎啡
止痛作用。這個結論，除了很清楚地顯示出神經體液的作用外，
還可以看出針刺止痛的機轉和嗎啡止痛的機轉稍有不同，前者
靠 acetyl-choline 作為為中樞神經傳遞物質（central　neuro-
transmitter），所以將大腦的單胺排空後，它的效果會更為加強；

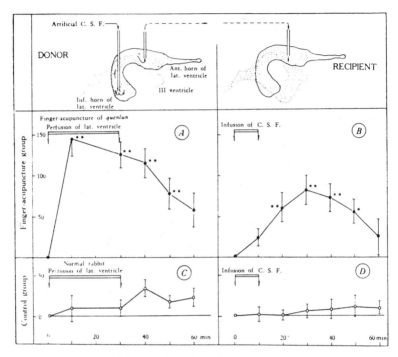

圖61　強壓止痛對CSF影響的實驗。記號的意義和前圖相同。五
　　　十分鐘以後接受者動物（receptor animal）的痛閾仍然持續
　　　顯著增高。

後者在乙醯膽鹼的蕈菌素作用（muscarinic effect）被阻斷後，
仍然能夠保持作用，但是當單胺的濃度很低或完全沒有時，就無
法維持它的作用了。

　　另一個研究利用針刺兔子後腿的豐隆穴（Ⅴ40）和陽輔穴
（ VF 38 ）進行大腦內單胺的研究。視丘的谷胺酸的濃度下
降，但是延腦和視丘的血清素濃度卻會上升；去甲腎上腺素或
r -amino-butyric　acid　（GABA）的濃度則沒有變化。這個

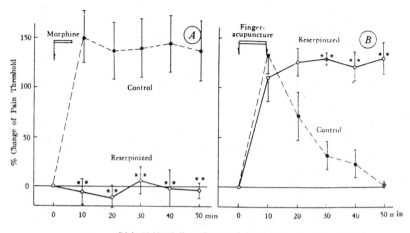

圖62　reserpine對兔子的嗎啡及強壓止痛的影響。reserpine可以加
強並延長針刺的止痛作用，卻會完全抑制嗎啡的止痛作用。

結果無法用「痛閾明顯增加時大腦的代謝會增加」這樣的說法
來解釋。余，盧，吳，和蕭等人則進一步測量不同的情況下用
氚原子標記的血清素釋放到 CSF 的情形。針刺足三里穴（Ⅴ 36）
或是使用嗎啡（效果較好）都可以提高兔子的痛閾，但是前者
能使大量有標記的血清素釋放到 CSF 灌流液中，後者則沒有這
個作用。　他們的結論是針刺會活化大腦中血清素屬的神經元
（serotonergic neurons），嗎啡則不會。其他的研究發現抑制
血清素的合成能夠加強電刺激中央縫核 （median raphe nuclei）
及其附近部位所產生的止痛效果。　但是血清素活性和止痛之
間的確實關係，以及針刺止痛和嗎啡止痛之間的真正差異，仍
令我們困惑。
　　大腦內部的單胺（例如：血清素、去甲腎上腺素，以及
多巴胺）都極可能和嗎啡的止痛作用有關，　但它們似乎都不

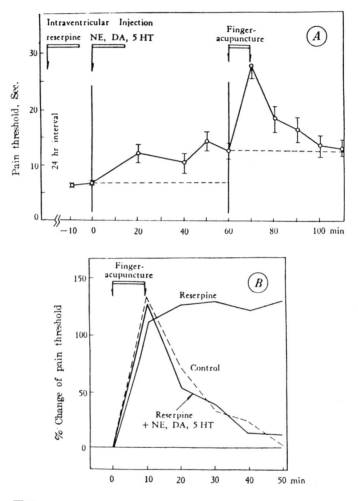

圖63　三種大腦單胺：去甲腎上腺素（NE），多巴胺（DA）和
血清素對針刺止痛作用的影響，在前一天注射過 reserpine。
單胺可以抵銷reserpine的作用，因而強壓止痛的作用既沒
有加強也沒有變久。因此，reserpine的作用可能是排空大
腦的單胺。

是嗎啡所直接作用的化學性受質（substrate）。這一篇論文寫作之前，有很多的研究工作想要找出一種「鴉片接受器」（opiate receptor）物質的存在，這是一種可能存在於胼胝體（corpus striatum）或是大腦其他部位的細胞膜蛋白質或是多胜類。針刺止痛的輸入性訊號是不是也能夠直接作用於嗎啡所作用的神經解剖部位（尤其是導水管四周的灰質（the peri-aqueductal grey matter））？這是一個很困難的問題。下文會提到另一個較為可能的假說。

　　大自然是否有先見之明知道人類會發現罌粟的性質，所以辛苦地為人類製造了鴉片接受器？這是一個很值得探討的問題。於是人們便開始尋找生理狀況下所產生或正常情形下便已存在的「類嗎啡因素」（morphine-like factor）。這個名辭是Terenius所提出，事實上他也是首先證實這類物質確實存在的學者之一。隨後在西元1975年更有突破性的發展，Hughes,Smith,Kosterlitz等人分離，證實並合成了兩種內生性的嗎啡同類物——腦啡肽類物質。兩種都是不安定的多胜肽，作用較強的一種含有methionine，另一種則含有leucine。某些情況下，M-enkephaline的作用是嗎啡的20倍，對抗naloxons這種拮抗物的作用是嗎啡的三倍。腦啡肽已經幾乎可確定是一種神經傳遞物質，它們的接受器位於大腦內部和疼痛生理有關的部位，例如：網狀構造；不論是自發性或是被動性的，它們可以減少神經元的放電。長久以來它們沒有被發現的原因可能是在正常情況下它們很快就被酵素破壞了。它們和嗎啡有交叉耐受性（cross-tolerance），也就是說，要逐漸增加需求量才能得到同樣的效果，而且它們的性質和分子都可以和嗎啡互相取代，所以兩者必定有共同的

接受器。

隨後的發現更令人驚訝，組成這些腦啡肽的胺基酸順序也出現在腦下垂體荷爾蒙 β-lipotropin由91胺基酸組成的胺基酸鏈中。因此 β-lipotropin的片段結構能夠和這些腦啡肽一樣作用，而且作用更強。最強的腦啡肽，其止痛作用是嗎啡的20倍，而最強的內啡（endorphins）則是嗎啡的50倍。雖然這種 β-內啡注射到血液中以後仍然能夠保持某種程度的作用，但是它必須在腦脊髓液和腦組織中才能發揮正常的作用。Snyder和Simantov對鴉片感受器的問題和類鴉片的胜肽曾作了詳細的回顧。

Naloxone能夠完全抑制針刺的止痛作用，如同naloxone對嗎啡止痛和m-enkephalin止痛的抑制作用一般，所以可以肯定，腦啡肽和內啡必定在針刺止痛的歷史上占有一席之地。同時，naloxone這個拮抗劑完全無法抑制催眠止痛的作用——很多學者以這一點作為證據，證明催眠和針刺的作用方式大不相同。切除腦下垂體（內啡的可能來源）可以使針刺的止痛作用消失。同樣地，慢性顏面疼痛和三叉神經痛患者的腦脊髓液中內啡的成份有減少的現象，但是使用針刺和電針治療這些神經疼痛症狀的效果都很好。這些治療效果仍然可以使用naloxone加以阻斷。由Madden的實驗可以清楚地看出內生性類鴉片物質對於疼痛調節所扮演的角色，他發現對實驗動物施以急性而無法避免的壓力會使腦脊髓液中的這些腦啡肽——內啡肽增加，同時動物的疼痛的反應也會減少。但是反覆地暴露在壓力下會使情況有所逆轉，類鴉片胜肽的濃度也會跟著調整。有很多的根據認為腦啡肽和內啡肽足以解釋前文所提到的交叉循環實驗。

早在西元1979年就有人發現用內生性嗎啡的同類物就可以

解釋安慰劑的效果。Levine，Gordon和Fields發現naloxone可以阻斷安慰劑對手術後牙痛的效果，表示受試者有能力動員自己體內的內啡。長久以來安慰劑的效果一直是一個謎，所以這是個驚人的發現。這個實驗也能解釋很多古老的觀察結果，例如：反覆使用安慰劑會使效果降低，隨著時間需要增加安慰劑的劑量（耐受性），忽然停用安慰劑會引起戒斷症候群，安慰劑可以部分改善毒癮患者的戒斷症候群，……等等。當然，對任何族群而言，評估針刺這類治療的止痛效果時，安慰劑的效果都是一個必然的基準線。

　　總而言之，體液成份參與針刺止痛的現象是無庸置疑的事實。Pappenheimer是第一個假設針刺止痛可能牽涉到自然形成的嗎啡同類物質的人，他對腦脊髓液中睡眠所誘發的S—因素（Sleep-inducing Factor-S）的研究十分有名。很多實驗觀察到針刺止痛有很長的潛伏期（可達半小時），而且停止周邊性刺激後，止痛效果仍然可以持續很長一段時間（長達一小時），如果考慮到化學性體液因素也參與作用，而不只是神經傳導的作用，就很容易說明這種現象。所謂腦啡肽——內啡肽系統並不完全和前面所提到的門閥學說相符合，可能是傳遞輸出性門閥關閉訊號的鴉片感受體存在中腦和延腦的階層而不一定存在於脊髓之中。輸入訊號可能先作用於產生內啡的細胞，然後這些多胜肽會發出輸出性訊號將聯接於疼痛神經末梢和大腦皮質之間的疼痛通路加以阻斷。

　　目前仍然無法確定作用強大的神經傳遞胜肽是否作用於腦幹較高的階層。四十六年前，Von Euler和Gaddum在大腦和脊髓中發現一種能夠降血壓並使子宮收縮的物質，稱之為P-物質

（Substance-P），隨後又發現它集中在脊髓的背根（dorsal roots）而非腹根（ventral roots）。二十年後Lembeck假設P物質可能是背根感覺纖維和疼痛傳遞纖維的一種神經傳遞物質；但是自此以後就再也沒有任何進展，直到西元1971年M. M. Chang及其同事才分離出P物質並證實它是一種由十一個胺基酸組成的胜肽（undeca-peptides）。脊髓背角（dorsal horn）後外側（dorso-lateral part）的P物質含量確實比腹（運動）角（ventral horn）多了幾千倍，Otsuka和Konishi的實驗很清楚的指出，應該將P物質視為主要輸入性感覺神經元的興奮性傳遞物質（見圖52）。舉例來說，lioresal這種拮抗劑能夠阻斷背根的傳導，也能夠完全抑制P物質的作用。仍然還有很多胜肽和疼痛的訊號有關，並且存在於針刺作用的全身性系統中。控制這些物質的釋放，能夠形成進一步的抑制或是門閥現象。

第六章
對其它文化的影響

第一節　亞洲文化的接納

　　雖然針灸起源於中國，卻隨著時間的流逝而傳播到全世界。自然，南亞，西亞或是歐洲文化知道針灸之前，中國文化圈的民族已經接受這種醫療技術一段很長的時間了。針灸深植的第一個地區文化可能是韓國文化；事實上，韓國的一個神話將灸及石針的發明歸之於檀君——傳說中韓國的第一個統治者。但是，漢朝時。中國曾於韓國設有樂浪郡，以我們對那個時代中國醫學的了解，極有可能最晚在三國時代以前，針灸已在韓國被普遍運用。我們所能確定的最早年代是西元514年，梁武帝在那一年派遣很多醫生到涪濟去改進醫學教育，同行的尚有一個精於《詩經》的文學博士，奉命去改善當地的文化。這些醫生一定帶有皇甫謐的《針灸甲乙經》（大約完成於西元270年）到

韓國去，因為這本書在西元7世紀以前一直是韓國的針灸教材。約在唐朝成立40年後，韓國歸於統一，建立了新羅王朝，那時他們已經擁有《神農本草經》、《傷寒論》及《諸病源侯論》（西元610年）等醫學經典。韓國的醫政體系也是模仿唐朝的制度，在京城設有一所醫學院，設有許多專科的教授（醫博士），另外在州縣的醫學部門也有類似的組織。這些醫學院似乎在西元692年李昭王執政初期就已建立，其中有一個老師是針灸專家稱為針博士，他所用的教材為《針經》及專講解剖及經絡的《明堂經》。這幾個世紀中韓國也對中國輸出了大量的藥材。相對的，宋朝的皇帝也曾在西元988年及1021年兩度贈送《太平聖惠方》給韓國。西元1078年，文宗的太子患病，宋朝皇帝派翰林醫學士邢慥帶了近一百種的醫療用品——無疑地也包括了針灸用針——到韓國去照顧他。這種情形一直持續到北宋亡國；1103年，宋徽宗又應韓國之請派遣牟介到韓國醫學院講學，1118年宋朝又派遣楊宗立及其它翰林醫學士到韓國去。韓國在政府醫學考試的文獻顯示出西元958年以後他們研讀一本《灸經》，以及《針灸甲乙經》和《針經》。這個時期以後的醫學交流，並不難加以追踪，因為交流從未停止，有趣的是在11世紀後，有一本《銅人經》常被用於醫學訓練。

秦始皇時代徐福到底從中國帶了甚麼醫學技術到日本呢？這正如Thomas Browne所說，可能有很多種答案。但是我們堅信在西元553年，韓國被新羅王朝統一之前的一百多年，涪濟王國派遣一位貴族醫博士，王有悷陀，去重整日本的醫學教育並且傳播中國醫學。隨行的有兩位製藥專家，潘景豐和丁有陀，但是從我們所知的資料中，他的教學一定也包括了針灸。這是

中韓兩國在醫學上一連串出使的第一個環節，因而導致西元702年Mommu 天皇於奈良設立擁有五個科系的國立醫學院並且舉行每年一次和每日一次的定期考試。但是在這之前已經有很多其他的事情發生。

事實上，不到十年內，就經由吳國高僧知聰的媒介，產生另一次中國醫學勢力的輸入。西元562年知聰在狹手彥將軍陪同之下到了日本；狹手彥那時剛在韓國打了一場勝仗。當時 他隨身帶有許多藥典，解剖學及針灸的書籍。後者可由這位高僧行李中164卷書的幾冊《明堂圖》的譯本得到證明；《針灸甲乙經》也極可能包括其中。

另外一件著名的對日科學輸出，是韓國高僧勸勒所促成，他在西元602年首次將高深的曆法── 元嘉曆（南朝宋人何承天）於西元443年完成 ），介紹給這個島國的居民。勸勒同時也精通醫術，湯劑及藥物，他在這幾個科目的教學非常成功，因此留下像日並立這樣的日籍高徒。皇甫謐及秦承祖的著作在當時的針刺醫師界中廣為流傳，曹氏及雷氏兩位大師的著作則以灸法聞名，因此我們很難相信勸勒和他的學生不知道有這些專門著作。這些於六到七世紀之間韓國的僧侶天文學家將他們所學的寶藏輸入日本的中韓僧侶天文學家和醫學家不禁使我們憶起，一千年後，歐洲傳教士將新知引入中國的情形。兩者都是為了特殊的信仰，特有的神學及哲學目的之下的科學施捨行為。

但是就宗教上的目的而言中韓兩國的僧侶顯然比基督教士更有成就，因為基督教並未像佛教在日本般地在中國生根。

自從七世紀初期，日本人深受中世紀中國醫學治療力量的影響和刺激，開始派遣學生及醫師出使到中國大陸的醫學中心

學習。這使人想到就像John Caius和William Harvey旅居到Padua花費數年的學習情形一般，但是別忘了中國海的大風暴及旅途的艱辛極可能比九世紀後的狀況更為惡劣。第一組人員很可能以藥師、惠日為首，並包括身為貴族學者的倭漢直福因；他們在西元608年受推古皇后派遣到中國於西元623年返回日本。惠日可能在他的晚年（659年）再度造訪中國，並且有些文獻說他一共到中國三次。他們首度返回日本時隨身帶回了許多有價值的書籍，特別是《諸病源候論》。

西元630到838年之間日本政府至少有十三次派遣官方的使節出使中國，每一次都有各種學科的學生隨行，從工程、哲學及醫藥都有，而且他們比政府官員停留了更久的時間。根據傳統的說法，學生僧侶紀河邊幾男磨在韓國新羅王朝學習針灸，並且於西元642年返回日本首都。被賜與針博士的榮銜。另一個故事更奇怪，《日本書紀》描述西元645年有Koguryŏ的僧侶學生報告說他們的同學鞍作得志如何坐在一隻森林老虎的腳上因而成為針灸學的大師，卻在他回鄉之前被毒殺了。

五十年後（如前所述），日本也採用中國政府的醫學行政系統設立了國家醫學院。它的修業期限為期七年，針灸是必修的五個科目之一；研究的書籍除了正統的古典《內經‧素問》之外，尚有《黃帝針經》，某些明堂解剖的書籍，以及《針灸甲乙經》。再五十年後，高僧鑑真個人以及他在西元735年帶到日本的大量書籍又造成一次中國醫學的大衝擊。這個著名的佛教高僧俗姓淳于，出生於西元687年，在揚州受訓，他第一次在日本停留了十三年之久，並且參與明治維新，他為日本帶來了很多科學，醫學及法律學校的知識。他在西元753年或次年又

返回日本，並且死於西元762年左右。鑑真第一次到日本時，由波斯的醫生李密醫隨同，但一般認為他第二次到日本時才攜帶了大量的書籍，他晚年的大部分時間都花在醫學的教學上，當然也包括針灸在內；很多隨他到日本的年輕醫師也加入授徒的行列。這些過海大師（Abbot who passed across the Seas）在針灸的傳播上無疑有很大的影響力。

到此我們幾乎不需要再進一步探討日本醫學的發展情形，因為中國醫學已經在日本穩固的建立起來了（圖64），現在已可以對西方人作首度觀察，我們隨後即將討論。西元1362年日本又御賜一個針灸博士。西元九世紀以後，中國商人開始與日本人經商，他們利用中國船或韓國船作為交通工具，或是在長崎或日本的其他港口建造的中國式貿易船；大量的中國藥品和醫學書籍由中國運送到日本。然而日本人並不十分明瞭它們的用途，所以15世紀末年，中國醫生鄭一元到長崎定居後，改善了很多日本的醫學教學及臨床應用。西元1640年之後更有許多人東渡日本，例如佛教徒古典詩人兼醫生的戴曼公（1596至1672）。到了19世紀針灸學分為四個主流如（大明流，吉田流等），一直維持到現在。灸法也有它的流派（如後膝流等）。

當然，中國醫學除了向北、向東傳之外，也向南傳，比如雲南和安南等地區也接受了大部份來自中原的醫學，包括針灸在內。越南在西元前2世紀後就在這種影響之下，並維持到中世紀。《南詔野史》告訴我們西元1103年段正淳，雲南南詔王國第二個大理王朝後理的首任君主，曾派遣高泰運到宋朝宮廷求取經書及其他方面的書籍；他共獲得69種經書，另外至少有62種有關醫學的書籍。西元1340年一個中國醫生鄒庚成功地將越

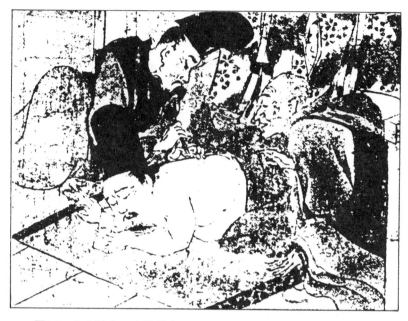

圖64　中古時代日本的針灸，取材從自「病之卷軸」（Scroll of Disease）上的一幕。
為Kama Kura時代西元1193年至1333年由不知名的畫家所作。圖中醫生正在用針管確定穴道的位置及下針，一個老和尚好奇的站在旁邊觀看，並有一個婦人在布簾後窺視。

南皇太子從昏迷中救醒過來，後來並成為他的御醫。鄒庚並且治好他的陽萎症，使他生了三個兒子。鄒庚另外還以針灸作了很多功蹟。這些只是隨便摘取的例子而已，不需加以證實。

　　以上所述的這些地區都與印度文化區為鄰，因此，縱然針灸從未在Ayurveda次大陸出現過，在印度的醫學觀念尋找類似的理念是很自然的事情。在Samhitas的時代，大約是紀元初年，Prana的意思就跟希臘文中的Pneuma或是中國文字的氣一樣突

出，但印度人極少提到它所流動的管道。一直到Tantrism後期才建立這一類管道（vivaras）的系統。他們認為有六種生命力的中心（chakras或padmas），每一個代表一種神力的所在；這些生命力中心由下到上分沿著脊柱排列成串，並由三條主幹（Nādīs）聯結，左邊的主幹（idā）表月亮（陰），右邊的主幹表太陽（陽），中間的主幹結合兩種力量。除了這三條主幹外，另外尚有十四條主要的幹道（principal nādīs），經由複雜的途徑將頭部或腹部和四肢末稍互相聯絡；除此之外，尚有700條較大的幹道（major nādīs）以及無數的小分支。既然他們認為nādīs由chakras輻射出來的，所以沒有明顯的循環觀念。既然這種氣生理學（pneumatic physiology）的主要起源只能回溯到西元1577年（雖然可能包含更早的元素），因此有理由相信它只不過是抄襲自中國古老醫學中的經絡以及氣的通道，加以篡改及玄學化的複製品而已。很久以前就有人懷疑Tantrism和中國道教的密切關係，所以這些影響可能可以回溯到唐朝和宋朝。

接下來的幾世紀中可以看到許多由中國往外國輻射的影響力，但是我們很難知道中國醫學對南海某些國家的影響到何種程度。在15世紀的前半，鄭和的大艦隊所到的範圍既遠又廣，相關的是在某些航次船隊上至少有180位外科醫生，所以有某些中國醫術傳到馬來西亞、印尼、泰國甚至錫蘭。同樣的在16世紀，不只是探險家或是商人，也有醫生由中國移居到菲律賓。但是我們不可低估中國醫學的民族性限制，它在混合的社會裡與土著的系統及Ayurvedic系統一起一代一代的被使用，卻只有極少數的交流發生。就我們所知最令人奇怪的問題是為何針灸始終沒有在阿拉伯文化中生根；因為煉金術的觀念反而深植於

阿拉伯文化，並且Avicenna的脈象學也無疑的大部分源於中國早期的脈象學，其間的密切關係又恰如脈象學與針灸學的關係一樣密切。

第二節　歐洲及西方國家

　　現在到了對針灸的訊息如何傳播到古老世界的西方部份做一簡短概觀的時候了。因為有關針灸的理念和應用的知識來自一些片斷而且往往是無法全然了解的資料，因此這是一段充滿斷章取義的歷史，相反的，哥白尼的太陽中心學說傳到東方的資料卻相當完整。這些作者無法加以確定，並且有些資料至今已十分稀少以至於幾乎沒有一個學者能夠完整的研究或是收集它們。我們會驚訝於在歐洲人對中國的原始觀察及他們在西方的著作之間有著極大的時間差距，也會驚訝於他們的不完全，因此甚至可以說西方人一直到我們的時代才開始重視整個經絡及穴道的系統。但是這不代表針灸在十八、十九世紀的歐洲不曾流行過，幾乎毫無例外的，它們被隨意應用，而且也完全不具備中國二千五百年臨床應用所給予針灸的制度化。可能有人會說這只是由於針灸在歐洲的效果不佳，或者它們無法和西方醫學相互整合的緣故。然而這些時代關於針灸西方文獻都是出奇的多。

　　大約在十七世紀的後半段，關於針灸的知識才開始吸引歐洲人的注意力。就我們目前所知，最早提到針灸的一個作者是

丹麥 Jacob de Bondt（1598-1631），身為荷蘭東印度公司在巴達維亞區的外科首席醫師，他跟日本及中國的醫生有所接觸。他早期的著作《印度的醫學》（ *De Medicina Indorum* ）》（1642），幾乎沒有提到針灸，但是後來這本書增編重印，內容包含了東方的動、植物的自然歷史。在他的《東方印度藥物的自然史》（西元1658）第五期最後一章的標題是「未來醫學研究者必須進一步研究的大自然的神奇效果」（Certain miraculous works of Nature which future medical researchers must investigate further），我們引述其中一段文字：

> 我所將提到在日本（針灸）的效果（不用懷疑它的真實性），甚至超越了奇蹟。對於慢性頭痛（甚至對於急性頭痛，尤其傷風所引起的），肝脾阻塞，肋膜炎（以及其它疾病），他們用銀及銅製的（更正確的說，是金）針（Stylus）（他應該用「Needle」這個字）刺入肌肉之中（穿越肌肉）這針並不比琴弦粗多少。將針頭緩慢柔和的刺入上述的特定點然後從另一邊穿出來（這最後一點是不正確的，我前面已有說明），正如我在爪哇親眼所見的情形一樣。

　　括弧內極為風趣的註解是Willem ten Rhijne先生25年後著作一本針灸書籍引用這段文字時所加註的。

　　所以歐洲醫師對針灸最早的觀察應該發生於1628年，雖然針灸在30年後才為歐洲人所知。De Bondt必定是《針灸大成》這本代表這項傳統的登峰造極之作在中國出現不久後寫下他的經驗；然而這時候的歐洲醫生只接觸到中國文化區的邊緣，只

能經由日本人及一些浪人身上拾取一些奇怪的觀念及臨床經驗，
而無法直接由中國本身的源頭吸取。

　　既然我們已經看過Willem ten Rhijne的註解，那麼順便看
看他的著作，雖然嚴格說起來，他的書在時間的排列上並不是
第二本著作，雖然這本書也不是十分詳盡，但是就一度被稱為
「西方世界第一本詳論針灸的著作」而言，仍屬公平。Ten Rhijne
（1647-1700）也在荷蘭東印度公司服務，他在西元1673年加入
此公司。六個月後被派到Deshima擔任住院醫師，他在那邊工作
兩年有相當多的機會和日本的醫生接觸。他最後二十四年的歲
月則在爪哇島行醫。他的書名相當複雜：Dissertatio de Arthritide;
Mantissa Schematica; De Acupunctura; et Orationes Tres:I. De
Chymiae et Botaniae Antiquitate et Dignitate，II.De Physionomia,
III.De Monstris；1683年於倫敦、海牙和來比錫三地同時發行。

　　就與我們有關的引言部份，ten Rhijne寫著：

> 「理論帶來定律，經驗造成靈巧」；最好的技工是經由理論
> 和經驗的教學和訓練所成，是本門技巧的大宗師。針和灸是
> 中國人和日本人用來解決一切疼痛的兩大工具。假如這兩個
> 民族（特別是日本人）被剝奪了這兩門技術。那他們的疾病
> 就會十分悲慘沒有痊癒或減輕的希望。兩個民族都憎惡靜脈
> 放血，因為，在他們的判斷中，放血會同時抽掉了健康及帶
> 病的血，以致縮短壽命。他們因此嘗試使用灸法來去除不純
> 的壞血，並且使用針和灸來排除造成各種疼痛的「風」。雖
> 然中國醫師（日本人的前輩，他們由中國人學來這套保健系
> 統）不重視解剖學，但是他們幾世紀以來，不論是個人或團
> 體，卻比歐洲人花了更大的心血來傳承血氣循環的觀念，而

　　且他們將醫學的基礎建立於這個循環的觀念上，就好像它是太陽神在Delphi發佈旨諭一般！

　　接下來是大量人物和書籍的歷史資料以及少數藥用植物的名字，但是這些藥用植物很難確認它們的中國名字，因為它們只是十七世紀時荷蘭人從日本人聽來的名詞，令人十分迷惑。然而接下來ten Rhijne卻呈現了四幅圖畫，二幅來自日本，二幅來自中國，這些圖畫顯示出經絡以及適合針灸的穴位（圖65-68）。他也提到王惟一的針灸銅人；這是他的一位不具名但筆觸敏銳的評論者在《哲學的記錄》（*Philosophical Transactions*）中提到這一點，這個人寫道：「古代（中國）的外科醫師都保有圖像，在圖像上身體所有適合下針的部位都標有記號。」

　　很不幸的，從那之後西方人對針灸的研究就因為Rhijne觀念上對經絡和血脈之間的混淆。而感到迷惑；他經常稱它們為靜脈或動脈。他正確的描述出十四條經絡；十二正經加上「Nimiakph（任脈）」和「Tokmiakph（督脈）」。除此之外，他還知道另有兩條「外靜脈（external veins）」，那是稱為「陰經」和「陽經」的兩條「動脈」。其它的「血脈」為「奇脈」及「絡脈」，奇脈有大量的「氣」，絡脈則沒有。這裡出現了十七世紀及其後一個非常典型的奇妙結合，陽被希臘——亞里士多德學派翻譯為「innate heat（先天熱）或是——colidum innatum」，「陰」則譯為「radical或Primigenial，moisture」也就是「humidum radicale」。Willem ten Rhijne也正確的將十二正經分屬於三陰三陽。其它方面，他說針由金或銀製成，有時在使用之前會給予加熱或冷卻處理。為了把針介紹給西方人，他用了很大的篇幅來描述，針早就為希臘人及東方的外科醫生所熟知的用途，

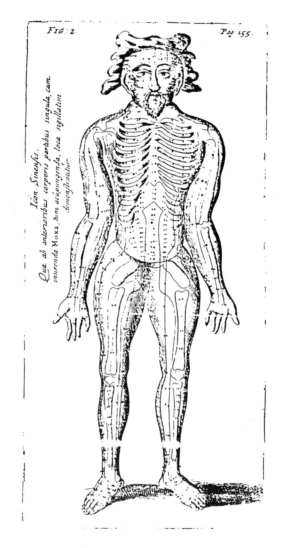

圖65　西方第一張穴道圖解，取材自*Willem ten Rhijne*書中的一頁
　　　（1683）取自某本中國著作，修改成歐洲樣式。拉丁文的
　　　標題說「中國針灸的人體前身穴道圖」。Carrubba和Bowers
　　　翻印。

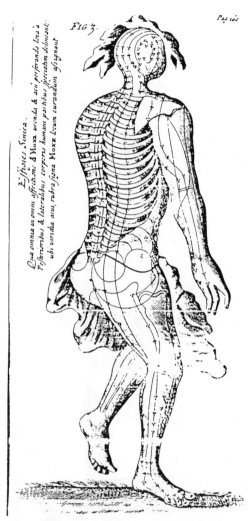

圖66　Ten Rhijne的第二幅圖，也是來自中國，明顯標示出人體
　　　背面和側面在任何狀況下皆可施以針灸的部位。綠色記號
　　　表示針刺的治療點，紅色的是灸點。此圖的經絡比前圖更
　　　為清楚，舉例來說，我們可以看到脊柱兩側膀胱經雙線的
　　　途徑。歐洲的製圖者繪上切下的表皮，使得更有說服力，
　　　雖然並不必要，都很精細。在此，我們並沒有塗上顏色。

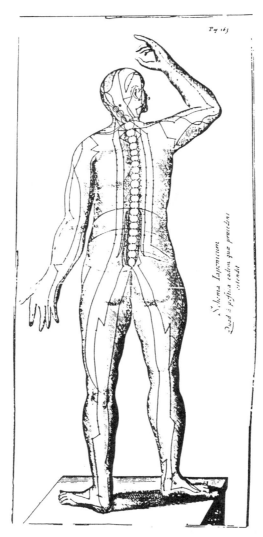

圖67　Ten Rhijne的第三幅圖取材自日本，「顯示出人體背面的
　　　經絡圖」。此圖只有經絡並無個別的穴道，並且嘗試將之
　　　與脊柱作一關聯。

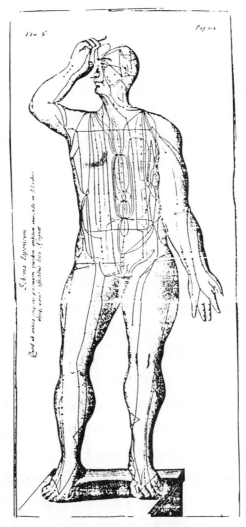

圖68　第四幅圖，明顯地來自同一日本資料，標示出很多穴道，卻沒有名稱，經絡（尤其是軀幹上）似乎比傳統的更為複雜。此圖「標明人體整個正面在疼痛以及各種疾病狀態下可以灼燒的點」。

另外在這本書的末尾他列出了針刺可以成功治療的疾病，包括他親眼目睹的，發生於他每年到京城時護送他的護衛身上的疝氣病例，以作為結尾。

在ten Rhijne的書出版的前一年（1682）在法蘭克福出版了一本作者不詳的書籍：Andreas Cleyer's *Specimen Medicinae Sinicae, sive Opuscula Medica ad mentem Sinensium…*。

Cleyer是巴達維亞地方的外科首席，一位德國人，雖然他在西元1680年代時曾兩度住在Deshima及日本。西元1665到1697年之間卻一直住巴達維亞，所以他個人一定認識ten Rhijne。這本書主要講中國人的脈象學，Cleyer本身只是這本書的編者而不是作者，其中許多部份可能出自一個住在廣州的飽學的歐洲人士的手筆，他可能是位耶穌會信徒，但也未必如此。書的開頭便是Francis Bernard歌賦一般的頌詞：「你現在所展示的是希臘、羅馬和埃及人從來不知道的，所以讓我們告別檢尿學（urinoscopy），藉著脈搏你將成為心臟的魔術師……」這本拉丁譯本曾被認為來自公元300年左右王叔和的《脈經》，但是事實上它們必定是取材自中古時代晚期《脈訣》的譯本，其中最古老的原文來自西元940年左右的高陽生。雖然討論的重心主要在於正常和各種疾病時脈象的各種變化，但是在中國的傳統醫學上經絡和脈象也密不可分，所以事實上也提到許多和內臟聯絡的「路徑」（經絡）（圖69）；事實上此書有一個特別的章節專門討論脈，另外有些部份談論十二正經（duodecim vias）與循環速度的關係，在其它地方則有一小段是《內經》的奇經八脈。很不幸的，不論是cleyer或者廣州那位飽學的歐洲籍人士都沒有十分清楚的解釋這些內容，因此讀者對於此書所有的30

幅圖解系列難免覺得有些神祕。除了奇經八脈外尚有十二正經
（圖70、71、72），在此書中都有與其相關內臟的圖譜，另外
有二條位正中線的經脈，任脈和督脈對照之下立可明白。這些
內容必定取材自1624年張介賓所作的《類經》。問題就在於這
些圖畫被西方的作者冠以「解剖」之名，因而引來和〔Vesalian
dissection〕的圖譜之間無意義的比較，以及William Wotton一
段有趣的文字。

　　Wotton是「傳統和現代之爭」裡的一個雄辯者，他很似是
而非的引用很多中國人的發現及發明來支持後者，但是當別人
認為中國的學問比希臘還古老的時候，他又反過來批評中國文
化。所以，在1694年，當他對中國醫學哲學理的象徵性的關聯
（Symbolic correlation）施以嘲笑之後，又說：

　　　　對於充滿Cleyer書中每一頁的這些概念再作任何討論，都是
　　　　令人生厭的。那些也是出自中國附加在經絡上的解剖圖表如
　　　　此的古怪，要不是這些理論合乎使節交流中所偶而發現的暗
　　　　示那麼我們幾乎會相信這完全只是一個玩笑罷了。這並非對
　　　　他們簡單的醫學有所偏見，這些東西可能相當令人欽佩，長
　　　　期的經驗可能已教會中國人如何成功地加以應用；而且他們
　　　　可以藉由把脈對一般的病例作出適當的猜測；然而，這是一
　　　　種藝術，不是科學；無論如何中國人可能和很多西印度的救
　　　　世者一般，都是卓越的經驗主義者，更令人難以相信的是他
　　　　們也是優秀的哲學家；這一點是我們探討一個國家的學問時，
　　　　首先要考慮的問題。

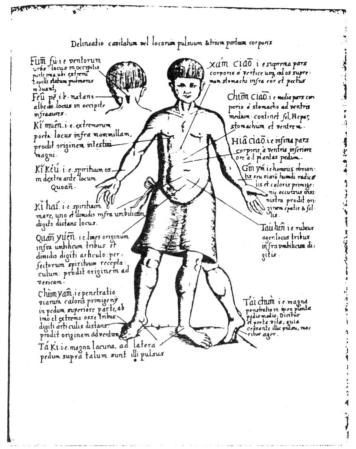

圖69　取材自Andreas Cleyer 1682年（*Specimen Medicinae Sinicae*）
書中的一幅圖。標題為「孔穴的脈搏圖示，以及身體的三
個部位（A delineation of the pulses of the cavities or loci,
and the three parts of the body）」。它提供了脈象和針刺
密切關聯的證據，但可能有些誤解。我們不知道它源自中
國那本著作。人體的三焦（上焦、中焦，以及下焦）明顯
地標示出來，但是其他大部分記號則是個別的穴位。可辨
認的穴位如下：

關元、石門、氣海、風府、浮白、期門、衝陽、太谿。

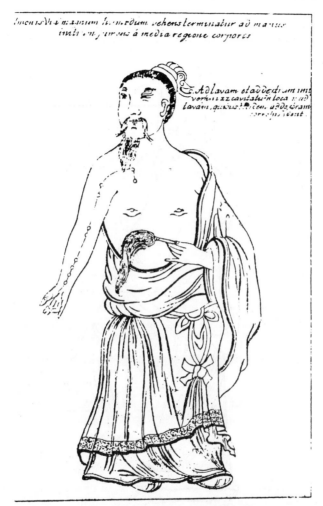

圖70　Cleyer 1682年（*Specimen*……）書中的一幅經絡插圖；手
　　　太陰肺經。標題的「太陽」譯為「magnum humidum」相
　　　當於歐洲「先天涇氣（primigenial moisture）」的觀念。
　　　它正確描繪出此經由胸走手。小標題註明兩側是二十二穴。
　　　和圖17比較顯示出它的人像繪法和「類經」相似，這幅圖
　　　除了翻印者加以歐化之外，和原圖近似。這無疑是拜銅版
　　　印刷所賜。

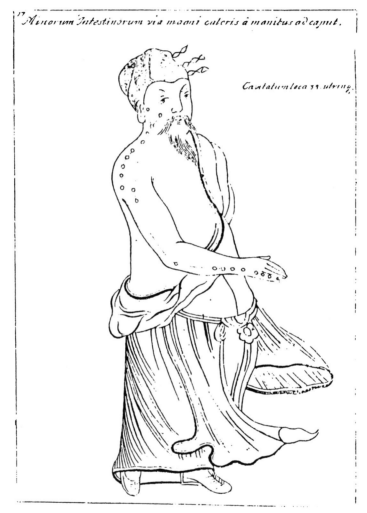

圖71　Cleyer另一幅經絡圖；手太陽小腸經。由手走頭，這幅圖翻
　　　印得極為真實，和其他標準版本堪以比擬。「太陽」翻為
　　　「magni caloris」相當於歐洲「先天熱或放射熱（innate, or
　　　radical, heat）」的觀念。此圖正確地指出兩側共三十八穴。

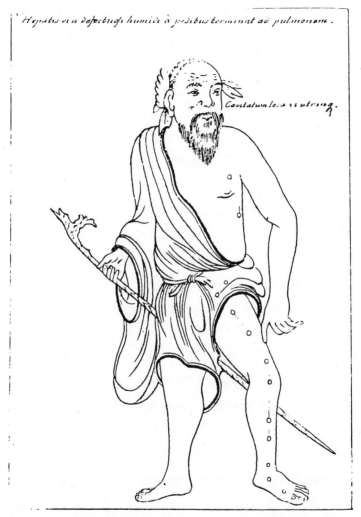

圖72　Cleyer經絡插圖的第三個例子；足厥陰肝經圖。標題清楚地
　　　告知讀者此經絡始於腳，終於肺，並且使用極為合理的
　　　「defectuosi humidi」表示「厥陰」，兩側共二十八穴的數
　　　目也對。圖形的姿式頗似《類經》，但經過修正。

　　但是有一段時間，將發泡療法（blistering），靜脈放血，血元素學說，生草藥，瀉劑以及灼燒用於治療，是舊歐洲醫學的全部。所以，另一時代也有少部分人較欣賞Cleyer的著作。

　　但是幾百年來，他註定無法安享榮耀；相反的，一件著名的漢學訴訟環繞著他的名字。首先Bayer在西元1730年指出Cleyer將波蘭耶穌會士Michael Boym（卜彌格）的著作及譯作據為己有，並以自己的名字發行；其後許多的學者提出同樣的控訴，其中較有名的如 Rémusat，Chabrié（卜彌格傳記的作者），Pfister，Cordier，Szczesniak甚至Vaccao Pelliot以警犬般的洞察力來證實這件事，之後Grmek和Kraft加入更多的資料以證實Cleyer的罪行。但是Boym是何許人？Michal Boym（或Dziurdzi Boïm）是Ruthenia的Lwów地方一個傑出醫生的兒子，他的家族是來自匈牙利的貴族。西元1631年他進入Kraków的一家修道院（年青的de Bondt去世的同一年）。1645年他抵達東京，並且在日本及海南工作到1649年為止。這一年他援助明朝在廣東廣西的流亡政府，這組織的首腦們後來受Andreas Koffler（瞿安德）的影響而皈依基督教。1650年Boym代表明朝出使晉見羅馬教皇及威尼斯總督，這件事佔了他生命中最後的九年，而且是所有歷史中對完全的絕望奉獻忠誠最顯著的例子。這位基督徒使節所攜帶傳送的公文使用含糊複雜的辭句，要求教皇的祝福等等，當然，重點必定在於為反清復明的大計尋求西方的物質支援，這希望顯然完全落空。葡萄牙人起初支援少量遠征武力，現在發覺滿清已佔領中國，就反而千方百計阻撓Boym，使他不得不放棄由Goa出發的航行，改採經由波斯出發艱難的跨洲陸上行程。一抵達義大利，他就發覺自己置身於各種外交陰謀，

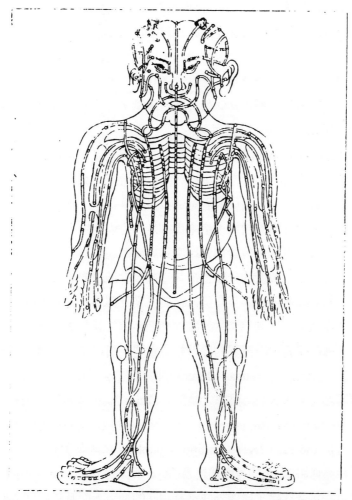

圖73　Andreas Cleyer經絡系統總圖之一。前身。這幅圖在當時必
　　　定十分進步，因為一直到《針灸大成》1680年版本，才有
　　　了雙軌道線的圖形。雖然不是很清楚，然而每條經絡上都
　　　標示出個別的穴道。

典禮儀式的爭議，以及Jamen學派（十七世紀荷蘭神學家Jansen
所主張的教派，譯者註）對其神職的攻擊之中。晉見教皇之前
他在羅馬花了整整三年，然後他未曾回到自己故鄉就立刻啟程
返回中國。他在1658年抵達泰國，1659年到達東京，來不及見
到明朝皇帝朱由榔，就病死於廣西邊境，當時朱由榔已逃到緬
甸，1662年被處死於雲南。

　　Michael Boym在其非凡的一生中也完成了相當重要的科學
成就。他所著的《東方的植物》（ *Flora Sinensis* ），1656年在
維也納發行（他可能從未看過這本書的發行）；雖然他是討論
了熱帶和亞熱帶的種類，這本書卻是西方人對中國文化區內植
物的首次描述，也包含部分印度和馬來西亞特有的植物。他對
中國各大城市緯度的分類也被其它基督教地理學者所採用；他
手繪的幾幅重要地圖至今仍保存於巴黎及羅馬，裡面值得注意
的有18個省分及其礦產的地圖。然而他對於醫學更有興趣，那
時代脈象學對中國醫學的診斷相當重要，所以他也翻譯了幾本
脈訣。他的書比Andreas Cleyer的書晚了三年才出版（1686），
標題為《中國脈訣乃醫學之鑰》（ *Clavis Medica ad Chinarum
Doctrinam de Pulsibus……* ），這段很長的拉丁文標題繼續提到
編者是Andreas Cleyer和Philippe Couplet（柏應理），學者們懷
疑柏應理將Boym的著作誤植為Cleyer所作的*Specimen*一書。但
是這一本著作除了標題外並沒有相同的地方，而且這些譯本似
乎是經由不同的手筆採自不同的文獻。值得我們注意的是Boym
也提到十二正經（第四章，Quae sit natura, quae sit temperamenta
et qualitates viarum duodecim）及循環（第十三章，Circuitus
ac motus sanguinis et spirituum），並且依據《內經》的說法定

量測量循環的距離及呼吸的速度。但是雖然他繪出許多手部和手腕的圖以顯示如何把脈，卻不像Cleyer一樣畫出經絡。同樣的Boym可能也沒有看到自己的書，他在1658年於Ayutya，此書付印前的28年，為之作序簽名。同一年，西方人才得以目睹Bondt的著作，而Boym本身對脈象及經絡的觀察也在很久以後才為西方人所知道。

在Boym, Cleyer和ten Rhijne之前，另有一本至今已極為稀有而且作者不明的書籍在1671年於Grenoble發行：Les Secrets de la Médecine des Chinois, consistant en la parfaite Connoissance du Pouls, envoyez de la Chine par un Francois, Homme de grand mérite。這個不知名的法國作者，獲得繼丹麥人de Bondt之後的榮耀。從書中的證據顯示此書的作者應是一個法國傳教士，在1665年到1668年之間居住在廣東，而此書所依據的脈訣譯本與Boym的 *Clavis Medica* 中的脈訣譯本不盡相同。它和Cleyer's *Specimen*書中的文章有更多的相似點，此作者很可能就是Cleyer所謂的飽學的歐洲人（eruditus Europeau）。Cleyer曾將其1669年至1670年寄自廣東的書函加以印行。在那時代廣西拘捕了很多基督教徒加以軟禁，Grmek注意到很多間接證據顯示這個作者除非是Philippe Couplet本人，否則可能是Adrien Greslon, Humbert Augery或是Jacques le Favre。無論如何，除了經絡以外，此書作者還略微敘述日本醫學，並且提到雖然較常在穴位上艾灸，但也使用末端略鈍的大銀針，利用手指捻針，以到達有效的深度。這些就是西方有關於中國和日本的針刺和脈象最早的描述。

在這裡我們引用兩段簡短的文字。正如我們所知，Isaac

Vossius對中國的發明及發現極度欽佩，他在他的論文 *De Artibus et Scientiis Sinarum*（*Variarum Observationum Liber*）的一部分之中，為之備加讚頌：

> 更令人驚奇的是他們幾世紀以來所發展出來的外科技術，特別是他們用針在身體各部分穿刺，甚至於頭部本身，他們甚至用腕尺長的粗鐵針從頭部這端穿刺到另一端。我們經常看到這類事情，而且這種方法經常可以顯示減輕或完全免除肌肉的疼痛。

這種記述對Bontius和ten Rhijne太過狂熱附和了。太過偏愛針灸了。Pierre Bayle對Boym's *Clavis*一書的批評則比較公正而有見解：

> 這位可敬的牧師清楚的描述了中國的醫學系統，從他的描述，我們可以輕易的了解中國醫生是如此的睿智。實際上，他們的理論並非世界上最清晰的理論，但是，假如我們在亞里士多德的時代得到他們，我們將會十分欽佩他們，而且也會發現他們跟我們的理論一樣有理性，有根據。不幸的是，他們在機械原理創新或發明，正當我們嫌惡古代醫學草藥郎中以及陰陽理論時才傳達歐洲，中國醫學龐大的基礎並不亞於亞里士多德的消遙學派。

正如Grmek說的，這是一段具有令人驚訝洞察力透視力的文字，遠超過Wotton嘲笑式的文章，而且是一篇對「新科學（或是實驗科學）」，現代科學相對於古代和中古時代原始科學之

間的差異具有充分知覺的文章。

Cleyer的書籍對稍後的英國有著深遠的影響，並被摘錄，刪改成為John Floyer爵士所著 *'Physician's Pulse-Watch; or, an Essay to explain the Old Art of Feeling the Pulse; and to Improve it by the help of a Pulse-Watch* 的部分內容。這本書的上下兩冊分別於1707及1710年出版。Floyer是Lichfield人氏，是傑出甚至有點古怪的醫生。1664至1680年他在牛津大學的時候，他必定已熟知Thomas Hyde, Bodley的圖書館員Thomas Hyde後來經由法國人沈福宗（Philippe Couplet的朋友）的指導完成中國古書的目錄。Floyer著作的主旨可能集中於第二冊，他將第二冊第一章的標題訂為an Essay to make a new Sphygmologia, by accommodating the Chinese and European Observations about the Pulse（融合中國和歐洲的觀察以發展出新脈學的一個嘗試）。他的主要創意主要在於利用新式的馬錶（可以精確地跑60秒），以及他對各種疾病時心跳速率的研究，為西方醫學開啟了新的一頁。

我們又再度看到脈象學必須與經絡學說緊密結合才能致用，然而卻從來沒有人正確的加以解釋。在Cleyer之後，Floyer記載著：「它們組成陰陽十二條經脈，六條向上，六條向下……」他提到心經、胃經、肺經及奇經八脈，並且認為這些必定是動脈、靜脈以及神經的某種描述。他似乎對針灸所知極少，因為他認為湯藥才是中國人把脈診斷後主要的治療工具。所以那時候的西方人其實是隔霧看花。

西方人必定從Engelbert Kaempfer（1651到1716）的著作對針灸的臨床操作有了較為清楚的概念。這個令人欽佩的德國自然科學家，在早年就很勇敢而富有冒險性，他在瑞典取得醫

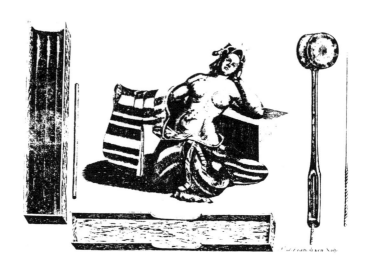

圖74　Engelbert Kaempfer 1712年（*Amoenitatum Exoticarum*⋯⋯）
　　　書中的一幅插圖。一個半裸的日本女人顯示治療疝氣（一
　　　種伴有劇烈腹痛的下痢）的穴道。在右邊及下方是一盒針，
　　　以及一個日本醫師用來幫助下針的銅製針管；右邊是一個
　　　由皮革包裹的角所製成的小鎚，內灌鉛來加重，用來在某
　　　些穴道上敲擊針頭。針可藏在鎚柄之中。見Bowers和Carrubba
　　　對Kaempfer的拉丁文描述所作的翻譯。

師資格，然後跟一個瑞典大使到達波斯，在那裡停留了四年以
上。繼續旅行經過印度和錫蘭，為荷蘭東印度公司工作，成為
Deshima地方的醫師（1690至1692），從那兒旅行到Yedo，翌
年回到歐洲。1690年他在Leiden發表就職論文，〈在外十年的
所見所聞〉，其後將之改寫收進他著名的*Amoenitatum Exoticarum
Politico-Physico-Medicarum Fasciculi* Ⅴ。書中有兩段傑出的文

字描寫他看到日本人使用針灸的情形，不幸的是對（針刺）他
只看到前者（針刺）用於疝氣或下痢的治療，這兩種疾病在當
時的日本相當常見，圖74取材自他的書，顯示一個患病的婦人，
腹部的穴道正接受針刺治療中。Kaempfer的說明非常詳細；他
提及金、銀製成的針，以及操作者下針時的拈針手法，以及一
種纖細的銅製針管的使用，這些針管的用處一方面是針太細，
或是使用小鎚子敲擊針頭下針時，避免針刺太深。下針的深度
絕不超過一寸，往往只有半寸。他也提到留針的時間，除此之
外並在同樣的穴道施以艾灸。「一般來說，在專家的指導下過
三排針之後，如果深度適中，劇痛便如魔術般立刻消失。」
Kaempfer清楚的知道這些穴道的名字。他說，最高的叫「Sjoquan」
（上脘），其次「Tsjuquan」（中脘），最下方的一個正在肚
臍上方叫「Gecquan」（下脘）。從圖中我們可以清楚地看出這
些穴道的中點恰好位於任脈之上。最下面的穴道可能是下脘穴。
另外兩側的穴道則不太確定；它們可能是胃經的關門，太乙，
滑肉門，或是腎經的商曲，石關。雖然完整的辨認十分困難，
雖然它只偏限於一個特殊的病例，但是Kaempfer的讀者對這門
技術應該可以獲得一個良好的概念，另外一方面，他卻沒有令
脈象學家困惑的經絡學說。

　　灸法方面，Kaempfer的見解仍然是十七世紀時最清晰的一
位。他知道艾絨由乾燥的艾葉所製成，以他廣泛的經驗，他也
認為那是亞洲最好的燒灼材料。他並且描述艾絨與祭祀燒香的
關係，研究其中的成份，繼續說：

　　　　這種燃燒一點也不令人害怕。雖然灸草的外表並不特別起眼，

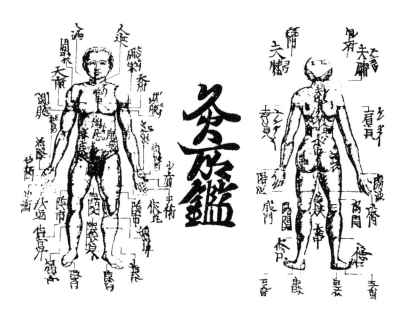

圖75　Kaempfer的圖顯示用灸最重要的地方（1712）。標題是「灸
　　　所鑑」。這幅圖曾經被不懂日文及中文的人分割過，所以
　　　上面的文字很難辨認。如果與圖39、40比較，會發現一些
　　　類似的地方，例如，手腕背面的陽池穴和膝側的陽陵泉。
　　　和前面的圖不同的地方是Kaempfer用一個超過四頁的表格
　　　以附和說明。

但是無論是艾條或艾柱的味道聞起來特別愉快。除了頭三壯——
日本人稱為皮切（Kawa Kiri）——以外，並不會造成難以
忍受的痛苦……。艾灸的部位能與作用的部位互相調和，雖
然除非來自身體的同一氣血供應或是同一筋膜而成為一體，
否則兩者之間往往沒有解剖學的關係。考慮艾灸的部位，你
可能會認為這些意料之外的卓效是一種錯覺。例如：催生則
左腳的小趾尖用灸；避孕則灸肚臍；緩解牙痛則灸同側拇指

的外展肌。其餘的在此略而不提。它們的療效使我無法說它們全是一種詭術。反過來說，雖然聽起來似乎有理我們也無法完全加以證明作為辯護……

　　為了使以上的文字更為明白，Kaempfer附加了一個圖（圖75），標題為「灸所鑑」（Urendorum locorum Speculum），標示出60個左右最常用的穴道，這個圖被不懂日文或中文的歐洲人分割過，所以要辨認它的文字相當困難。但是Kaempfer加入了14個要點，指出多種疾病的治療，其中十種以上的狀況適合用灸，而最後兩種則是避孕及節育。相當突出的地方是他明白無論是針或灸，都不適宜在疼痛的部位施行，對於這一點，往後的西方針灸學家必須加以沈思；以及他對這種關聯究竟是什麼的困惑，（他對轉移痛以及內臟皮膚反射所知甚少）。

　　這時候，我們必須將眼光往前回溯一點，因為歐洲人知道灸法的時間比Kaempfer的論文至少早二十年左右。Moxa這個字本身就引起混淆，因為有人相信它意指葡萄牙文中的Moxa或Mogusa，意思是蠟燭或火繩，就像法文的meche或是西班牙文的Myxa（和古典拉丁文同一寫法）。灸法大概在十六世紀葡萄牙人與東方第一次接觸後才開始流行。但這個假設可能是不對的，因為在日本灸的來源起於燃草（hana mogusa），揉草（momigusa）。Mogusa發音為moe-gusa較為適當，可能就是希伯文的Moje kousa。日本的語文學家對mogusa另有名稱如Yomogi（艾），gaiyo（艾葉），或是sashimogusa（艾草）。艾草這個名詞起源於《滕原實方》的情詩，他將他的熱情比喻成艾草燃燒所造成的疼痛。這首詩收錄於官編的《後拾遺和歌集》中，

此書成書於1086年，我們似乎沒有必要再探討愛情文體中的用字。

不管如何，1674年Hermann Buschof出版關於痛風和風濕病的*Het Podagra*……一書時，可能是灸法第一次出現於西方印行的書籍中。但是，那一年他尚未看到此書的出版就去世了。Buschof是一個博學的荷蘭新教徒，和巴達維亞的 ten Rhijne是好朋友，而且他本身相當激賞某位中國或印尼的女醫師使用灸法治療他本身痛風的效果。隨後，尚有許多出版物—1676年的Geilfuss，1683年的Gehema，1686年的Valentini，但是這之中可能以Stephen Blankaart的著作*Verhandeling van het Podagra*……最具影響力。這本書包括了ten Rhijne一封未曾發表的備忘錄或信件：" On the Chinese and Japanese Way of curing all kinds of Diseases completely and with certainty by burning with Moxa and implanting golden Needles "（使用艾灸或植入金針完全而確實治療各疾病的中國和日本方法）。這本書逐漸闡明東亞所使用的艾草的本質，並且試圖找出它的代用品，如棉花、蜘蛛網、接骨木的木髓，蘆草以及毛茛莖等等。

這個時代因為其它兩件有趣的事件而顯得突出，William Temple爵士（1628-1698）以及傑出的臨床醫生Thomas Sydenham（1624-1689）的經驗。Temple是一位傑出的外交家，以及「傳統與現代之爭」的主角人物，他在1677年於Nijmegen召開的國際會議期間突然痛風發作。因為艾灸對他的痛風治療極為成功，所以他發表一篇充滿狂熱的文章〈艾灸治癒痛風〉。更早年以前Sydenham就曾寫過關於痛風的文章，但是他對灸法的看法較為保留；而更有趣的是，他堅決反對「用針刺（雖然是有名的療法）來治療水腫」。這意指在十七世紀的末二十年針灸已在

西歐廣為應用了。

　　然而以上種種文獻都沒在歐洲生根發芽。在Kaempfer和Floyer之後不到十二年，Heister（1718年）和Junker（1722年）所著的外科書籍。都提到針灸，但都是輕描淡寫將之當成一種過時的治療方法。部分原因也是來自對使用燒紅的烙鐵灼燒病人這種治療方式的強烈反應，這種野蠻的治療方法居然保存到相當晚期。雖然臨床應用已經減少，理論研究的興趣依然延續著。在1755年Gerhard van Swieten寫下一段傑出的預言性文章：

> 日本人的針刺和中國人的灸法，似乎能刺激神經因而神奇地減輕身體各部位的疼痛及痙攣。假如有人肯花時間去研究神經之間微妙的關聯，以及刺激那些富含神經的點就可解除遠處部位的疼痛，那將是一項非常有用的大計畫。亞洲的醫生，雖然對現代解剖所知甚少，但是對辨認這樣的點卻有相當長久的臨床經驗。

　　十八世紀末Rougemont堅持把針灸歸類於反刺激治療法（counter-irritation）的一項。

　　同時來自東方資訊與刺激源源而至。Dujardin和Peyrilhe，在他們1774年發行的外科學歷史中，有一章專講「中國及日本的外科手術」，其中複印了ten Rhijne的四幅圖畫作為插圖。翌年，一個中國商人萬阿東來到了倫敦，而展示了一個標有許多經絡及穴道的裸身銅人，這可能是西方人第一次看到針灸銅人。1787年偉大的生理解剖學家Vicq-d'Azyr寫了一篇針灸的短評，對之極為推崇。隨後，偉大的自然學家C. P. Thunberg1779年從

東亞旅行歸來之後，也對這兩門技術大加宣揚。對於針刺他說
術者在下針之前極為小心的選擇穴道，所用的針「細如毫髮」，
針灸師並加以捻動。至於灸法，則幾乎像歐洲的放血術一樣的
普遍；他相信「灸被應用於幾乎所有的疾病，尤其是在肋膜炎，
牙痛等，對痛風及風濕病尤其有效」。Thunberg返回瑞典之後
繼承林奈氏（Linnaeus），研讀Thunberg於1785年在Uppsala擔
任會長時，Hallman所發表的關於灸法的就職論文，是相當有趣
的。

第三節 十九世紀以後

　　隨著Isaac Titsingh收藏品中另一座針灸雕像的來到歐洲，
開啟了十九世紀的序幕。Titsingh是一個受過良好訓練的外科醫
生，他於西元1768年加入荷蘭東印度公司，並於1779年後成為
Deshima部門的主管；他於1794年意外地成為出使北京的大使，
那是荷蘭一系列的出使中的最後一次。出使任務結束之後，他
就回到歐洲，到1812年為止，他以他生命中最後的歲月來整理
他的收藏品，這些收藏品後來都失散了。他所收藏的針灸雕像
稱為《tsoë bosi》（意指「通法師」，「痛法師」），後來十分
出名，在他的收藏品財產目錄中有一段關於它的描述：

日本的針與灸

　　　　這是一本內有二十幅插圖的對開大筆記本，以及一個著
　　色的人偶，上有點、線和文字加以標示，這些點代表應用這

　　兩種治療方式通常適當和安全的位置。這個人偶是一位最高
階的御醫送我的禮物。這個小人偶大約有30英吋高，以紙板
製成，並且漆成肉色、肋骨、脊柱、肌肉，以及身體主要的
彎曲部位都可以清楚的看出。這些文字和附在旁邊的數字可
以和一本內有版印和說明的十六開日文藥書相互對照，根據
這些數字，可以在書上找到這些部位的名稱和性質，可能治
療的疾病，在這些部位下針所必須的手法和次數，以及應該
合併使用的藥物處方。

　　　　屬於這個項目的尚有一個烏木盒，內有各種針，以及
用於艾灸的艾絨。

　　Titsingh翻譯了一篇有關針灸的論文，標題為《針灸極祕鈔
》，並說其原作者為西元1708年Kimura的一位日本醫生。Titsingh
並非偉大的漢學家，但是他的手稿卻遠傳到巴黎的Sarlandiere手
上，並且有助於激起一股新的針灸風潮。
　　西元1800年以後，尤其在十九世紀前半，臨床上使用針和
灸極為普遍。《Tsoé bosi》和其它許多西傳的資料雖然不完整，
卻沒有人注意到中國的經絡系統，也沒有人注意到針刺與脈象
之間的密切關聯。基本上它只是阿是穴的再版而已。雖然如此，
其良好的程度已足以使這門技術維持了好多年。法國的第一本
著作為Berlioz於1816年所作。他描述了很多有趣的病例，其中
包括一個女孩由於驚嚇過度所引發的「神經質高燒」（Nervo
usfever），以及鄉下居民的百日咳，但是，正如我們所預期的
最成功的病例是跌打損傷所造成肌肉關節僵直，以及許多風濕
和關節炎的病變，通常具有神奇的效果。其後是西元1825年Sar

landiere，首先將電流連接到針上，他報告了很多成功的病例，如包括氣喘在內的呼吸道疾病，半身不遂，偏頭痛及風濕病。同一時代巴黎醫院的Cloquet及Dantu也發表了相似的結果，Cloquet的臨床經驗更由他的門徒Dantu加以發揚。他們十分強調止痛的效果，包括面部神經痛的緩解，其它各種難治的疼痛，坐骨神經痛，關節炎等。針灸醫師甚至有時會留針長達8小時之久，但是許多病患的疼痛在下針幾秒內就戲劇性地緩解了。Cloquet及Dantu 的著作是在1828年，第二年小說家巴爾札克出版了《婚姻之道》（ *Physiologie du Mariage* ）。在這本充滿智慧的書籍，很多方面開啟了現代的性行為學，巴爾札克，可能是以反諷的方式，對可怕的「單身生活」的優點給了丈夫們很多諷刺而又明智的忠告。所以，在其中一篇娛樂之道當中，我們發現他說：

> 總而言之，在醫學上當器官的某些重要部位發炎時，他們藉著艾灸，刮痧、針刺等等方法，而在身體別的地方引起反刺激。同樣的，你也可以對你妻子施以艾灸，或是在她心靈深處下針，這將確保你的幸福與快樂。

他繼續提到一個紳士，在得知他老婆即將另尋他歡後，就告訴她說他們一半的財產已經失去，必須遷至鄉下，他們在那兒依次將樓閣加上哥德式的裝飾，在花園中整理出新的人工湖和噴水池，以及許多工作——小說家將它們稱為婚姻的灸法（ conjugal moxas ）——利用這種方式危機終於解除了。以上這些只是表示在西元1829年針灸在歐洲的都市上流階級是如何風行，而且隨手用來作為譬喻。

歐洲所有的主要國家都參與此項風行。義大利第一本著作為西元1820年Bozetti所作，最出名的則是1825年Carraro的作品，而最有趣最新奇的是1830年代da Camin的著作。Da Camin繼Sarlandiére之後採用所謂萊頓瓶供應電流。一般而言在那時代以Van Swieten為首的人，幾乎都認為針刺的作用乃經由神經系統作為媒介，但他們也隱約意識到「生化電（galvanic）」或是電流系統的存在。過去曾有很多相當原始的實驗工作被用來研究這一點，但是期望在以現代生理學和病理學的觀點上對針灸基本理論的瞭解獲得更多的進展，必須引進我們這一時代更為複雜的觀念和儀器設備。

針灸在十九世紀初期的德國有了新的開始。西元1806年劇作家August Von Kotzebue在他的雜誌《坦白的觀察者》（*The Candid Observer*）發表了一封信，明顯地是出自他那在遠東旅行的兒子，信裡面對於在日本所見到的針灸給予相當的諷刺。這引發了一封來自一位不願署名的醫生的長信，爭論說如果身為一個適當的懷疑論者，這封信的態度應該更為嚴謹才對，並且描述了另一位心胸光明的英國教授J.P.J Rudolf（1729到1797年）在日本親眼目睹的經驗。Rudolf在西元1770年曾收集了很多針刺用針，以及其他日本醫學的用具，也收集書籍和圖畫，但不幸的是這些都已失散，而且他的筆記也從未發行。臨床針刺在德國發展得十分緩慢，起初德國醫生對它產生興趣的原因部分是它能使昏迷的病人甦醒有關，部分則由於它能避免未死先葬（premature　burial）。相對於法國人（例如Cloquet和Sarlandiére）很快將針刺應用於醫院門診，德國人則大部分為私人試用性質而已。最早的記錄可以追溯到西元1822年左右，翌

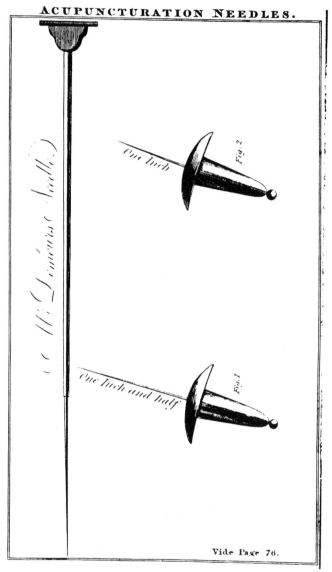

圖76 J. M. Churchill在1821年《針灸概要》一書中所描述的針。

年J.M.L. Farina（著名的eau-de-cologne香水製造者之子）描述
了一個面部神經痛神奇性治癒的病例。1828年Bernstein和Lohmayer
發表了一篇重要文獻，報告針灸對風濕症這種病可以有好的療
效，1826年Woost 在所作的《對東方針灸的研究》（ *Quaedam de
Acupunctura Orientalium* ）中縱覽西方及東方的針灸。維也納
有很多獸醫採用針灸。但是在Dieffen bach（1845）的年代，針
灸不再引起很大的興趣。

　　英國於十九世紀前半也有類似的流行風潮。甚至普及到像
Coley這樣的鄉下家庭醫生都在西元1802年寫下對一位腹部鼓脹
的孩子實施穿刺的記錄。他對ten Rhijne和Kaempfer所說的疝氣
印象深刻，並且在儘可能接近Kaempfer所提到的部位下針。但
是第一個重要的主角是J.M. Churchill，他分別於1821年及1828
年發行了兩本書，第一本書標題為《針灸概要》（*A Treatise on
Acupuncturation*）；對起源於中國及日本特殊外科手術針刺的
描述，當地人稱為《針經》，現在引進歐洲，用來指導針刺的
施行，以及它成功的實例。他的第二本書加入了很多臨床病例。
Churchill大部分的成就都和他所謂的「身體的肌肉及纖維結構
的局部疾病」有關，也就是風濕疾病，坐骨神經痛、背痛、肌
肉扭傷、痙攣，往往是源於外傷（例如摔倒）；但是對水腫狀
態（dropsical states）、水腫（oedema）及惡性水腫（anasarca）
等等，也有某些良好的療效（圖76）。雖然他並沒有由中國的
著作得知「得氣」這個現象，也不知道這種感覺開始的速度，
卻清楚地觀察到「得氣」的效應，一種即刻性沈重麻木的感覺，
並且激發他作如下的記述：

> 長久以來我們認為神經是得氣的媒介者，一種類似化學電流
> （galvanic）的液體經由神經循環或傳送到身體的最遠端……
> 然而針刺的效果是如此迅速，所以我們很自然的可以推論它
> 們是藉著某種類似電流或是和電流有關的原則而運行全身。

因為Churchill之前更有前輩，所以令人好奇的是十九世紀
之初究是什麼人把針刺帶進英國的；Churchill曾提到Edward Jukes
治療他的病人，西敏寺的Scott先生的病例，而這可能是英國使
用針刺治療成功的首例。雖然Churchill的狂熱並沒有很快地傳
播出去，但人們的興趣卻逐漸提高，Wansborough描述他親眼
看到一個腰痛的病人，疼痛經由針刺從身體的某一部位轉移到
另一部位，最後所有的疼痛一起解除了。之後，John Elliotson
（1791-1868）（我們在討論催眠術的歷史時曾經提到過他）也
支持針刺的應用。40年代Leeds Infirmary成為此項技術的重鎮，
主要以治療慢性風濕以及類似的疾病為主，在這方面與巴黎的
醫院同享盛名。針灸也由歐洲這些中心傳播到北美洲，正如1825
年Morand和Bache的報告所舉證的一般。

其後的發展非常奇異。雖然Billroth（1863）等人的外科論
文中可以找到針刺的記述，在這世紀的中段時期，卻很少人使
用針刺；而且針刺淪為江湖郎中治療「遺精」（spermatorrhoea）
的手段之一。維多利亞時代男性的性恐懼因為長期抗拒自慰和
「夢遺（nocturnal pollutions）」而變得嚴重起來，為了治療這
些毛病，就在會陰部位大約陰囊和肛門之間的位置加以針刺。
陽萎與泌尿道感染也令人大為恐懼，因此在會陰及（尤其在）
前列腺區下針。對於精子遺失無知的恐懼，無疑的，可以追溯

到和「卡他」(catarrh)觀念相似的古代西方觀念。——腦製造生命液(brain made phlegm),所以精液也是一種「腦髓滴漏」(cerebri stillicidium),若是遺失則相當危險。中國也有同樣奇怪的說法。在煉丹術古老的傳統中,我們發現保持精液是獲得永生的最重要的方法之一這種固執的觀念——不只是保存而已,精液還能主動向上回流以滋養腦部。極為巧合的是,陰囊和肛門之間的部位恰好是道家在即將射精的時候,加以施壓以使精液倒流入膀胱而不會射到外面來的地方。如果能夠追溯中古時代的道家觀念如何傳到既守禮又迷信的維多利亞時代的醫生的途徑,那是件了不起的成就;它們本身就是非常不協調的並列。

在德國另有一種異術興起並且流行了一段時間。一位來自Edinich地方的機械專家,Charles Baunscheidt,在40年代發明了「復甦器」(Lebens-wecker)由一個附有30支或是更多金針的把柄所構成,鬆開彈簧時,這些針就刺入病人的皮膚,特殊的地方是在針刺之後,還用一種叫Oleum Baunscheidtii的東西(含氰化物,巴豆油以及其他刺激物)塗在上面,使皮膚發疹。這整個被Baunscheidt及其門徒聲稱為萬靈丹的過程,只是利用刺激物產生反刺激作用的一種形式,卻在德國及美國風行起來,更有一段時間在美國極為普遍。這種具有彈簧的器械很明顯地脫胎自「刮痧」時用來造成出血的類似器械,但是針的排列又令人想起中國所用梅花針、七星針等技巧,所以追溯中國對Baunscheidtism可能的影響又是一樁有趣的事。這方法在美國一直流行到西元1900年,但是在歐洲卻早已消失無蹤。

前面的文章裡我們忽略了灸法,但是伴隨著針刺的興起,

西元1850年以前至少有19篇討論灸的論文，但在這以後就幾乎
完全消失了。其中最好的一篇是1821年在愛丁堡地方所出版的
De Usu Moxae of Avery；翌年出現D. J. Larrey的英文譯本，D.
J. Larrey是一位著名的法國陸軍外科醫師，他深信灸法。氣喘、
肺結核、風濕關節痛，痛風以及半身不遂等是常使用灸法治療
的疾病種類，但是Larrey採用棉絨及向日葵花枝的木髓。在那時
代對於1815年像Valentin這樣使用燒紅的烙鐵實施灼燒治病的人
有很大的爭論，尤其是用於歇斯底里以及其它神經和心智疾病
的病例，他們的描述在今天讀起來相當令人毛骨悚然。都柏林
地方的William Wallace雖然不注重傳統的針刺點，卻使用在針
的末端燃燒灸絨這種極為中國式的技術；他對面部神經痛及尋
常的類風濕症有某些驚人的成效。他經常在燒灸尚未灼傷皮膚
之前將之移開；如果形成了焦痂，他就使用硝酸銀，或是硫酸
銅加以沖洗，並用膏藥塗在上面。Sarlandière強調應該使用艾絨，
但是在歐洲很難取得艾絨，所以十九世紀末它就消聲匿跡了。

　　最後在十九世紀的最後幾十年西方世界對針刺又逐漸加以
重視，針刺的研究逐漸興盛一直延續到現代的許多研究。其中
一件重要的事件是西元1863年Dabry de Thiersant探討中國醫學
的書籍1863年的出版，他在這本著作中節譯了《針灸大成》的
部分文字。但是這本書到相當久以後才受到重視，可能其中重
要的一個因素是歐洲人與東亞人民的接觸因為現代運輸和交通
的發達而愈趨頻繁，這種交流也包括了醫學和其他的交流。現
在，交流的輪子已全速運轉，我們回憶到本書的開頭就提到有
很多影響西方的醫者及作者的臨床經驗——有些是直接來自中
國，例如本世紀二、三十年代的Soulié de Morant（圖77），有

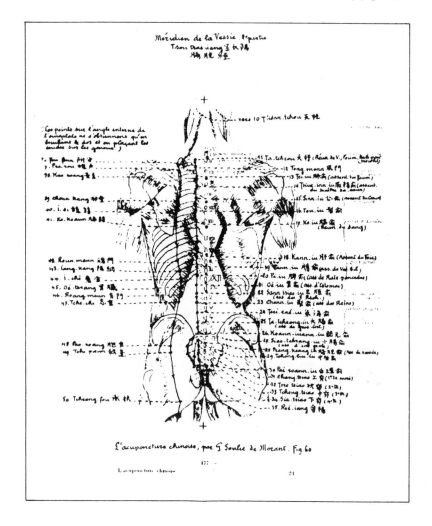

的來自越南，當然，有更多是來自日本。大多數歐洲國家的各
種協會逐漸成長並且開始發行研究刊物和雜誌——法國1950年，
德國1951年，而國際組織則在1954年成立。以思考性的辭句來

說，這正是我們進入的地方。針刺麻醉的發展在1960年左右，治著這個古老的治療系統，將整個問題推展到一個全新的基礎上，並且將生理學和病理學的世界吸引到一些極為有趣的問題。其餘的則屬於未來了。

第七章
致命點

　　在以上對針灸的治療及止痛的討論中，我們遇到很多人類同情心的表現與行為。這兩門技術的一個明顯特色，顯示出中國及日本傳統醫學的特徵：它們牽涉到很多身體表面精細點的龐大知識體系（很多顯然不是幻覺），如同蒼穹中的星星一般作為方向的指引。因此這些知識也可用於發揮人類的攻擊性。解剖學上是否有特殊的致命點，為懂得它們的武者所利用，甚至用於徒手的搏鬥？正如法醫學家所熟知，就有這樣的點，在猛力攻擊時特別敏感或危險，這些部位的外傷、挫傷或震動十分危險，會造成內傷或死亡，有時候沒有任何受傷的外在痕跡。中國人稱之為奪命點脈，或點穴，而後者就正好將這個章節與針灸清楚地牽聯成為一體。日本人的名詞更奇妙，或者更為委婉，例如當身、急所、禁所。最後這個名詞更使我們想到針灸學上所謂禁穴——一些禁止針灸的穴道或只能在特定情況下針灸的穴道。

　　因此我們有必要先簡略了解一下東亞的武術或武藝。在最

近幾年中國功夫更聞名且風行於全世界，但是" attainment "這字基本上仍只適用各種身體的訓練或操作，它只是道家達到長生或永生的健身術的部分內容而已。這些我們已在別處詳述，不須在此重覆。然而最好將武藝視為範圍極廣的身心練習（如圖78）——包括經由呼吸動作（內功）和按摩來控制的心理技巧到物理治療運動（導引）以及拳搏等——的部分內容而已。然而這又逐漸轉變成有武器的戰鬥以及和典禮舞蹈有關的戰舞，除此之外，尚有藝術性和娛樂性的舞蹈，和民族舞蹈及賣藝者的特技關係密切。目前我們的注意力應集中於徒手的搏擊，所以首先必須區別拳擊（ boxing ）及摔角（ wrestling ），前者著重打擊對手，後者則著重抓摔對手。握拳的打鬥技巧叫拳法，手張開像把刀的打鬥技巧叫開手，我們依序來看少林拳、空手道、柔道、角力、太極拳、鎖鍊的使用以及標箭的扔擲等傳統武術。

我們似乎還沒有談到事情的重點所在，但是我們最好從古老的中國運動「角抵」談起，在角抵裡兩個徒手武者身穿牛皮，頭戴牛角互相搏鬥。這種武術又叫「相撲」，至少在西元前三世紀以前就已廣為流行，而且曾是秦二世喜歡看的武術表演。漢武帝於西元前108年曾在朝廷舉辦過相撲大賽，在西元十世紀時仍很流行，所以它跟河南少林寺的拳法仍有長時間的重複。至今，這種角扭的武藝在日本稱為Sumō，中國字寫為角觝、角力，或相撲。元朝時代翻譯的佛教經典則稱這種徒手搏鬥為相叉相撲，很明顯的兩者之間有密切的關係。少林寺是河南登封西北方的嵩山上一所著名的佛寺，距洛陽不遠，假如創寺的時間真的是西元494年的話，那正是達摩禪師的時代，達摩是禪宗的創始者又名菩提達摩，傳說中少林寺即為其所創建。根據傳

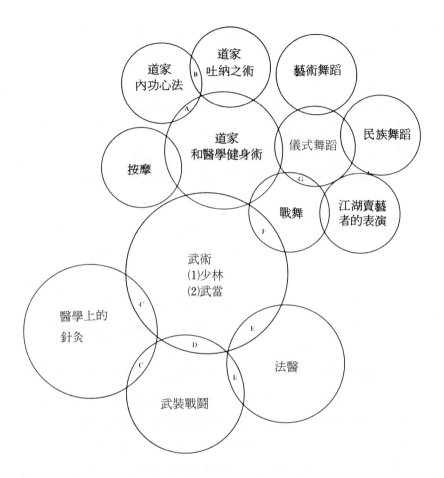

圖78 各種中國式的心身訓練法的關係

說，達摩要求每一位少林僧人必須練習一些空手搏擊的技巧，作為這些僧侶必須通過的體能教育的一部分，在早期這些技藝濃縮為十八羅漢手。稍後增加為72種，最後系統歸列為173種之多。一般認為這個系統始自周朝和秦代且一直沿襲下來，但是

否受到印度文化的影響則尚有疑問。有關方面的文獻太少，而
且傳統上幾乎都是口授相傳，主要是因為儒家文化本就是重文
輕武。假如一個學者學習拳擊或摔角，雖然這會幫助他在旅行
時可以抵抗盜匪或者有益健康，他也不會跟好禮的友好提及此
事。更不用說為它著書立說了。有一些不確知年代的作品，常
被冠以達摩之名如《洗髓經》（可能已經失傳了），另外存留
至今的有《易筋經》，這兩本可能成書於十六世紀。張孔昭明
白的把他的書稱為《拳經》，可能是十八世紀的作品，但在他
之前必定還有一些同名的作品，如明朝大將軍戚繼光在《紀效
新書》第十四篇中專論拳擊之道，名為〈拳經捷要篇〉，時為
西元1575年。

　　太極拳的來源則全然不同，我們認為它近乎舞蹈。今天它
已聞名於世界，在中國大陸更是風行，被認為對老年人的健康
特別有益處。在唐宋時期，空手搏擊的技巧分為兩派，北九省
為外家拳稱為少林派（少林拳只是其中之一），南之省則屬內
家拳稱為武當派（太極拳為其中之一）。武當派是起源於襄陽
西北約為襄陽和洛陽兩倍距離，漢江之南武當山上的寺廟。武
當山位於湖北邊境，所以稱為南派。而少林派屬佛教，武當派
則屬道教。內家的技巧「截取道家謙沖退讓的精神，並講求以
柔剋剛的技巧」。這個觀念相當有意義。道教的背景也將宗教
與科學銜接在一起，針灸是親善行為的一面，而奪命點穴則為
攻擊行為的一面。武當派的創始者是張三峯，一個形象相當模
糊的道家煉丹者，生卒年月大約在西元1368年到1424年之間；
他以長生之道而聞名，包括健身術、性學和煉丹，以至於許多
君王不斷地尋訪他的行踪。但是在拳擊大師張松溪（1522-1566）

之前卻沒有證據將他與武當派連繫在一起。由於文獻的缺乏，這方面的研究相當困難，現代的結論也相當混亂。

　　雖然過於簡化，但是我們可以認為日本人的唐手起源於北少林派，而柔道則起源於南武當派。雖然現在稱前者空手道，但是適當的名稱應為唐手，唐乃指中國。柔道雖然沒有打、踢的動作，但只要應用解剖的知識，它卻能造成對手重傷或死亡；而且它特別強調「柔」這個觀念，顯示它源自道家。少林拳及唐手東傳日本的過程中，琉球王國特別是沖繩島似乎扮演著特別重要的角色。早在唐朝中國拳法就已傳到沖繩島，而在西元1373年琉球變成中國的一個藩屬國之後，更加為沖繩島人發揚光大。很明顯的，中國那時的勢力也涵蓋了東南亞，因此中國拳法與印尼、馬來西亞的搏擊技巧也有很大的交流。1609年日本併吞了琉球之後，這個交流的管道就更加流暢了。但是整個事情的細節相當模糊。可確定的是中國對日本的直接影響，是發生在明朝晚期及清朝早期，可由陳元斌（1587-1671）身上獲得證明，他住在長崎，並將少林寺，武當派的知識，尤其是後者，廣為傳播。

　　最後要討論的是兩種使用武器的武術，二者在日本都有極大的發展。一種是萬力鎖，一般認為有二十多派，使用以鐵鍊聯結在一起的兩支長釘或把手的武器來攻擊敵人或防衛自己。它很可能源於中國，因為我們在西元1004年的《武經總要》裡看過兩件類似器械的圖譜和詳解：鐵和鐵鏈夾棒。我們在這裡又看到解剖學上危險點的重要性。利用它們可以造成極大的痛苦，昏迷甚或死亡。另一種武藝是手裡劍，一種可以藏在衣服袖子裡的銳利小飛刀；可能脫胎自中古時代中國的飛刀。當然，

如果瞄準危險點它也可造成極大的傷害。

我們的出發點則是現存法醫學最早的著作《洗冤錄》，是南宋宋慈於西元1247年所作。宋慈於1186年生於福建，是吳稚的學生，吳稚則是新儒家朱熹的學生，另外他也受到傑出的學者真德秀影響。他在1217年拿到學位，卻到四十一歲才獲得官位。最後他被分發到江西、福建，而在廣東縣令任上完成他有名的著作書。宋慈的書，在他的時代而言，是相當理性而又科學的，包括了許多新奇的事件，我們將會有適當的地方加以討論；然而最重要的是它十分深入地探討了很多搏擊的危險點。

《洗冤錄》雖然與世界的其他文獻相比是很早的作品，但如書目所載，卻不是中國的第一本著作，往前回溯，就有一本《疑獄集》，五代時為和凝、和濛父子所著。更早在西元565年，徐之才就著有《明冤實錄》。這兩本著作早已失傳了，假如少林拳的起源可以追溯到第五世紀，則可以假定的是和凝及徐之才曾記錄到經過訓練的人可以在某些危險點上不憑武器即可造成相當大的傷害。我們甚至可以追溯到漢朝的《禮記》，它記載著如何檢查因暴力而死亡的屍體，與其後的法律程序。這大約與角牴同一時代，角牴是可以造成死亡的。

在宋慈之後，文獻仍持續增加。在造成歐洲法醫學興起的文藝復興時代之前，中國已經有了更多的著作，例如宋朝末年之前著名的《平冤錄》，元朝王與的《無冤錄》，可以說遠在十七世紀前的好幾個世紀中國已經有了法醫學的傳統，西方在1602年Fortunato Fedeli才發行了 *De Relationibus Medicorum* 這畫時代的著作。十七世紀中葉Paolo Zacchia著有 *Quaestiones Medico-Legales* 一書（1635），才將法醫學納入現代科學的領域。

　　在《洗冤錄》裡，可輕易發現危險點的資料，本書第一章的第三節就有二段文字談到它們（如圖79、80）。人體的致命之處前身有16處，背部6處，再加兩側10組，總共就有32處。仔細看的話可以發覺，危險點以解剖學名詞來命名，它們之中有些和穴道位置相符合，可見它們與針灸學具有密切關係。因此顖門指的是前顖門，頭骨上的隙縫之一，一直到成年時也沒有全部密合，心坎則是位於胸骨下方的一個凹陷。但太陽穴是在頭部兩側顳部的一個穴道，不屬於十二正經或奇經八脈，只是一個奇穴而已。腰眼穴位於兩側腰部接近薦椎肌側面的部位。這些又使我們想到某些被搏擊專家發現並且被收錄於法醫學的著作中的危險點或致命點，實際上是早為針灸學家所熟悉的部位。

　　如果我們將宋慈所認定的幾個危險點與現代法醫學的知識相比較後，立刻就可明白佛家及道家武術學派發現的意義。只要六個例子就足夠說明了。

　　①頭骨的顖門。強烈的震盪可以造成腦部出血以及蜘蛛網膜下出血；有時也會造成頭骨骨折。日本文字的大顖門相當於百會穴，小顖門可能是顖會或上星。這些都位於中線上的點，但在頭部的側面也有其他的危險點。

　　②枕部及頸部。頭骨底部及頸背附近的外傷，能夠造成第二頸椎齒狀突起及第一頸椎橫突的骨折，使脊椎動脈受傷，造成嚴重的蜘蛛網膜下出血。這是一種在死後無法看出外在傷害的情況。日本的圖譜稱之為瘂門，但是其上枕部兩側的風池，天柱也是非常危險。

　　③耳後。其上的創傷可以造成腦部出血與硬膜及軟膜之間的出血。日本的圖譜稱為完骨。

歌訣

仰面傷痕十六方
頂心左右顖門當
額角額顱看太陽
耳影咽喉并太陽
兩乳胸膛心肚腹
臍肚脐腹更須看
腎囊卵子看頹傷
婦女陰門恐暗傷

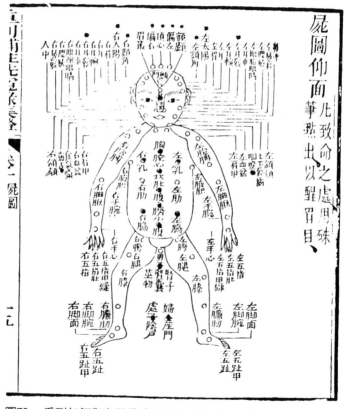

圖79　受到任何傷害即易致死的致命點或危險點，圖示於1247年的《洗冤錄》一書中。《洗冤錄》是所有文化中現存最古老的法醫學著作。身體正面。標題下的說明建議讀者將致命之處用硃筆圈點出來。上面的註明是助於記憶的歌訣。

歌訣

合面傷痕亦有六。
腦後耳根宜目鼄
脊背脊脊穴須詳
後脇腰眼相連此
肩甲血盆腋眼傷
內通筋骨死亦速
除此皆并致命痕
二十二傷可更僕

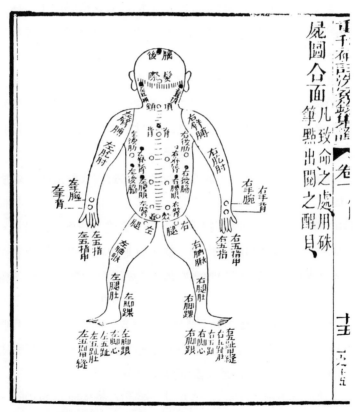

圖80　《洗冤錄》上的背部危險點。

④胸骨之上的喉部。在亞當結節上重擊，可以造成甲狀腺軟骨的縱向骨折，以及頸動脈和頸竇的出血；也可能因為迷走神經突然受到抑制造成心跳停止。宋慈稱之為咽喉，而日本圖譜則稱之為廉泉。

⑤胸骨末端的凹陷或胃尖（pit of stomach）。最可能的作用是迷走神經抑制使心跳突然停止，也會造成橫膈以下上腹部重要器官的損傷以及腹部神經叢（coeliac plexus）──是最大的交感神經叢，約在第一腰椎的位置，另外也可能損傷肝臟或造成腹部動脈的出血。日本稱之為膻中。

⑥會陰部及陰囊。除了痛之外尚會造成恥骨骨折，整個骨盆的損傷以及睪丸出血。長強當然是目標之一，位於尾椎及肛門之間，而日本某些流派稱之為龜尾。

因此宋慈以及他的前輩或後繼者雖然對現代解剖學一無所知卻必定早已明白兩人互相搏鬥，尤其是當其中一個受過某種武藝的拳法訓練而另一個則不懂武術時，常會造成致命的後果。

宋慈是驗屍官的偉大代表人物，但是他也為軍事訓練者帶來一些早期的知識，這些知識如果被人利用作為犯罪用途，會造成可悲的結果。日本在某些方向也有其完美的成就，例如藤田西光，Plée和Devêvre有關人體當身，死穴、活穴的著作。我們也可以發現日本空手道的二十一流派都有致命點，而且都與宋慈書中所列的三十二個危險點相當接近。

有趣的是相撲所用的「禁穴」一辭和針灸學所用的相同，柔道高手所用「點穴」一辭和現代中國相同，而萬力鎖武者則使用「急所」一辭。但是雖然這些與穴道有著微妙的關係存在，危險點的名字大部分相當有趣，而且隨著流派不同名字也不同。

無論如何，我們可以在日本的圖譜找到許多穴道的名稱。例如胸骨凹陷的鳩尾，第十一支肋骨游離端的章門，以及肚臍上的水分，前額兩眉之間尚有印堂穴。少林拳及宋慈提到的太陽位於頭部顳側，因為會造成頭骨骨折及中腦膜動脈的出血所以十分危險。另外也提到人中（又叫水溝），因為它會造成額骨骨折的嚴重後果。在相撲中也提到鳩尾及下腹部的丹田（又稱石門）。

表24　各派的危險點的比較

	前　身	背　　部	總　　數
《洗冤錄》	16	6	22
(如果身體兩側也包括在內)	22	10	32
少林寺拳法	24	12	36
十三世紀日本的軍事訓練(Fujita等)	22	-	22
日本的空手道(Fujita等)	17	8	25
相撲(Fujita等)	13	-	13
Manriki−gusari及Shuriken傳統 (Gruzanski)	28	19	47

　　藤田西光及其助手的作品一點也沒有提到柔道，可能是因為柔道並不允許直接的打擊，一切全靠摔擲，因此不需要危險點的知識。然而對手仍然可能在摔倒時剛好以危險點重擊到地面或硬物。因此橋本昌技所作的書中曾對藤田的書提出補充討論，將合氣道的急所與穴道加以比較。合氣道是最近才由柔道發展出來的，也是應用握及摔的道理，它確認了25個危險點，前身22個，後背3個。似乎應將這些點與表24作比較，因此，橋本遂將相關的穴位作成表並為之作圖。有些以前沒有提到，但是

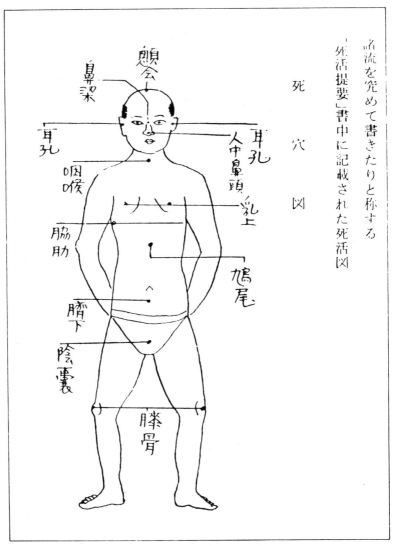

圖81　日本空手道主要流派所確認的身體正面的危險點，又稱為
　　　當身、死穴、活穴。可以將這個圖形和下個圖形與圖29和
　　　圖80相互比較。

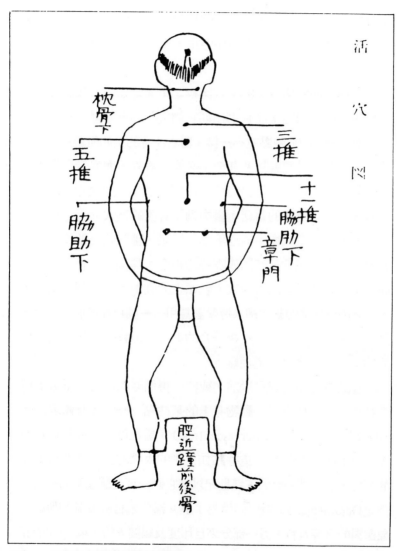

圖82　日本空手道的背部的危險點。

百會、膻中、長強、鳩會、章門則為我們所熟知。最後他強調重擊這些地方不只會造成心跳停止，也可能造成窒息以致停止呼吸。

這些危險點與針灸的禁穴比較之下又是如何？我們多少已提到這方面的問題，而且也預期它們之間必有某種關聯，當然每一學派著重的危險點並不一樣；醫者注意的是如何避免流血、昏厥、穿刺大神經幹以及其他不必要的意外，而武者所著重的又是另外一回事。我們可以參考皇甫謐所作的《針灸甲乙經》，一本既古老又權威的書籍，書中列了針灸的禁穴。十二個禁穴中的五個也正是武術中的危險點。鳩尾、啞門是典型的部位，其他尚有靠近頭骨前顋門或隙縫的神庭，耳後的顱息，亞當結節旁胸鎖乳突肌上的人迎穴，乳頭上的乳中，也都列入禁穴，另外有兩個枕部的禁穴卻為搏擊者喜用——腦戶和風府。總之，針灸與搏擊之間是有一些相符合的地方，但程度有限，因為它們的本質上根本是背道而馳。

在結束討論危險點以前，或許值得簡略的探討一下著名但常被遺忘的一件事情，動物身上的某些點——大象身體表面的nila或「神經中心」（nerve-centres），馴象師用刺棒點刺這些點來控制大象的行動。這些點如果刺的太深的話，就會造成象的死亡，為了某些原因，幾世紀以來它們一直是馴象師的祕密，但是Deraniyagala卻對它們極為了解。部分來自馴象師和傳統大象獸醫的直接資料，另一部分來自印度及錫蘭人的手稿。《亞洲的巨象》（ *Asian Elephas maximus* ）一書（現存的兩本文獻之一）中，列有90個不同的點，刺激它們會造成不同的結果，列表如下：

對這些象身上的敏感點更進一步的生理學研究，會帶來一

些有趣的結果。我們再一次看到動物身上有一些危險點存在，
甚至只要稍深一點的刺擊都會造成死亡。

①操控	7
②控制象身的運動	3
象鳴	2
頭頸肩膀前肢的動作以使爬上座位	14
後肢	4
跪著	4
躺下	1
走向前	1
停止	13
轉向	5
向後走	1
③起身或是運動	7
④驚嚇	6
⑤使麻木	1
⑥死亡，用以殺死大象	14

第八章
結論

　　前面的文章中我們嘗試著去描繪針刺和灸法的性質，概述它們的歷史，以解釋它們在治療及麻醉作用上的生理基礎，以及展示針和灸的知識如何逐漸的傳播到全世界的過程。讀者們可能會很訝異地發現，於幾世紀以來探討針灸在中國發展的醫學文獻竟然如此豐富。而在我們考察的過程也發現很多有趣的事情，例如：(1)中國的學者及醫者對於體內氣血循環的信服，估算出只比哈維之後現代所認知的循環慢上60倍的流速；(2)內臟與體表的反射關係（viscero-somatic reflex）的發現，以及體表很多部位與體內器官的變化的關聯；(3)人體日夜甚至更長時間的生理韻律的評估，以及在這個基礎上決定針灸的最佳時機一套複雜計算方式的發展；(4)一套在各種不同大小，不同比例的人身上定位針刺點的組合系統的發展。

　　西方對針灸有許多的誤解。針灸跟靈學、超自然感應或「精神力量」（psychic powers）無關，因此也不值得相信靈學的人加以讚賞。它們的效果完全不是依靠暗示或者催眠作用，也不

違背現代醫學的原理；因此它們也不值得西方醫學權威神學般的憎惡（odium theologicum）。針灸只是一個在現代醫學誕生前2000年就已確立的醫學治療系統，而且它在與歐洲文明極為不同的文化中發展。今天對於它的作用，我們正以現代生理學及病理學眼光的尋求解釋；雖然離終點尚有極大的距離，但是在這個方向上已有不少成就。就我們所了解，雖然中樞神經及自主神經的生理學和生物化學似乎是主要的因素，但是很多其它的系統，例如內分泌及免疫系統，也一定牽涉其中。另外一個令人感到興趣的問題是，穴道在組織學及生物生理學上真正的本質。既然現代科學並不是在中國文化上自然成長，因此針灸在傳統上奠基於一套本質上屬於中古的理論系統，這套系統雖然複雜而精緻，但對現代科學化的醫學而言，確實充滿了有價值的洞察和有益的課題。

　　其次，對這些理論正確的再評估和重新規畫，在未來即使可行，也將是一件困難的事。但是，我們認為正如未來幾年一般的醫學一般，針灸在治療上和止痛卻會有其確立的地位——至於它確實能發展到什麼程度，目前尚言之過早。

附錄A
1800年以前中國及日本的參考書目

Chan Kuo Tshê《戰國策》：秦代

作者不詳

Chang Shih Lei Ching《張氏類經》（見《類經》）

Chen Chhüan Chen Ching《甄權鍼經》：隋或唐代610/620年

作者：甄權

現在只能於《鍼灸經》的引言中見到。參考張贊臣的說法。

Chen Ching Chieh Yao《鍼經節要》：西元三世紀

皇甫謐序文提到。杜思敬《濟生拔粹》整理。

Chen Ching Chih Nan《鍼經指南》：金或元代1241年

作者：竇漢卿。

包括〈標幽賦〉，〈定八穴指南〉，〈叶蟄宮圖〉。

Chen Ching Tsê Ying Chi《鍼經摘英集》：元代

作者可能是杜思敬。

Chen Chiu Chhüan Shu《針灸全書》：明1591年

陳言

依據楊繼州的教導和私人經驗

Chen Chiu Chia I Ching《針灸甲乙經》：晉256到282年

皇甫謐

Chen Chiu Chieh Yao《鍼灸節要》：明1536或1537年

高武

Chen Chiu Chü Ying《鍼灸聚英》：明1529年，第一版1537年，

日本第一版1546年

高武

Chen Chiu Chü Ying Fa Hui《鍼灸聚英發揮》：參考《針灸聚英》

Chen Chiu Ta Chhêng《鍼灸大成》：明
楊繼州

Chen Chiu Tsê Fih Pien（Chi）《鍼灸擇日編（集）》：明
全循義及金義孫所作，金禮蒙為其作序，由日本保存，直
到1890年重刊。

Chen chiu Tzu Shêng Ching《鍼灸資生經》：宋1220年、1231、
1236年重刊。
王執中

Chen Chiu Wên Tui《鍼灸問對》：明1532年
汪機

Chêng Lei Pên Tshao《增類本草》：參考《增類備用本草》

Chi Hsiao Hsin Shu《紀效新書》：明1575年
戚繼光

Chi Shêng Pa Sui（Fang）《濟生拔粹（方）》：元1315年
杜思敬

Chieh-ku Yün-Chhi Chen Fa《潔古雲岐鍼法》：金、元1235年。
張潔古及張璧
收在《濟生拔粹》

Chin Kuei Yao Lüeh（Fang Lun）《金匱要略（方論）》：漢
200年，300年時修訂。
張仲景著，王叔和修訂。

Chin Lan Hsün Ching Chhü Hsüeh Thu《金蘭循經取穴圖解》：
元1303年

　　忽泰必烈，忽公泰

Ching-Yo Chhüan Shu《景岳全書》：明1624年

　　張景岳（介賓）

Chiu Lao Fa《灸勞法》：參考《骨蒸病灸方》

Chou Hou Pei Chi Fang《肘後備急方》：晉340年

　　葛洪

Chou Li《周禮》：漢，可能包周朝末年的資料

　　作者不詳

Chu Chieh Shang Han Lun《註解傷寒論》：宋1144年

　　成無己

Chu Ping Yuan Hou Lun《諸病源候論》：隋607年

　　巢元方

Chuang TZu《莊子》：周，西元前290年

　　莊周

Chhi Hsüan Tzu Yuan Ho Chi Yung Ching《啟玄子元和紀用
經》許寂：唐889年

Chhi Lüeh《七略》：漢，西元前6年。

　　劉向及劉歆

　　現僅存於《前漢書·藝文誌》。

Chhi Tung Yeh Yü《齊東野語》：宋，1290年，周密

Chhien Chin I Fang《千金翼方》：唐660年到680年間

　　孫思邈

Chhien Chin Yao Fang《千金要方》：唐650年到659年間

孫思邈

Chhien Fu Lun《潛夫論》：漢150年

　王符

Chhing I Lu《清異錄》：五代和宋965年

　陶穀

Chhüan Ching《拳經》：清，18世紀

　張孔昭

Chhuan Chung Lu〈傳忠錄〉：張介賓《景岳全書》的一部分。

Chhung-Hsiu Chêng-Ho Ching-Shih Chêng Lei Pei-Yung Pên Tshao《重修政和經史證類備用本草》：元1249年，重刊多次，明朝至少重刊七次，最後一次1624年。

　唐慎微、寇宗奭

　張存惠編輯

Goshūiwa Kashū《後拾遺和歌集》：日本1086年

　日本詩歌總集

Huai Nan Tzu《淮南子》：漢，西元前120年

　很多學者所作，劉安編輯

Huang Ti Chen Chiu Hsia-Ma Chi（or Thü, or Ching）《黃帝鍼灸蝦蟆忌（圖，經）》：隋或梁

　作者不詳

　參考《明堂蝦蟆圖》，日本有現存的《蝦蟆經》

Huang Ti Nei Ching, Ling Shu《黃帝內經・靈樞》：漢，西元前一世紀

　作者不詳

　唐，王冰，762年編輯

馬蒔和張志聰注解

Huang Ti Nei Ching, Ling Shu, Pai Hua Chieh《黃帝內經靈樞白話解》

陳璧流及鄭卓人所作。

Huang Ti Nei Ching Ming Thang（Chu）《黃帝內經明堂（注）》：隋，610年

作者不詳

楊上善作註

在日本保留其中的一個章節。

Huang Ti Nei Ching, Su Wên《黃帝內經・素問》：周、秦、漢時期，經過修訂，最後內容成形於西元前二世紀

作者不詳

唐、王冰、宋林憶編輯並註解

Huang Ti Nei Ching Su Wên, Pai Hua Chieh《黃帝內經素問白話解》：周鳳梧，王萬杰、徐國仟

Huang Ti Nei Ching, Thai Su《黃帝內經・太素》：周、秦、漢，現在內容成於西元前一世紀

楊上善編輯並註釋

Hsi Fang Tzu Ming Thang Chiu Ching《西方子明堂灸經》：宋1050年

西方子

Hsi Yuan Lu《洗冤錄》：宋，1247年

宋慈

Hsia-Ma Ching《蝦蟆經》：參考《黃帝針灸蝦蟆忌》

Hsieh Chê Kung Thu《叶蟄宮圖》：金或元

竇漢卿

Hsin Khan Pu Chu Thung Ten Shu Hsüeh Chen Chiu Thu Ching
《新刊補註銅人腧穴鍼灸圖經》

　參考《銅人腧穴鍼灸圖經》，1909年金人重印並加入註解

Hsû Shih Chen Chiu Ta Chnüan《徐氏鍼灸大全》：明，1439年

　徐鳳

Hsü Tzu Chih Thung Chhien Chhang Phien《續資治通鑑長編
》：宋，1183年

　李燾

Hsüan Chu Mi Yü《玄珠密語》：成書於十到二十世紀之間

　真實作者不詳

Hsün Ching Khao Hsüeh Pien《循經考穴編》：明，不會早於
1575年

　嚴振識

Hsûn Tzu《荀子》：西元前240年

　荀卿

I Chin Ching《易筋經》：清，可能十七世紀

　作者不詳，傳說為達摩

I Hsin Fang《醫心方》：日本，982年

　丹波康賴

I Hsüeh Ju Mên《醫學入門》：明，1575年

　李梴

I Shu Chhüan Chi《醫書全集》：清，1770年

　徐靈胎

I Shuo醫說：宋，1189年

張杲

Kao-Huang Chiu Fa《膏肓灸法》：宋，1128年
莊綽

Khang-Phing Shang Han Lun《康平傷寒論》：漢，205年
張仲景

此書，1060年日文版是宋以前的書籍，註解與原書大大不同。

編著：葉橘泉

Ko Hsien Ong Chou Hou Pei Chi Fang《葛仙翁肘後備急方》：
參考《肘後備急方》

Ku Chêng Ping Chiu Fang《骨蒸病灸方》：，唐，670年
崔知悌

Kuan Tzn《管子》：周，漢
管仲

Kuang Ya《廣雅》：三國，230年
張揖

Lei Ching《類經》：明，1624年
張介賓

Lei Kung Phao Chih Lun《雷公炮炙論》：宋，470年
雷斅

僅存於《證類本草》的引言，由張驥重新整理

Lei Shuo《類說》：宋，1136年
曾慥

Li Chi《禮記》：漢

傳說是前漢的作品（西元前70年到50年），但實際是後漢
（西元80到105年）的作品。

據傳是戴聖所作，實際上由曹褒所編輯

Li Tai Ming I Mêng Chhiu《歷代名醫蒙求》：

宋，1220年

周守忠

Lieh Tzu《列子》：

周朝及前漢，西元前五世紀到一世紀，古代很多片斷而不知來源的資料，最後在西元380年加入很多新資料成為現在的形式。

傳說是列禦寇所作。

Liu Chu Chih Wei Fu《流注指微賦》：金元時期，西元1235年

何若愚，但是高武認為是竇桂芳所作，有部分內容保存於《針灸聚英》。

Lü Shih Chhun Chhiu《呂氏春秋》：周朝，西元前239年

很多學者所作，由呂不韋所編輯。

Mêng Chhi Pi Than《夢溪筆談》：宋，西元1086年，西元1091年作最後補充

沈括

Mêng Tzu《孟子》：周朝，西元前290年

孟軻

Ming Huang Tsa Lu《明皇雜錄》：唐朝，西元855年

鄭處誨

Ming I Pieh Lu《名醫別錄》：梁，西元510年

陶弘景

現僅存於本草史話的引言裡，由Huang Yü重輯。

此書在西元523到618或656年由李當之、吳普及陶弘景註解《神農本草經》的部分綜合而成，換句話說它是《本草集注》的非本經部分，它可能包括了一部分或全部陶弘景的註解。

Ming Thang Chen Chiu Thu《明堂鍼灸圖》：年代不詳，後漢甚至宋朝的作品

傳說為黃帝所作，可能為楊介所作。現僅存於引言中。

Ming Thang Chiu Ching《明堂灸經》：唐，第七世紀

作者不詳

至少部分包括於《太平聖惠方》裡

Ming Thang Chiu Ching《明堂灸經》：參考《西方子明堂灸經》

Ming Tkang Hsia-Ma Thu《明堂蝦蟆圖》：隋或梁

作者不詳

參考《黃帝針灸蝦蟆忌》

Ming Thang Jen Hsing Thu《明堂人形圖》：隋，西元610年甄權

現主要存於孫思邈的引言中。

Ming Thang Khung Hsüeh Chen Chiu Chih Yao《明堂孔穴鍼灸治要》：後漢，西元一到二世紀

作者不詳

現在存於引文中，例如 皇甫謐《甲乙經》。

Ming Thang Khung Hsüeh Thu《明堂孔穴圖》：梁代或其以前

作者不詳

隋唐時猶未失傳，現僅存於少數引文中

Ming Thang Ta Tao Lu《明堂大道錄》：清
惠棟

Mo Ching《脈經》：晉，西元300年
王叔和
林億（1068年）編輯

Mo Chüeh《脈訣》：五代，西元907到960年
高陽生

Nan Chao Yeh Shih《南詔野史》：明，西元1550年（1775年
胡蔚增編）
楊慎

Nan Ching《難經》：前漢西元前一世紀或後漢西元一世紀。
傳說為秦越人所作，但與扁鵲非同一人。

Nan Ching Pên I《難經本義》：元，西元1361年
滑壽

Nan Hua Chen Ching《南華真經》：參考《莊子》

Nei Chia Chhüan Fa《內家拳法》：清，西元1690年
黃百家

Nei Ching《內經》：參考《黃帝內經·素問、靈樞》

Nei Ching, Thai Su《內經太素》：參考《黃帝內經·太素》

Nei Ching Yün Chhi Yao Chih Lun《內經運氣要旨論》：宋，
西元1180年
劉完素

Nihongi《日本記》：日本，西元720年
舍人親王及大安萬呂等

Nihon-Shoki《日本書記》：參考《日本記》

Pa-shih-i Nan Ching《八十一難經》：參考《難經》

Pai Chêng Fu《百症賦》：明，西元1529年

　　高武

　　收於《針灸聚英》裡

Pei Chi Chhien Chin Yao Fang《備急千金要方》：參考《千金要方》

Pei Chi Chiu Fa《備急灸法》：宋，西元1226年，很可能是西元1245年

　　聞人耆年

　　根據張渙西元1100年及1126年所寫的二本書

　　日本於西元1890重刊。

Pên Tshao Ching Chi Chu《本草經集注》：齊，西元492年

　　陶弘景

Pên Tshao Hui Pien《本草會編》：明，西元1540年

　　汪機

Pên Tshao Kang Mu《本草綱目》：明，西元1596年

　　李時珍

Phao Chih Lun《炮製論》：參考《雷公炮製論》

Phu Chi Fang《普濟方》：明，西元1418年

　　朱橚（周定王）

Piao Yu Fu《標幽賦 》：金、元，西元1235年

　　竇漢卿

　　《針經指南》的部分內容

Pien Chhio Shen Ying Chen Chiu Yü Lung Ching《扁鵲神應鍼灸玉龍經》：元，西元1329年

王國瑞

Pu Chu Huang Ti Nei Ching Su Wên《補註黃帝內經・素問》：
唐，西元762年

王冰

宋，西元1050年林億等人重編

Samguk Sagi《三國史記》：韓國，西元1145年。1394及1512
年重刊。

金富軾

San Fu Huang Thu《三輔黃圖》：晉，起源於西元三世紀後漢
的文獻，今日的內容完成於西元757到907年

傳說為苗昌言所作

San Kuo Chih《三國志》：晉，西元290年

陳壽

Shan Hai Ching《山海經》：周及前漢

作者不詳

Shang Han Lun《傷寒論》：後漢，西元200年

張仲景

Shen Nung Pên Tshao Ching《神農本草經》：前漢，根據周及
秦代的資料，但是西元二世紀才成為現在的形式

作者不詳

已失傳，但為日後本草學發展的基礎，而且經常被引用。

森立之1845，劉復1942重整的版本最完善。

Shen Ying Chen Ching Yao Chüeh《神應鍼經要訣》：宋，西
元1034年

許希

Shen Ying Ching《神應經》：明，西元1425年

　　陳會以及劉瑾，寧獻王為其作序

Shêng Chi Tsung Lu《聖濟總錄》：宋，西元1111年到1118年，

於元朝1300年重刊

　　由12位御醫編寫，申甫主編。

Shih Chi《史記》：前漢，西元前90年

　　司馬遷及其父司馬談

Shih Ching《詩經》：周朝，西元前九世紀到五世紀

　　作者及編者不詳

　　西元前160年由毛亨重編

Shih I Chi《拾遺記》：晉，西元370年

　　王嘉

Shih-ssu Ching Fa Hui《十四經發揮》：元，西元1341年

　　滑壽

Shih Wu Chi Yuan《事物紀源》：宋，西元1085年

　　高承

Shih Yuan《事原》：宋

　　朱繪

Shu Ching《書經》：作者不詳

Shuo Yuan《說苑》：漢，西元前20年

　　劉向

Ssu Khu Chhüan Shu Tsung Mu Thi Yao《四庫全書總目提要》：清，西元1782年

　　紀昀

Su Wên Hsüan Chi Yuan Ping Shih《素問玄機原病式》：宋，
西元1180年

  劉完素

Su Wên Ju Shih Yün Chhi Lun Ao《素問入式運氣論奧》：宋，
西元1099年

  劉溫舒

Su Wên Liu Chhi Hsüan Chu Mi Yü《素問六氣玄珠密語》：
參考《玄珠密語》

Sung Chhao Lei Yuan《宋朝類苑》：宋，西元1120年

  江少虞

Tao Tsang《道藏》：最初資料來自唐朝西元730年，而後西元
830年，成書於西元1019年

  初版於宋朝1111年到1117年，金（1168到1191年），元（1244
  年），明1445年，1598年，1607年皆有再版。

  作者很多。

Thai Phing Ching《太平經》：後漢西元150年，後來經過增添內容

  于吉

  可能根據甘忠可的著作

Thai Phing Chhing Ling Shu《太平清領書》：現與《太平經》
同名，但起初是成書於西元前140年的另一本書，現併入《太平
經》一書

Thai Phing Hui Min Ho Chi Chü Fang《太平惠民和劑局方》：
宋，西元1151年

  陳承，裴宗元及陳師文所編輯

Thai-Phing Kuang Chi《太平廣記》：宋，西元978年

李昉所編

Thai-Phing Shêng Hui Fang《太平聖惠方》：宋，西元982年著手，完成於992年

    主編：王懷隱

Thai Phing Tung Chi Ching《太平洞極經》：漢及隋代，西元一世紀到六世紀

    作者不詳

    部分收錄於《太平經》

Thai-Phing Yü Lan《太平御覽》：宋，西元983年

    李昉編輯

Thien Kung Khai Wu《天工開物》：明，西元1637年

    宋應星

（**Thung Jen**）**Chen Chiu Ching**《銅人鍼灸經》：唐（在甄權《針經》620年及《太平聖惠方》990年之間）

    作者不詳

    參考《銅人腧穴針灸圖經》及張贊臣的說法以明瞭這二本書的分別

Thung en Shu Hsüeh Chen Chiu Thu Ching《銅人腧穴針灸圖解》：宋，西元1026年或1027年

    王惟一

Ting Pa Hsüen Chih Nan《定八穴指南》：金，元西元1240年

    竇漢卿

    是《鍼經指南》的部分內容。

Tou Thai-Shih Hsien-Sêng Liu Chu Fu《竇太師先生流注賦》：金、元，西元1235年

竇漢卿

Tso Chuan《左傳》：周朝末年，由古代的著作及口傳而編成，西元前430到250年之間，在秦、漢由儒家學者增加內容，春秋的三大註解之一，其它二者為《公羊傳》及《穀梁傳》

左丘明。

Tung I Pao Chien《東醫寶鑑》：韓國，開始於西元1596年，1610年完成，於1613年發行

許浚

Tung Thien Chen Chiu Ching《洞天鍼灸經》：宋西元1080

劉元賓

現僅存於引文中

Tung-Pho Chih Lin《東坡志林》：宋，西元1097年到1101年

蘇東坡

Tzu Shêng Ching《資生經》：參考《針灸資生經》

Tzu Wu Ching《子午經》：可能唐或宋

傳說為扁鵲所作，但真實作者不詳

Tzu Wu Liu Chu《子午流注》：金，元西元1240年

竇漢卿

Tzu Wu Liu Chu Cho Fih An Shih Ting Hsüeh Ko〈子午流注逐日按時定穴歌〉： 晉或劉宋，西元419年，更可能是五代西元930年（根據承淡安，陳璧流等的說法）

徐文伯

Wai Thai Pi Yao（Fang）《外台祕要（方）》：唐，西元752年

王燾

Wei Shêng Chen Chiu Hsüan Chi Pi Yao《衛生鍼灸玄機祕要》：《針灸大成》原始內容的書名。

常冠以楊濟時之名

Wu Ching Tsung Yao《武經總要》：宋，西元1040年

曾公亮所編

Wu Li Lun《物理論》：三國，西元三世紀末

楊泉

Wu Yuan Lu《無冤錄》：元，西元1308年

王與

Wu Yüeh Chhun Chhu《吳越春秋》：後漢

趙曄

Yen Thieh Lun《鹽鐵論》：前漢西元前80年到60年

桓寬

Yen Tshê Tsa Chen Chiu Ching《偃側雜鍼灸經》：劉宋，西元460年

秦承祖

所有的圖解皆已失傳，只剩片斷的文字

Yü Hai《玉海》：宋，西元1267年

王應麟

Yu-Yang Tsa Tsu《酉陽雜組》：唐、西元863年

段成式

Yüeh Ling〈月令〉：周朝，西元前七世紀至三世紀

作者不詳

併入《呂氏春秋》及《小戴禮記》之中。

針灸：歷史與理論

中華民國八十四年十二月初版　　　　　　　　　定價：新臺幣350元
有著作權・翻印必究
Printed in R.O.C.

著　　　者	魯桂珍、李約瑟
譯　　　者	周輝政、洪榮貴
執 行 編 輯	彭　　淮　　棟
發 行 人	劉　　國　　瑞

本書如有缺頁，破損，倒裝請寄回更換。

出 版 者　聯 經 出 版 事 業 公 司
臺 北 市 忠 孝 東 路 四 段 555 號
電　　話：3620308　・　7627429
郵撥電話：6 4 1 8 6 6 2
郵 政 劃 撥 帳 戶 第 0100559-3 號
印 刷 者　世 和 印 製 企 業 有 限 公 司

行政院新聞局出版事業登記證局版臺業字第0130號　　　ISBN　957-08-1478-0(平裝)

國立中央圖書館出版品預行編目資料

針灸：歷史與理論/魯桂珍，李約瑟著；
周輝政，洪榮貴譯．--初版．--臺北市：
聯經，民84
　　面；　　公分．
譯自：Celestial lancets：a history and
　　　rationale of acupuncture and moxa
ISBN　957-08-1478-0(平裝)

I．針灸

413.91　　　　　　　　　　　　84011883